Médecins
et
Médecines

ENQUÊTE SUR LES DECOUVERTES EN PERIL

SIMONNE BROUSSE

Médecins et Médecines

ENQUÊTE SUR LES DECOUVERTES EN PERIL

AUX EDITIONS DU DAUPHIN

43/45, rue de la Tombe-Issoire
75014 PARIS

DU MÊME AUTEUR

LE ROCHER

ON PEUT VAINCRE LE CANCER : l'heure des médecines parallèles?

L'ÉQUILIBRE DE L'ÉNERGIE HUMAINE : clé de la santé

PRESSES POCKET

LA VIE EST ÉNERGIE

ISBN 2-7163-1052-1

Aux découvreurs de possibilités nouvelles
Aux malades qu'ils sauvent
Aux médecins qui les guident
Aux associations qui les aident

L'auteur tient à exprimer sa reconnaissance à ceux et celles sans l'aide desquels ce livre n'aurait pu être écrit, et notamment :

au Professeur Jean Keilling, pour son soutien constant;
aux associations de malades, pour les informations communiquées par leurs responsables, les témoignages de leurs adhérents, et les précisions que leurs avocats lui ont apportées.

Sont présentés en tant que « documents » des textes dont la teneur est intégralement fidèle à l'original.

SOMMAIRE

Quatrième partie

PRÉFACE

Parmi les humains qui prennent encore le temps de la réflexion, en dépit des contraintes de la vie moderne où la vitesse prend le commandement des démarches biologiques, il existe quelques résistants qui s'expriment, modestement, sous forme de contestation de divers ordres.

C'est ainsi que je fus amené à m'occuper de la lutte puis de la prévention contre l'alcoolisme. En face des ravages de ce fléau, deux attitudes sont possibles : d'une part, la recherche des moyens de guérir — attitude curative —, et d'autre part, la recherche de modes de vie préventifs : comment ne pas devenir alcoolique? D'où deux démarches qu'il convient d'emprunter en face d'une population objet de la sollicitude des animateurs de la « lutte », et nous voilà devant l'éternel débat : « mieux vaut prévenir que guérir » et devant deux populations essentiellement distinctes. N'est-ce pas là, en face de tous les fléaux contemporains, une situation générale?

J'en étais là, il y a une vingtaine d'années, de mes réflexions à la fois nutritionnelles et agronomiques quand j'eus l'imprudence de dire, au cours d'une réunion où l'on parlait d'alimentation qu'il y avait une relation évidente agriculture-alimentation-santé et que l'étude de tous les aspects de cette relation allait s'imposer à bref délai.

En compagnie de Simonne Brousse, nous abordons un chapitre de cette étude en effet et avec l'immense variété de facteurs qu'elle met en cause.

Il est frappant de constater que florissent de nos jours des débats juridiques à propos de tentatives de guérison dissidentes ou hérétiques. En une période historique donnée furent élaborés des tests ayant pour objet de protéger la population contre les abus en matière de soins.

Les procédés et les procédures modernes, en matière de santé, auraient-ils comme effet secondaire d'alimenter les prétoires et les polémiques?

Et c'est dans cet intervalle entre le connu codifié réglementaire et les explorations de l'inconnu qu'arrive l'ouvrage de Simonne Brousse. Elle y a rencontré nombre d'explorateurs qui, offrant leur récolte et leurs propositions au service de l'humanité souffrante, mais hors « science officielle », se trouvent mal traités par les structures officielles et, le plus souvent, considérés comme des êtres mal faisants. C'est ainsi que l'on alimente les polémiques contre le Progrès!

Familier des auteurs qui ont sévi dans cet intervalle, je relisais récemment Emile Duclaux, physicien d'origine, l'un des premiers collaborateurs de Pasteur, qui publia, en 1882, Ferments et maladies *dont j'extrais un paragraphe dont le contenu garde toute sa saveur.*

Il s'agissait de l'introduction dans les maladies infectieuses de la notion de germe qu'avait créée Pasteur. Et Duclaux écrivait : « Le problème était complexe : au lieu d'avoir pour théâtre un simple flacon de verre, il se déroulait dans un être vivant. De plus, il s'agissait de battre en brèche des notions solidement établies en médecine. Là encore plus qu'ailleurs personne ne se résigne aisément à changer d'opinion sur les matières qu'il a étudiées et qu'il croit savoir. On ne cède, quand on cède, qu'après une défense plus ou moins opiniâtre et après avoir traité le novateur en importun ou même en ennemi. »

Ceci s'applique, sans aucune modification, à la plupart des cas rapportés par Simonne Brousse.

Emile Duclaux, le premier des pastoriens, doit se retourner dans sa tombe!

Jean KEILLING
Membre de l'Académie d'Agriculture
Ancien Professeur à l'Institut National Agronomique (Paris)
Ancien Directeur de l'Institut de Biologie appliquée à la Nutrition et à l'Alimentation (Dijon)
Président d'Honneur du Comité National de Défense contre l'alcoolisme.

INTRODUCTION

1992... La première édition de ce livre* informait le public de l'attitude de la France vis-à-vis de techniques et thérapeutiques anti-cancer de haut niveau qui sont, délibérément, proscrites.

1995... L'Europe, peu à peu, entre en scène, et les choses commencent à bouger. Si les mentalités, pour beaucoup, stagnent encore, une prise de conscience s'établit aussi bien au travers des actions des associations de patients qu'au niveau des autorités internationales face au problème que constituent les maladies graves (cancer, sida, hépatites, sclérose en plaques, polyarthrite évolutive, etc.) et leur traitement.

C'est pourquoi il est important, dans cette édition nouvelle, de faire le point. Le guetteur d'informations secrètes qu'est le journaliste, le pionnier de nouveaux territoires à découvrir qu'est l'éditeur, ont le devoir de signaler l'avancée des connaissances qui est en route, même si elle se fait pas à pas.

L'être humain est un tout. Et un tout très personnalisé. Pour le maintenir en bonne santé, pour rétablir son équilibre lorsque celui-ci est défaillant, pour le guérir lorsqu'il est malade, que sa vie est en danger, tout l'arsenal des possibilités actuellement disponibles doit être, pour lui, accessible, et toute liberté de choix assurée.

C'est cette liberté d'être traités par la thérapeutique la plus efficace pour leur propre cas que revendiquent depuis des années les patients. Groupés en associations, mieux informés qu'autrefois, mais déçus par l'attitude des autorités responsables, ils se tournent vers l'Europe pour demander que justice soit rendue aux traitements dont ils ont pu constater sur eux-mêmes l'efficacité.

Il n'est bien entendu pas question ici de nier l'intérêt des découvertes officiellement reconnues, mais d'en signaler d'autres.

La Convention Européenne des Droits de l'Homme, en son article 2, paragraphe 1, stipule :

«Le droit à la vie est protégé par la loi. La mort ne peut être infligée à quiconque intentionnellement, sauf en exécution d'une sentence capitale prononcée par un tribunal au cas où le délit est puni de cette peine par la loi.»

La maladie n'étant pas un délit et le droit à la vie étant protégé, les conditions nécessaires au maintien de la santé de chacun doivent être considérées comme un impératif par ceux qui en sont responsables.

---

* Sous le titre «Cancer, enquête sur les découvertes en péril».

Nous verrons au cours de ces pages combien le combat mené pour faire reconnaître ce droit est âpre et acharné. Mais aussi porteur d'espoir.

Le but de cet ouvrage n'est pas de pointer un doigt accusateur sur tel ou tel, mais d'exposer des faits, inimaginables pour ceux qui n'ont pas eu l'opportunité de suivre leur déroulement complexe et ambigu, afin de faire prendre conscience de l'engrenage d'un système aux conséquences mortelles, qui, par l'application de lois inadaptées à l'avancement des sciences, aboutit à faire disparaître des thérapeutiques de valeur et... les emplois qu'elles avaient et pourraient générer.

Il est aussi de donner des informations pratiques, des adresses, pour que ceux qui sont attentifs à leur santé sachent où se renseigner en temps opportun, et de rappeler aux politiques les déclarations* qui les engagent.

Bien que plusieurs maladies graves répondent, comme vous le verrez au cours de votre lecture, aux techniques et remèdes dont nous allons parler, le cancer reste la maladie-phare, la pathologie emblématique des découvertes refusées qui attirent sur ceux qui les prescrivent ou les diffusent vindicte et procès. C'est pourquoi il reste le fil conducteur de ce livre. N'oublions pas que les décès par cancer ne cessent d'augmenter**.

---

* Extraits de la Déclaration universelle des Droits de l'Homme (10 décembre 1948) :

Préambule :

«Considérant que la reconnaissance de la dignité inhérente à tous les membres de la famille humaine et de leurs droits égaux et inaliénables constitue le fondement de la liberté, de la justice et de la paix dans le monde.»

...

«Considérant que, dans la Charte, les peuples des Nations unies ont proclamé à nouveau leur foi dans les droits fondamentaux de l'homme, dans la dignité et la valeur de la personne humaine, dans l'égalité des droits des hommes et des femmes, et qu'ils se sont déclarés résolus à favoriser le progrès social et à instaurer de meilleures conditions de vie dans une liberté plus grande.»

... etc.

L'Assemblée générale proclame :

Article premier

«Tous les êtres humains naissent libres et égaux en dignité et en droits. Ils sont doués de raison et de conscience et doivent agir les uns avec les autres dans un esprit de fraternité.»

...

Article 3 :

«Tout individu a droit à la vie, à la liberté et à la sûreté de sa personne.»

** Les décès par cancer sont passés de 76 500 en 1950 (15% de l'ensemble des décès) à 143 387 (27,5% du total) en 1992.

PREMIÈRE PARTIE

LE CANCER EN PROCÈS

« Nul titre ne m'autorise à parler médecine.

Je ne viens donc ici qu'en homme qui a peur du mal, en citoyen épris de justice, de vérité et de liberté.

Car c'est bien la peur qui nous étreint chaque fois que l'on prononce le mot : cancer. La peur du monstre dont nous ne savons que deux choses : il donne la souffrance et la mort, personne n'a encore forgé l'arme qui permettra de le terrasser.

C'est bien la justice que l'on remet en cause lorsqu'on soutient tel chercheur alors qu'on barre la route à tel autre. C'est de vérité qu'il s'agit pour les malades qui ont le droit de tout connaître des travaux entrepris par les uns et par les autres pour combattre le mal dont ils souffrent. C'est de liberté qu'il est question aussi bien pour les chercheurs que pour les malades, les uns étant libres d'œuvrer dans la direction qui leur paraît la bonne, les autres de choisir et leur médecin et leur traitement. »

Bernard CLAVEL
de l'Académie Goncourt.

Extrait de sa préface au livre du Dr Philippe LAGARDE : « Cancers : Lumière sur les thérapeutiques rejetées ».

LE CANCER : UN TABOU

Il arrive que la réalité dépasse l'imaginaire.

C'est un peu cela que j'éprouve dans ma carrière de journaliste, depuis le jour où j'ai rapporté d'Asie un méchant petit hôte créateur d'allergies dont j'ai été soignée à l'Institut Prophylactique de Paris.

La salle d'attente était commune aux services d'allergologie et de cancérologie.

Durant les nombreux stages que j'y fis, j'entendis d'ex-malades se raconter entre eux l'histoire de cancers qu'ils avaient développés il y avait 15, 20, 30 ans. Ils allaient tout à fait bien depuis les traitements qu'on leur avait dispensés, ici, mais se faisaient surveiller chaque année par les tests « cancérométriques » qu'avait créés le fondateur de l'Institut — le Dr Arthur Vernes —, afin d'éviter les risques de récidive.

A cette époque, la mortalité par cancer augmentant — comme elle n'a cessé, depuis, de le faire —, fut lancée dans la Presse une « Opération Espoir » ayant pour but d'inciter les Français à faire pratiquer des examens de dépistage, insistant sur le fait que plus tôt est découvert un cancer, plus il y a de chances de guérison. Suivait la liste des établissements où s'adresser pour ce faire. Et jamais l'Institut Prophylactique n'était cité.

Etonnée, j'en parlai à l'allergologue, lequel me répondit que l'Institut du Dr Vernes n'était pas très bien vu de la cancérologie officielle parce que la méthode photométrique par laquelle il était procédé aux tests d'orientation précoce du diagnostic et de suivi des résultats thérapeutiques n'était pas acceptée par la hiérarchie médicale.

Intriguée, j'ai alors interviewé le Dr Vernes*, pour *Vogue*. Nos lectrices firent à cet article un tel succès, à vrai dire inattendu, que la direction me demanda de continuer à traiter de tels sujets de santé dans nos pages.

C'est ainsi que j'ai été amenée à pénétrer dans ce monde médical dont j'ai constaté les extrêmes : de dévouement et de connaissances des uns, d'indifférence voire d'arrogance des autres, rarement de curiosité vis-à-vis des découvertes qui n'étaient pas les leurs.

---

* Depuis le décès du Dr Vernes, en 1976, l'Institut qu'il a fondé n'utilise plus les tests photométriques dont il était le créateur, qui sont maintenant pratiqués non seulement en France, mais en Belgique, Hollande, Suisse, Italie et aux Etats-Unis.

C'est dans ce milieu fermé, où se prennent, à l'insu de ceux qui en subiront les conséquences, des décisions vitales, que se déroulent les faits, incroyables et pourtant réels, dont il est question dans ces pages.

Nous voici, maintenant, confrontés aux espoirs que la réalisation de l'Europe a fait naître quant aux possibilités d'être aussi librement soigné en France qu'ailleurs.

Mais à la lecture du Traité sur l'Union Européenne dit « traité de Maastricht », il ne semble pas que tous les interdits dont il est ici question soient susceptibles d'être annulés d'un coup de baguette magique.

Voyons ce qu'il en est.

LE PROCÈS DE SUZANNE BESNARD

Le 15 février 1988 s'est déroulé, au Tribunal de Grande Instance de Châteauroux, un procès hors du commun. D'ordinaire, l'on passe devant les tribunaux pour un délit, pour une « faute causant un dommage à autrui ». Là, il s'agit du contraire. L'accusée est ici parce qu'elle a observé l'article 63 du Code pénal, lequel stipule que : « ... sera puni d'un emprisonnement de trois mois à cinq ans et d'une amende de 360 à 20 000 F ou de l'une de ces deux peines seulement, quiconque s'abstient volontairement de porter à une personne en péril l'assistance que, sans risque pour lui ni pour les tiers, il pouvait lui prêter, soit par son action personnelle, soit en provoquant un secours. » Elle, elle a donc porté assistance.

Suzanne Besnard a été amenée à être en contact avec des cancéreux, malades en danger s'il en est. Le produit qui leur permettait de vivre ayant été supprimé en janvier 1985, en France, mais refabriqué en Belgique, et les malades ne pouvant pas tous se déplacer pour se le procurer, elle a créé une association (Loi de 1901) dénommée « Fondation pour la Défense des malades » et groupé les commandes qu'elle distribue seulement aux adhérents de son association, à titre strictement bénévole, et sans ajouter un centime au prix de revient. Mais, ce faisant, elle contrevient à une autre loi qui, elle, défend la profession de pharmacien. Le sait-elle? Pas sûr. Les produits passent la douane régulièrement, en tant que produits chimiques (et ce sont des formules composées de produits chimiques). Elle les délivre sur ordonnance médicale : elle sait donc que les malades sont suivis normalement. Et tout va bien pendant des mois. Mais tout bascule lorsque, en février 1986, une patiente se trompe, et remet à un pharmacien l'ordonnance qu'elle aurait dû faire parvenir à Suzanne Besnard.

L'engrenage commence : le pharmacien envoie la prescription au Conseil Régional de l'Ordre des Pharmaciens, lequel l'envoie au Pharmacien Inspecteur de la Santé, qui l'adresse à l'Inspection Régionale de la Pharmacie, à Orléans... Les « officiels » entrent en scène. Pouvaient-ils faire autrement? Sûrement pas, les produits n'étant pas en règles, selon les lois en vigueur : ils n'ont pas d'autorisation de mise sur le marché, en France, et Suzanne Besnard n'a pas de diplôme de pharmacien. Ce pourquoi le Conseil de l'Ordre des pharmaciens a déposé plainte. Car les Physiatrons Synthétiques (P.S.) dont il est question ici, s'ils sont bien composés de produits chimiques, sont utilisés comme « médicaments » par leurs prescripteurs. Et voilà la présidente de la « Fondation pour la

Défense des malades » citée en justice. L'affaire, pendant des mois et des années a suivi son cours. Les malades (ils étaient environ 5 000 en France en traitement lorsque, en février 1986, l'affaire a commencé) s'indignent et s'inquiètent. En décembre, la douane interdit l'entrée en France des produits. Pour eux, c'est le drame.

Et nous voici à Châteauroux, le 15 février 1988, à 13 h 30...

Il y a foule. Dans l'antichambre du prétoire, les malades qu'elle a ravitaillés pendant des mois, les parents de ceux qui ont subi les conséquences de l'arrêt de fourniture des produits se retrouvent, échangent à mi-voix leur émotion de voir Suzanne Besnard « traînée en justice », en un bourdonnement qui se calme à l'ouverture de la salle du tribunal que les 150 à 200 représentants d'associations, venus de St-Etienne, Lyon, Dijon, de Cholet, de la région parisienne investissent aussitôt. Il s'avère qu'il n'y aura pas de place pour tout le monde. Les allées de pourtour sont pleines à craquer. Pour ne pas occuper un siège que je peux laisser au public, je vais, puisque ma carte professionnelle m'y autorise, m'asseoir sur le banc de la Presse, devant l'estrade du procureur.

« Le Tribunal! » Tous ceux qui sont assis se lèvent. A 13 h 40 : « Introduisez l'accusée. »

La femme qui s'avance est de taille moyenne, les cheveux gris tirés en arrière, la soixantaine dépassée, envahie par la cellulite : Suzanne Besnard est de celles que les ennuis font grossir. Elle tangue sur ses jambes, malgré ses cannes. On la sent résolue, digne, forte, contenant son émotion. Le Président du Tribunal, très courtois, demande à l'appariteur de lui apporter une chaise. C'est donc assise qu'elle va répondre à ses questions, calmement, intelligemment. Pour moi qui la vois de profil : c'est Jeanne devant ses juges. La salle retient son souffle, tendue, attentive à ne pas avoir la moindre réaction qui pourrait faire demander l'évacuation : les avocats de la défense ont prévenu que tel était le risque. Tout va se dérouler dans la dignité, mais l'ambiance est telle qu'il est évident que chacun — assistance, avocats, y compris de la partie adverse, membres du tribunal — est conscient que nous sommes en train d'assister à une iniquité. Une iniquité légale.

Je vois aussi, de profil, le Président du Tribunal, qui mène l'interrogatoire : il le fait avec une grande humanité, je dirais presque une grande bonté. L'accusée est émouvante : sa vêture, des plus simples, mais impeccable, ses cannes, ses réponses précises, sans commentaires hargneux, et, sans doute aussi, la rumeur locale qui a probablement drainé vers lui les échos des bienfaits qu'ont valu aux cancéreux son dévouement totalement désintéressé, expliquent cette bienveillance.

De quoi, au juste, est-elle accusée? « De faire commerce de produits pharmaceutiques », et ce, sans qualification professionnelle, contrevenant ainsi à l'article 512 du Code de la Santé publique (alinéa 3) qui « réserve aux pharmaciens la préparation... de tous articles présentés comme conformes à la pharmacopée... la vente en gros, la vente au détail et toute délivrance au public de ces produits... ». Donc d'exercice illégal de la pharmacie.

Les attendus sont sans équivoque :

« Attendu que les produits distribués, " préparés à l'avance, présentés sous un conditionnement particulier et caractérisés par une dénomination spéciale " répondent à la définition de l'article L. 601 du Code de la Santé publique sans avoir obtenu l'autorisation de mise sur le marché assortie de " conditions adéquates " précisées dans les articles R. 5128 à R. 5142...

Attendu que l'étiquetage n'est pas conforme aux dispositions de l'article R. 5143...

Attendu, enfin, que les produits incriminés répondent à la définition des remèdes secrets énoncés aux articles R. 5094 et R. 5096 du Code de la Santé publique... »

Voilà le grand mot lâché : remèdes secrets* — celui qui attire sur l'homme qui les a découverts et sur ceux qui les prescrivent, depuis des décennies, l'anathème de « charlatan », dont les malades ont les oreilles rebattues alors qu'ils le savent inexact puisque, eux, voient bien les résultats positifs que ces produits leur procurent, alors que les thérapeutiques officielles ne leur ont pas réussi. Et, de ceci, ils ne sont pas les seuls à avoir connaissance, puisque, lorsque la démonstration de ce qu'est une audience de justice bien conduite, celle-ci sera terminée, le substitut du procureur, que je salue avant de me retirer, me dit ceci : « Vous n'êtes pas de Châteauroux? D'où êtes-vous? » — Moi : « de Paris ». — « Ah, bon, on va parler de nous dans la presse parisienne? ». — « Non : la revue que je représente n'est pas polémique. Si je suis venue, c'est parce que j'ai fait un article, dans *Vogue,* sur le Dr Solomidès, et que je connais la valeur des produits. » Alors, ce substitut m'a dit : « Madame, vous avez remarqué que mon réquisitoire a été mesuré? S'il en a été ainsi c'est parce qu'une personne de ma famille a été sauvée par Solomidès. »

---

* Art. R. 5094 : « Est considéré comme remède secret tout médicament simple ou composé, détenu en vue de la vente... alors qu'une ou plusieurs des mentions suivantes ont été omises sur un des éléments de son conditionnement : a) le nom et l'adresse du pharmacien... b) le nom et la dose de chacune des substances actives contenues dans le produit préparé. »

Curieux pays des Droits de l'Homme, étrange procès où l'intérêt des malades, pourtant bien évoqué par les avocats de la défense, et bien connu de l'accusateur public s'efface devant la légalité pure et simple, ou pour mieux dire : simpliste, de la plainte d'un groupe dont la profession est d'aider les malades à récupérer leur santé. Mais la loi est la loi — et tant pis si l'être que vous aimez doit en mourir.

Notes d'audience

A 14 h 30, plaidoirie de la partie civile. Avec l'avocat de l'Ordre des pharmaciens, nous entrons dans les généralités indiscutables : « Nous sommes devant un problème moral très important... De l'avis de tous les experts, les produits en question ne montrent aucun intérêt thérapeutique... Dans les directives de la C.E.E. il est demandé d'être vigilant, quitte, même, à être plus sévère... On peut se poser la question de la fabrication du produit... On peut imaginer qu'il y aurait derrière des intérêts financiers... Le phénomène ne doit pas se développer car il peut présenter un danger pour l'être humain... etc., etc. » Mais tout cela dit sans emphase, sans agressivité vis-à-vis de l'accusée. Banal.

A 14 h 45, le substitut prend la parole. Et, là, tout devient simple : « On juge aujourd'hui une brave femme devant une salle composée de braves gens qui sont venus la soutenir. Le problème n'est pas de savoir si elle croit à ce qu'elle fait. Le problème est de savoir si elle a les diplômes requis pour vendre ces médicaments.

Il est hors de propos de discuter des produits : il s'agit bien d'un médicament, comme le prouvent les prescriptions. La condamnation est à moduler selon la personnalité de l'accusée. Je ne suis pas ici pour m'acharner sur une personne, mais je suis un magistrat qui doit faire le nécessaire pour que l'on ne vende pas au coin de la rue n'importe quoi*. »

A 15 heures, plaidoiries des avocats de la défense. Me Jean-François Mémin** et Me Christian Frémaux*** qui, dès 1986 ont travaillé, très confraternellement, sur ce dossier. Ils font savoir, dès l'abord, au tribunal qu'ils poursuivront éventuellement la procédure jusque devant la Cour européenne de Justice.

---

* C'est le même qui, dans un instant, me dira que c'est grâce à ces produits qu'a été sauvé un des membres de sa famille (voir p. 27).

** Me Mémin est bâtonnier de l'Ordre des avocats de Châteauroux, au moment où j'écris ces lignes.

*** Me Frémaux, du barreau de Paris est un spécialiste des « affaires médicales ».

Me Mémin fait valoir qu'aujourd'hui près de 50 % de la population a recours à ce qu'il est convenu d'appeler les médecines douces ou les thérapeutiques alternatives. Que l'évaluation exacte de leur efficacité s'impose pour limiter les abus que peuvent en faire certains et pour que cesse, en revanche, le discrédit qui frappe leurs défenseurs authentiques et compétents et que, dans ce but, un protocole de recherche se met actuellement en place. Mais, ajoute-t-il, il n'empêche qu'aujourd'hui les précurseurs se trouvent souvent en butte à une législation très stricte, et parfois obsolète. Or, il faut qu'il y ait des précurseurs pour que la science progresse... Suivent un certain nombre de considérations tendant à démontrer que les P.S. pouvaient être considérés comme des produits chimiques non astreints à des autorisations de mise sur le marché; que les produits incriminés sont en vente libre, en Belgique; que le problème soulevé ici est anachronique, dépasse largement la France et doit être étudié à l'échelon européen.

Quant à Me Frémaux, il pose les questions de base du droit de l'individu à se soigner par le meilleur traitement possible; le problème de savoir si un tribunal peut réglementer le droit fondamental des malades de rechercher tout ce qui peut les aider à vivre, et s'il est habilité à donner un coup d'arrêt à des découvertes qui représentent l'avenir. Les avocats sont applaudis par l'assistance.

L'audience se termine à 15 h 45. L'affaire est mise en délibéré. Le jugement sera rendu le 16 mars.

Point de départ de l'affaire : un malentendu

A la vérité, ce qui a été évoqué ce 15 février 1988 mérite des explications plus détaillées sans lesquelles on ne voit que l'arbre qui cache la forêt.

Tout commence avec une lettre de François Mitterrand à l'un des membres d'une association de malades qui sont soignés par le Dr Solomidès. Nous sommes en période d'élections présidentielles, et le candidat François Mitterrand a répondu, à celui qui l'interrogeait sur ses intentions, la lettre suivante.

Document 1

FRANÇOIS MITTERRAND *Paris, le 22 avril 1981*

Monsieur Serge X...
75010 PARIS

Monsieur,

Je vous remercie de votre lettre et de l'intérêt qu'elle manifeste à l'égard de mes propositions concernant la politique de santé qui sera mise en œuvre si je suis Président de la République.

Je vous confirme, d'une part, que l'Ordre des Médecins sera supprimé dès que le Parlement, saisi très tôt par le Gouvernement, aura adopté le projet de loi dans ce sens, d'autre part, que je n'exclus pas la recréation de la profession d'herboriste pour laquelle mes amis socialistes ont entrepris les études nécessaires préalablement au dépôt d'une proposition de loi, qu'enfin les physiatrons synthétiques du Dr Solomidès seront expérimentés dans les conditions du droit commun.

Mais je considère aussi que seule la formation acquise au cours des études médicales permet actuellement de dresser sérieusement un diagnostic, tout en reconnaissant que les études médicales ne préparent, pour l'essentiel, qu'aux soins allopathiques alors que d'autres thérapeutiques sont enseignées ailleurs, couramment pratiquées et que leur intérêt est reconnu. Il y a donc lieu de rouvrir le débat sur l'opportunité d'élargir la formation aux soins à d'autres techniques dans lesquelles les médecines naturelles peuvent prendre place.

Veuillez agréer, Monsieur, l'expression de mes sentiments distingués.

François MITTERRAND
(signature autographe)

I-3564 AN/MJ/AL.

En recevant une lettre aussi claire, aussi nette dans ses considérations, les membres de l'association LAPA 63*, d'où était parti le courrier initial, y ont cru. Tout y est de ce pourquoi ils se battent : l'expérimentation des P.S. Solomidès, dont ils ont besoin pour les malades cancéreux, la suppression de l'Ordre des médecins, qui terrorise les médecins prescripteurs des produits, l'attention donnée aux médecines naturelles... On ne peut trouver meilleur candidat. Ils ne peuvent douter d'un tel engagement. D'autant qu'en ce qui concerne le Conseil de l'Ordre, ils ont déjà entre les mains un article paru dans *Nice-Matin*, le 12 octobre 1978, dans lequel François Mitterrand prenait résolument position contre. En voici le texte.

---

* Ligue pour l'application de l'article 63 du Code pénal aux malades en péril.

Document 2

Témoin à Toulouse au procès des médecins réfractaires
MITTERRAND
Le conseil de l'Ordre n'est qu'un garde chiourme

Le tribunal d'instance de Toulouse rendra son jugement le 3 novembre dans le procès qui oppose le conseil de l'Ordre à une trentaine de médecins qui n'ont pas payé leur cotisation depuis deux ans.

M. François Mitterrand avait, hier matin, témoigné en faveur des « médecins réfractaires », critiqué sévèrement, à cette occasion,le conseil de l'Ordre des médecins, dont le Parti socialiste demande la suppression.

« Le conseil de l'Ordre est un garde chiourme », a-t-il notamment déclaré.

Les médecins qui, comme ceux de Toulouse, s'opposent à l'Ordre qu'ils jugent « désuet et rétrograde » et refusent en conséquence d'acquitter leur cotisation statutaire, seraient au nombre de mille sur un total de 105 000 praticiens.

Outre ces mille médecins refusant de payer leur cotisation, environ vingt mille, selon un sondage « Sofres » publié en mai 1975, demandent la suppression de l'Ordre des médecins jugé anachronique.

C'est pour marquer leur désapprobation du « pouvoir institutionnel » accordé à l'Ordre qu'ils ont cessé de payer cette cotisation, pourtant indispensable pour exercer la médecine. En effet, sans inscription à l'Ordre, un médecin ne peut effectuer aucun acte rétribué. L'Ordre a également un pouvoir répressif puisqu'il peut sanctionner par les amendes, suspensions ou radiations tout membre qu'il estime contrevenant à ses règlements.

Me Robert Merle, qui représentait le conseil de l'Ordre, a pour sa part, affirmé que si le conseil de l'Ordre était supprimé, comme le préconise M. Mitterrand, « il serait nécessairement remplacé par une autre institution qui ne pourrait agir autrement que l'actuel Ordre des médecins. »

François Mitterrand une fois élu, après le 10 mai 1981 il n'a plus jamais été question de supprimer l'Ordre des médecins, pas plus que de faire expérimenter les physiatrons Solomidès, ou de rétablir le diplôme d'herboriste. Le candidat, pris dans la logique des élections, s'était-il engagé à la légère, ou était-il sincère, en 1978 comme en 1981, et s'est-il heurté à des obstacles imprévus? Allez savoir...

Mais les malades ont attendu, de jour en jour, de mois en mois, d'année en année, s'entendant dire, un jour, par un député proche du Président, auquel ils avaient manifesté leur déception que « Il n'y a rien de commun entre les promesses d'un candidat et les responsabilités d'un Chef de l'Etat* ».

---

* « La suppression de l'Ordre des Médecins est actuellement jugée inopportune », titre *Le Monde* du 14 avril 1982 (article de J.-Y. Nau), alors qu'elle avait très officiellement été programmée en 85e position sur la liste des projets du candidat Mitterrand aux élections présidentielles de 1981.

La fin des illusions

Avant l'élection présidentielle, le bruit avait couru que si François Mitterrand était élu, le Ministre de la Santé serait un communiste, et, de fait, l'hypothèse s'étant vérifiée, le nouveau Président a nommé à ce poste Jack Ralite, membre du P.C.

Très vite celui-ci s'attaque au problème cancer. Pourquoi? Il le dira, lors d'une conférence de presse : « Je suis le fils d'un ambulancier. Et j'ai tellement vu mon père accompagner à l'hôpital des cancéreux qu'il ramenait ensuite chez eux pour y mourir, que je me suis dit que si, un jour, j'avais des responsabilités politiques, c'est à résoudre le problème du cancer que je voudrais me vouer. »

Et, pour cela, dès février 1982, il met en place au ministère de la Santé, un Groupe de Réflexion sur le cancer dans le but de créer une Concertation Nationale, destinée à recueillir « une série de recommandations cohérentes » concernant la lutte contre ce fléau. Les associations de malades sont conviées à s'y joindre. Chez celles-ci l'espoir renaît. Pour la première fois, elles sont acceptées à la table ronde des professeurs, scientifiques, spécialistes de tous ordres, et vont pouvoir intervenir. Dans son discours d'inauguration de la Concertation Nationale, le 21 juin, Jack Ralite conclut : « C'est à partir de toutes ces réponses, et à partir des acquis, que le Groupe de Réflexion sur le Cancer réalisera à nouveau un travail de synthèse nourri de la participation de tous et de chacun.

Ainsi, avant la fin de 1982, nous souhaitons avoir recueilli une série de recommandations cohérentes. Nous pourrons alors proposer au gouvernement, conformément aux engagements de la Charte sur la Santé, un plan réaliste pour une politique nationale du cancer.

Le caractère délibérément démocratique de cette nouvelle forme de consultation semble la façon la plus sûre d'approcher la réalité des problèmes mieux perçus par tous ceux qui sont quotidiennement engagés sur ce terrain de lutte. C'est un moyen incontournable d'accroître la qualité de l'action scientifique, médicale, sociale, politique, pour vaincre ce grand fléau.

Je vous remercie par avance de votre contribution et des efforts que vous allez faire à nos côtés pour enrichir ce dossier important pour la santé des Français. »

Et, dans la foulée, est distribué un dossier dans lequel il est indiqué que les médecines parallèles seront étudiées.

Grande nouvelle! Ainsi, à l'anathème inconditionnel succède la prise en considération? Que s'est-il donc passé? Ceci : non seulement, au fil des années, la mortalité par cancer n'a cessé d'augmenter (de 1950 à 1982, les décès par cancer ont augmenté de 70 %

apprendra-t-on par la suite*), mais encore, contrairement à ce qu'il est dit par le chœur de la hiérarchie des cancérologues, cela n'est pas le fait du vieillissement de la population, puisque — et les données informatiques, elles, sont formelles —, en 1981, 35,7 % de la mortalité totale, en France, a été le fait du cancer pour la tranche d'âge de 25 à 64 ans (donc les âges professionnels) contre 20,1 % seulement pour les maladies cardio-vasculaires. Après quoi elle diminue. Et sans doute Jack Ralite a-t-il déjà ces chiffres en mains, alors qu'ils ne paraîtront que bien plus tard dans la presse**.

Le Groupe a comme président le Dr J.-C. Salomon, de Villejuif, et comprend, en ce qui concerne les spécialistes, des noms qui font autorité, tels que ceux des Prs Israël, Schwarzenberg, Tubiana, Schraub... parmi une trentaine d'autres.

Les réunions en commun succèdent les unes aux autres : naturellement, les associations défendant les médecines parallèles, ou alternatives, ou complémentaires, comme on commence à les appeler, y prennent part, et arrivent, parfois, à se faire entendre. Mais...

Le 21 janvier 1983, à l'U.N.E.S.C.O., M. Jack Ralite préside la séance concluant les travaux de la Concertation Nationale sur le Cancer devant un nombreux public, dans lequel on note la présence de plusieurs célèbres cancérologues. Après les discours, le Ministre a lancé aux journalistes : « Dans les deux mois, je vous tiendrai au courant des décisions que j'aurai prises à la suite des recommandations du groupe de travail qui va être nommé afin de concrétiser les travaux de cette Concertation. »

Et, de fait, le 21 mars, nous sommes convoqués au ministère de la Santé, dans une salle qui, je le note, n'est pas celle habituellement réservée aux grandes conférences de presse. Nous sommes en pleine grève des médecins hospitaliers, avec contestations, défilés dans la rue; l'invitation nous est arrivée en dernière minute, par porteur : des bruits courent de remaniement ministériel...

D'entrée de jeu, Jack Ralite, nerveux, affirme que, Ministre, il a pris ses décisions et qu'elles seront respectées. Parmi celles-ci, la principale est la création d'une Commission qui aura pour but d'évaluer toutes les possibilités, quelles qu'elles soient, de lutte contre le cancer.

---

* « Le nombre des décès provoqués par le cancer a augmenté de plus de 70 % passant de 76 500 en 1950 à 131 000 en 1982. Même en tenant compte du vieillissement, le taux est passé de 15 % à 25 % », Guy Herzlich, *Le Monde,* 27 juin 1985.

** Ces chiffres de la mortalité par cancer en 1981 ont paru dans le *Quotidien du médecin* (supplément au numéro du 22 décembre 1983).

Nous sortons du ministère à 18 heures. Le lendemain, 22 mars, Jack Ralite n'est plus Ministre de la Santé. Le remaniement a eu lieu. M. Ralite devient Ministre délégué à l'Emploi. La Santé échoit à Edmond Hervé, qui est nommé Secrétaire d'Etat, sous la tutelle de Mme Georgina Dufoix, Ministre des Affaires sociales et de la Solidarité nationale.

Lors de sa première conférence de presse, à la question de la Secrétaire Régionale de FO-Consommateurs lui demandant quelles suites il entend donner à la Concertation sur le Cancer, Edmond Hervé répond que : « il ne sait pas ce qui s'est passé avant, et qu'il ne veut pas le savoir ».

Ainsi est enterrée, sans fleurs ni couronnes, cette Concertation Nationale qui a réuni, pendant près de 12 mois, tant de monde* et a coûté, me dira-t-on, quelque 8 millions de francs. Et l'on n'entendra plus jamais parler d'une suite positive quelconque donnée à ses travaux.

En fait, le 7 septembre 1983, paraît au *Journal Officiel,* au titre du ministère des Affaires sociales et de la Solidarité nationale, un arrêté stipulant que : « Il est constitué, auprès du Ministre de la Santé, une Commission Nationale des Cancers. Cette commission est chargée de donner un avis au Ministre sur la stratégie de lutte contre le cancer et de lui proposer des programmes et actions allant dans ce sens. » Cette Commission comprend des membres de droit, faisant tous partie du haut de gamme de la hiérarchie officielle, médicale et pharmaceutique (directeur de la Santé, directeur des hôpitaux, directeur de la pharmacie et du médicament, etc.) et de 32 membres nommés par le Ministre chargé de la Santé. L'arrêté, daté du 25 août 1983, est signé Edmond Hervé.

La suite? Comme on le constate à la lecture de ce document, il n'est prévu, dans la liste des membres permanents de la Commission des Cancers aucun représentant des associations de consommateurs ou des associations de malades ayant participé à la Concertation Nationale. La Commission nommée s'est-elle réunie souvent? Mystère.

En 1986, un jeune journaliste, Jean-Paul B., s'adresse au Dr Jean-Claude Salomon, lequel fut, comme nous l'avons vu, Président de cette Concertation, pour obtenir l'autorisation de consulter les différentes contributions des participants à la consultation nationale.

---

* Selon les documents diffusés par la Région Ile-de-France, 45 000 invitations ont été lancées à différents organismes (hôpitaux, écoles d'infirmières, associations, lycées, collèges, Centres de Sécurité sociale, etc.) ainsi qu'aux médecins généralistes, à des élus et à des personnalités diverses.

Réponse, sur papier à en-tête de l'Institut de Recherches Scientifiques sur le cancer, à Villejuif, datée du 29 janvier 1986, et signée du Dr Jean-Claude Salomon :

« Monsieur, la Concertation Nationale sur le Cancer s'est achevée il y a 3 ans. La suite et la permanence que nous espérions donner à cette opération n'a pas été possible car le changement de gouvernement, en mars 1983, à modifié sérieusement la politique de Santé. Il n'a pas été possible, faute de place, après 1983, d'archiver convenablement les contributions, à mon grand regret. Soyez assuré, Monsieur, de toute ma considération. »

« Le changement de gouvernement, en mars 1983, a modifié sérieusement la politique de Santé... ». Rendons grâce au Dr Salomon d'avoir le courage de dire si simplement la vérité. Et notons que, dans un sujet aussi grave, qui peut retentir sur la vie et la mort des citoyens, il suffit de changer un Ministre pour envoyer à la casse les témoignages de malades qui se sont déplacés parfois de l'autre bout du pays; les informations et les exposés relatifs à des recherches qui ont permis à d'authentiques médecins de traiter avec succès des milliers de patients qui, pour certains, n'ont pas d'autre possibilité de survie, les thérapeutiques orthodoxes ayant eu, dans leur cas, des résultats négatifs.

Ceci nous mène aux antécédents du procès de Suzanne Besnard, car rien n'a été négligé au long des années, pour faire disparaître les découvertes du Dr Solomidès. L'engrenage des procès intentés a celui-ci, et que sa mort a, un temps, stoppé, reprend de plus belle. Il aboutit, en 1985, le 15 janvier, à la fermeture, sans préavis, sur ordre de Georgina Dufoix, toujours Ministre des Affaires sociales et de la Solidarité nationale, du laboratoire de Sceaux où étaient fabriqués les Physiatrons Synthétiques.

Pouvait-elle faire autrement? Très probablement non : là, également, la machine juridique est en marche. Mais il y a des décès de malades par arrêt brutal de leur traitement, consécutif au manque de produit. Si l'un des vôtres en est mort : désolés. La loi c'est la loi. Un point c'est tout.

L'engrenage des faits

La dernière condamnation, par la Xe Chambre correctionnelle de Paris, du Dr Solomidès pour exercice illégal de la médecine et de la pharmacie (le Dr Solomidès, est-il précisé, n'ayant qu'un diplôme d'Université) a eu lieu le 18 décembre 1978 : il a eu une amende de 18 000 F et la fermeture de l'Institut Solomidès, 56, rue de la Marne, à Sceaux, a été ordonnée, ainsi que la confiscation des produits et du matériel. Cette dernière clause privant les malades de la fourniture des remèdes, le Dr Solomidès, accompagné de son avocat et d'André Conord, journaliste, et membre de l'association qui défend les P.S. (dont il a pu contrôler l'efficacité sur l'un des membres de sa famille), interjette appel immédiatement, tandis qu'une vingtaine de ses patients défile dans le Palais de Justice aux cris de « Ordre des Médecins, assassin! ».

André Conord décide alors de créer une association de malades : le C.D.I.C. (Comité de Défense et d'Information sur le Cancer) qui, lancée en 1979, recueille en deux mois plus de 1 000 adhérents. Celle-ci publie dans *Le Matin de Paris* du 28 mars un « Appel pour l'expérimentation des produits Solomidès », qui comporte plus de 350 signatures, d'hommes politiques, de journalistes et de 170 médecins (coût de la publication, payé par les adhérents : 15 000 F). Roger Gicquel en parle sur TF 1, la presse publie de nombreux articles, parfois favorables *(Le Point, Sud-Ouest),* mais généralement négatifs. En mai : le décès du Dr Solomidès met fin à l'action pénale.

L'affaire rebondit en 1983. Le 28 juillet : plainte de la Direction Régionale des Affaires sanitaires et sociales de l'Ile-de-France auprès du Procureur de la République près le Tribunal de Grande Instance pour exercice illégal de la pharmacie, dirigée contre Mme Solomidès et son fils (qui continuent les activités de l'Institut) — apparemment sans tenir compte qu'un pharmacien est responsable de la fabrication, ce qui aurait dû éviter ce retour de bâton. Il y a prélèvement d'échantillons des produits.

Le 21 octobre 1983 : envoi au Parquet des analyses effectuées par le Laboratoire National de la Santé sur ces échantillons : ils font état d'une toxicité des produits. (Je précise, au passage, qu'à ma connaissance il n'a jamais été fait mention d'une toxicité ou d'effets secondaires de la part des malades utilisant ces remèdes.) Pas de contre-expertise.

Un an plus tard, le 11 octobre 1984, une lettre de l'Ordre des Pharmaciens demande au Ministère la fermeture de l'établissement de Sceaux, et, le 22 novembre suivant, un exposé de l'ensemble de l'affaire est fait au directeur de Cabinet de Mme Georgina Dufoix, en tant que Ministre des Affaires sociales et de la Solidarité nationale, « lui faisant part notamment de la proposition du Conseil de l'Ordre », précise le document qu'un de mes informateurs m'a fait parvenir.

La lettre de l'Ordre des Pharmaciens, elle-même, est jointe. La voici — elle est adressée à « M. Dangoumau, Directeur de la Pharmacie et du Médicament, 1, place Fontenoy à Paris » et est datée du 11 octobre 1984.

Document 3

Monsieur le Directeur,

Lors de sa dernière session, voici quelques jours, le Conseil National est revenu sur les aspects pharmaceutiques des médecines qualifiées de « douces » ou « parallèles », et ce, notamment, après l'émission télévisée (sur FR 3) récemment consacrée à ce thème et où des propos pour le moins surprenants ont été tenus.*

En premier lieu, il est bien certain que la liberté d'expression ne saurait être remise en cause. Mais l'on observera que les retombées de telles interventions ne sauraient être passées sous silence, non plus que les articles prétendument rédactionnels d'une presse à sensation qui se veut spécialisée en matière de « remèdes-miracles ».

*En second lieu, par exemple, n'apprend-on pas que la Société Oléacentre poursuit à Sceaux — et à quelle cadence : 30 000 ampoules par jour! — les activités du trop fameux Institut Solomidès. Que dire, d'autre part, de tous ces produits — médicaments au regard de l'article L. 511 du Code de la Santé publique** — qui sont l'objet d'offres promotionnelles de tous ordres, et vendus de surcroît à des prix qui mériteraient sûrement de retenir l'attention des services de la Concurrence et de la Consommation? Or, à supposer même que l'on entende, en raison de l'existence alléguée d'un « phénomène de société », faire preuve d'une certaine tolérance à l'endroit de toutes ces initiatives, et ce malgré leur caractère trop souvent charlatanesque, l'on ne saurait pour autant être insensible aux attaques réitérées et au dénigrement systématique dont les véritables médicaments, préparés dans les conditions que vous savez, sont victimes. Je pense que nous en sommes arrivés à un point où nos confrères eux-mêmes ne peuvent manquer d'éprouver une réelle amertume devant les débordements qui leur paraissent sans frein.*

*Certes, je n'ignore pas que le ministère des Affaires sociales et de la Solidarité nationale saisit chaque année les Parquets de multiples affaires d'exercice illégal de la pharmacie. A cette action, l'Ordre s'associe par des constitutions de partie civile, avec la préoccupation de seconder l'action de l'Administration en matière de protection de la santé, autant que pour défendre l'image de marque du médicament. A cet égard, le Conseil national m'a confié le soin de vous transmettre le vœu que : d'une part, le Ministre fasse publiquement connaître les actions qu'il a engagées au pénal, et, d'autre part, qu'il invite les Commissaires de la République à user plus largement qu'ils ne le font de la faculté d'ordonner (art. 519, al. 2)*** la fermeture provisoire d'établissements tels que l'Institut de Sceaux.*

---

* Emission du 28 septembre 1984 sur le thème : « Médecins parallèles ou charlatans? »

** Art. L. 511 du Code de la Santé publique : « On entend par médicament toute substance ou composition présentée comme possédant des propriétés curatives ou préventives à l'égard des maladies humaines ou animales, ainsi que tout produit pouvant être administré à l'homme ou à l'animal, en vue d'établir un diagnostic médical ou de restaurer, corriger ou modifier leurs fonctions organiques. »

** Art. L. 519 : « Le tribunal pourra... ordonner la fermeture temporaire ou

Je puis vous assurer que mes confrères seraient sensibles à l'annonce de réactions officielles du ministère chargé de la Santé et au développement des instances ainsi engagées.

Au-delà, nous souhaiterions qu'une réflexion soit conduite sur la portée, voire sur l'opportunité, des dispositions du deuxième alinéa de l'article L. 551 du Code de la Santé publique qui a consacré l'existence de produits présentés comme « favorisant » la prévention et le traitement des maladies.*

Une telle disposition, par l'usage détourné qui peut en être fait, risque d'entamer la notion de médicament et de créer des confusions en définitive dommageables pour la santé publique. Je ne voudrais que pour exemple les gélules à base de poudres de plantes médicinales et les propriétés qui leur sont conférées sans aucun contrôle.

Me tenant à votre disposition pour tout échange de vues que vous désireriez avoir sur les différents point que j'ai évoqués, je vous prie de croire, Monsieur le Directeur, à l'assurance de ma considération la plus distinguée.

Signé : Dr Pierre Fournier

Malgré la sérénité du ton et l'affabilité des formules, ne nous y trompons pas : il s'agit d'un ultimatum. Celui-ci a été initié par une note du 28 juillet 1983 du Directeur régional des Affaires sanitaires et sociales au Procureur de la République près du Tribunal de Grande Instance de Nanterre, accompagnant le rapport, qu'il lui faisait parvenir, des deux pharmaciens inspecteurs de la Santé qui ont fait procéder ce même jour au prélèvement d'échantillons à l'Institut de Sceaux. Et dont les résultats des analyses ne seront envoyés au Parquet que le 21 octobre suivant.

Le Pr Dangoumau transmet le courrier du Dr Fournier au Ministre : il ne peut faire autrement. Que dit sa lettre de transmission? « Le procès d'intention à l'égard de l'Administration de la Santé est d'autant plus aisé que celle-ci fait preuve d'une discrétion qui laisse le champ libre à toutes les allégations, y compris les plus charlatanesques... En outre, l'Ordre des Pharmaciens m'invite à encourager le Commissaire de la République intéressé à user de la procédure prévue à l'article L. 519 du Code de la Santé publique qui lui permet de prononcer la fermeture provisoire de l'établissement dès que l'autorité judiciaire est saisie, ce qui est le cas ici. Je souhaiterais connaître votre position à ce sujet » (22 novembre 1984).

---

définitive de l'établissement. Lorsque l'autorité judiciaire aura été saisie d'une poursuite par application des mêmes articles, le préfet pourra prononcer la fermeture provisoire de l'établissement. »

* Art. L. 551 : « La publicité concernant les médicaments et les établissements pharmaceutiques n'est autorisée que dans les conditions fixées par un décret en Conseil d'Etat.

Et le Ministre des Affaires sanitaires et sociales et de la Solidarité nationale, le 15 janvier 1985, obtempère à cette invite en adressant une note au Commissaire de la République des Hauts-de-Seine, dans laquelle il est précisé :

« Les chefs d'incrimination sont les suivants : la société Oléacentre, établissement non pharmaceutique, fabrique et diffuse sans autorisation de mise sur le marché des spécialités pharmaceutiques appelées “ Physiatrons Synthétiques ” censés avoir des propriétés bénéfiques notamment contre le cancer. Il y a donc infraction caractérisée à diverses dispositions du livre V du Code de la Santé publique, et surtout des articles L. 511, L. 196 et suivants et L. 601.

Le préjudice causé à la santé publique s'aggravant du fait, notamment, d'une récente émission télévisée qui a constitué une excellente tribune publicitaire pour Mme Solomidès et consorts, je souhaiterais que vous fassiez application de l'article L. 519, 2e alinéa du Code de la Santé publique qui prévoit que, lorsque l'autorité judiciaire est saisie, ce qui est le cas ici, le Préfet pourra prononcer la fermeture provisoire de l'établissement ».

Notons au passage que, comme nous le verrons plus en détail par ailleurs, la formule de base des produits Solomidès est parfaitement en règle au point de vue A.M.M. (autorisation de mise sur le marché) et que, sous le nom de « Citral-Uréthane Sceaux-Pharma », elle figure au dictionnaire des spécialités pharmaceutiques Vidal, au feuillet 255 de l'édition 1984 qui indique que le produit est commercialisé depuis 1952 (A.M.M. 302.326.6). L'adresse du laboratoire Sceaux-Pharma est donnée. Curieux que cette très officielle publication se soit mis dans le cas, depuis des décennies, de citer un produit en infraction. Non... ?

Remarquons aussi que, alors que des milliers de malades sont en traitement, et des dizaines de milliers depuis 1952, aucune plainte n'a jamais été, de la part des patients, enregistrée.

Toujours est-il que, dès le 15 janvier 1985, perquisition est ordonnée par le juge d'instruction du Tribunal de Nanterre, dans le cadre d'un dossier ouvert pour « exercice illégal de la médecine et de la pharmacie avec saisie du matériel de fabrication, utile à la manifestation de la vérité ». Et, effectivement, la perquisition a lieu ce même jour, à Sceaux, en présence de Mme Solomidès, de son fils Michel, du pharmacien responsable du laboratoire, M. Landrin, et des membres du personnel de l'Institut (une quinzaine d'employés), les représentants de l'administration étant : le pharmacien inspecteur de la Santé, le juge d'instruction et sa greffière, le substitut du Procureur de la République de Nanterre, la gendarmerie de Sceaux, l'Armée intervenant pour la manutention. Car les appareils de fabrication des produits sont démontés, emmenés, tandis que les locaux sont fermés, mis sous scellés. « Plusieurs clients se sont présentés pour acheter des médicaments pendant notre présence », note le procès-verbal, « deux ont accepté d'être présentés au juge d'instruction, et un seul a bien voulu décliner son identité, et expliquer le but de sa visite. Il a présenté une ordonnance médicale et une feuille de maladie... ».

De fait, les malades en traitement vont payer très cher cette fermeture. Certains vont en mourir. Rien n'est pire, pour un grand malade, que l'arrêt brutal du traitement qui lui réussit. Le mal reprend comme un incendie. Mais faut-il s'indigner que personne ne s'en soucie? Chacun, en cette affaire, accomplit les ordres donnés, et ceux-ci le sont en vertu de lois que personne ne s'avise de mettre en cause. Encore une fois, si l'un des vôtres en meurt, c'est bien triste, mais la loi, c'est la loi. Un point, c'est tout.

S'il s'agissait de la mort d'animaux grevant le budget d'une exploitation, les éleveurs auraient la possibilité de se retourner vers leurs assureurs pour se faire rembourser l'argent que représenterait une telle perte. Mais le drame d'une mère qui, n'ayant pas de produit en réserve, voit tout à coup empirer et mourir son enfant, un homme qui assiste, désarmé puisque ne sachant à qui d'autre s'adresser, à l'agonie inéluctable de sa compagne, ce sont « seulement » des êtres humains qui meurent, et qui meurent « hors la loi » puisque les produits sont mis à l'index.

Lorsque l'un des malades, qui commence à rechuter, s'adressera au même Tribunal de Nanterre par un référé* pour essayer de faire débloquer le produit dont il a besoin pour survivre, ne s'entendra-t-il pas signifier que le tribunal se déclare « incompétent »? Les instances « compétentes » pour vous priver du remède salvateur, ne sont pas « compétentes » pour prendre les mesures qui vous permettraient de continuer à vivre — et ceci dans un pays dans lequel un article du Code pénal a prévu des sanctions pour « non assistance à personne en danger »...

La manifestation du 26 janvier 1985

C'est alors que les malades traités par ces produits réagissent. Trop, c'est trop. Ils ont assisté, impuissants, aux procès auxquels a succombé le Dr Solomidès; ils sont soignés ainsi parce que les thérapeutiques officielles ne leur ont pas réussi; bien qu'étant généralement des travailleurs qui ont toujours été assujettis à la Sécurité sociale, ils ne sont pas remboursés pour leurs traitements;

---

* Procédure d'urgence par laquelle un juge règle provisoirement un litige.

et, maintenant, les voici en perdition, sans bouée à laquelle se raccrocher, privés de remèdes.

Les associations entrent en scène. Conscientes du danger que courent les quelque 5 000 malades alors en traitement, elles suscitent la mobilisation de tous, à l'appel, notamment, du Président de la Fédération des Groupes d'Usagers de la Santé et de certains médecins utilisateurs des produits.

Et, le 26 janvier, une manifestation a lieu à Paris, à proximité du Secrétariat d'Etat à la Santé : quelques centaines de C.R.S contiennent les 2 000 manifestants qui réussissent à les déborder et à défiler plus d'une heure sous les fenêtres du Ministère, avec banderoles et inscriptions demandant la continuation de la fabrication des produits Solomidès. Elle a été annoncée par un appel — dans *Libération*, en pleine page, suivi de la liste nominative de plus de 130 médecins, au soutien des malades. Une délégation finit par être reçue au Ministère par le chef de cabinet de Mme le Ministre des Affaires sociales et de la Solidarité nationale et par un médecin représentant M. Edmond Hervé, Secrétaire d'Etat à la Santé. Le soir, une grande partie des manifestants se réunit en une assemblée pour créer un « Collectif National de Défense », avec pour membres des associations d'usagers et des médecins, collectif chargé de coordonner les actions à venir, dont l'organisation reposera sur les associations déjà existantes.

Le même jour a lieu, à Annecy, un défilé de 200 personnes; le 30, à Marseille, il y en aura 700... Plus de 2 000 lettres vont arriver au Ministère, des pétitions recueillant des milliers de signatures suivent...

Car il a été demandé par le Collectif, qui va prendre désormais l'intitulé de « Collectif National pour la Défense et l'Expérimentation des Médecines Alternatives », et sera désigné par le sigle « C.O.D.E.M.A. » de relancer inlassablement le Ministère.

Je suis dans la foule, ayant participé à la manifestation aux côtés des malades. J'ai entendu certains dire à d'autres qui rappelaient la promesse qu'avait faite François Mitterrand, s'il était élu, de faire tester les P.S. de Solomidès : « Ceux qui ont cru à ça, sont vraiment des gogos qui ne connaissent rien à la politique... » Et je me pose la question : le Président est-il même au courant de ce à quoi aboutit ce non respect de ses promesses?

N'étant pas de ceux qui se dérobent, je me sens tenue de prendre part moi-même à cet envoi de courrier. Et, après tout, me dis-je, du fait que je suis l'auteur d'un livre dans lequel est citée la lettre en question, pourquoi ne pas m'adresser à lui directement, en lui envoyant mon ouvrage? Voici donc en quels termes j'accompagne l'envoi de « On peut vaincre le cancer », le 1er février 1985, en recommandé :

Document 4

Monsieur le Président de la République,

Journaliste médicale à la revue Vogue, *à laquelle j'appartiens depuis 28 ans, j'ai été amenée à publier un ouvrage intitulé « On peut vaincre le cancer » que je vous prie de bien vouloir trouver ici.*

Ce livre a été réalisé à partir d'articles parus dans cette revue, provenant d'interviews enregistrés sur magnétophone, revus avant publication par les médecins interviewés utilisant ces techniques pour leurs malades, et qui ont signé leur accord pour publication.

Dans la 3e édition de ce livre, en 1983, a été rajouté un chapitre sur la Concertation Nationale sur le Cancer qu'avait lancée, en 1982, le Ministre de la Santé d'alors, M. Jack Ralite — Concertation qui avait fait naître de grands espoirs chez les cancéreux, assortis d'une certaine réserve quant à la sincérité des intentions des organisateurs au sujet de l'ouverture envisagée vers les méthodes et thérapeutiques non-conventionnelles, dites parallèles.

Comme vous le verrez, a été citée, page 373, la lettre que vous aviez adressée, le 22 avril 1981, au président de la L.A.P.A. 63 (Ligue pour l'application de l'article 63 du Code pénal aux malades en péril), et dans laquelle vous indiquiez que, si vous étiez élu à la Présidence de la République, « les physiatrons synthétiques du Dr Solomidès seront expérimentés dans les conditions du droit commun », affirmant, d'autre part, votre intention de supprimer l'Ordre des Médecins « dès que le Parlement, saisi très tôt par le Gouvernement, aura adopté le projet de loi dans ce sens ».

Fin janvier 1985, où en sommes-nous?

— L'Ordre des Médecins, cet Etat dans l'Etat, existe toujours, imposant ses points de vue dictatoriaux sans nuances, aboutissant à envoyer devant les tribunaux des praticiens aux résultats positifs indéniables.

La fabrication des solutés Vernes a été brusquement interdite depuis le 1er janvier 1985, au mépris des malades qui ont des traitements en cours.*

Le matériel de fabrication du laboratoire du Dr Solomidès, à Sceaux, a été saisi, le 15 janvier, également au mépris du drame que représente, pour certains cancéreux, l'interruption brutale de leur traitement. Et il était poignant, lors de la manifestation devant le Ministère de la Santé qui a eu lieu, à ce sujet, le 26 janvier, de voir dans la foule ces malades, au teint significatif de la maladie, tendre leurs pancartes disant : « Je suis cancéreux »... « Nous voulons vivre, même si c'est illégalement »..., etc.

C'est pourquoi, devant l'angoisse de ces malades, leurs appels téléphoniques, le dilemme qui se pose aux médecins qui traitent leurs malades par ces méthodes — et s'ils le font, c'est dans 99,9 % des cas parce que les thérapeutiques conventionnelles n'ont pas eu d'heureux résultats, ou n'ont pas été suffisantes dans ces cas particuliers —, je me tourne vers vous.

Mes questions sont les suivantes :

— Que répondre à des malades gravement atteints qui voient les représentants des pouvoirs publics affirmer que les remèdes du Dr Solomidès sont

---

* Voir page 255 en quoi consistent ces produits.

toxiques, alors que les milliers de cas traités depuis plus de 30 ans par ces produits, sans qu'aucun accident et aucune plainte n'aient jamais permis de mettre en doute leur innocuité, prouvent le contraire? Les auteurs de ces affirmations gratuites ignorent, sans doute, que les malades « solomidiens » sont groupés en plusieurs associations et se communiquent les uns aux autres leur expérience des traitements? Et que ces associations groupent plusieurs milliers de malades?

— Un article paru le 3 juillet 1984 dans le journal Le Monde, *indiquait que le prix de revient de la mise sur le marché d'un seul nouveau médicament était de 100 millions de francs (10 milliards de centimes). Le 9 juillet, au cours d'une conférence de presse, le P.-D.G. de Sanofi, M. Sautier, confirmait ce coût, ajoutant que, sur cette somme, 60 % représentait le budget nécessaire pour faire effectuer les expérimentations demandées pour l'obtention de l'A.M.M. (Autorisation de Mise sur le Marché). Or, il est évident que les chercheurs indépendants n'ont aucune possibilité de faire face à de telles sommes. Vous envisagiez, Monsieur le Président, de faire expérimenter les Physiatrons du Dr Solomidès « dans les conditions du droit commun ». Dans ce cas, qui financera ces coûts exorbitants?*

— Faute de ces travaux authentifiant la valeur thérapeutique de ces produits, et de plusieurs autres, le haut de gamme de la cancérologie conventionnelle se croit autorisé à traiter de « charlatans » les médecins qui les emploient, et à déposer des plaintes, contre eux. Pourtant ces médecins utilisent, pour suivre leurs malades, certains des tests sanguins dont il est question dans les pages de mon livre, méthodes qui leur permettent de constater « de visu » l'impact du traitement sur « le » malade concerné. Que répondre à ceux qui, forts de ces résultats objectifs, en sont amenés à constater que ceux qui en sont les détracteurs parlent de choses dont, manifestement, ils ignorent tout?*

C'est devant ces questions jusqu'ici restées sans réponses, qui ont entraîné un état de fait que des malades vont peut-être payer de leur vie, que je me tourne aujourd'hui vers vous.

Monsieur le Président, je pense que vous êtes le seul à avoir l'autorité et, je le crois, les sentiments nécessaires pour imposer un peu plus d'intelligence, de compréhension et d'humanité en tout ceci, avec rapidité. C'est pourquoi je joins ma voix à celle des malades pour vous demander d'intervenir afin que ceux-ci continuent dans les plus brefs délais à pouvoir être fournis en ces remèdes qui leur ont apporté des résultats favorables, vérifiés par les méthodes et examens de laboratoire avec lesquels ils sont suivis.

Je vous prie, Monsieur le Président de la République, de bien vouloir agréer l'expression de ma haute considération.

Simonne Brousse

P.S. Je me tiens bien entendu, à la disposition de vos services pour leur communiquer ma documentation.

P.J. Article du Monde *et article de* Vogue *sur le Dr Solomidès.*

A cette lettre, je reçois la réponse suivante :

* Voir page 247 en quoi consistent ces techniques.

Document 5

Présidence de la République *Paris, le 13 février 1985*

Madame,

Le Président de la République a bien reçu votre ouvrage « On peut vaincre le cancer — l'heure des médecines parallèles ».

Il m'a chargé de vous en remercier. J'ai pris connaissance attentivement des préoccupations profondes que vous exprimez.

Les ministères concernés procèdent actuellement à un examen approfondi des questions que vous soulevez, une meilleure information devant apporter une meilleure compréhension.

En vous remerciant pour la contribution que vous y apportez, je vous pris d'agréer, Madame, l'expression de mes sentiments les meilleurs.

Ségolène R...

Lettre passe-partout s'il en fut, qui ne répond à aucune question et tend à noyer le poisson. Vais-je m'en contenter? Pas question. Ce pourquoi j'envoie, à l'intention et au nom de Mme Ségolène R..., à la Présidence de la République, un nouveau courrier.

Document 6

Simonne Brousse *Paris, le 18 février 1985*
Journaliste

Madame,

Vous avez bien voulu répondre le 13 février à la lettre que j'avais envoyée à M. le Président de la République le 1er février au sujet de l'arrêt de fabrication des solutés Vernes et des remèdes Solomidès, et je vous en remercie vivement.

Si je comprends bien, vous êtes chargée de ce dossier, et le Président de la République n'a pas eu connaissance de mon courrier.

Je conçois parfaitement que M. Mitterrand ait un emploi du temps si rempli qu'il n'ait pas le loisir d'accorder lui-même attention à l'ensemble des lettres qui lui sont adressées. Cependant, permettez-moi de faire remarquer que le cancer (traité par les remèdes en question) est une maladie mortelle et qu'un arrêt de traitement brutal, chez un cancéreux, peut déterminer une flambée de la maladie irrépressible alors, et fatale à bref délai dans bien des cas.

Si je m'étais adressée directement au Président de la République, c'est en raison de la rapidité d'intervention qui s'impose et que n'implique pas la lenteur administrative des « examens approfondis » des différents ministères.

Ne serait-ce que sous l'angle politique, il ne fallait pas, en effet, laisser s'accréditer dans le public l'idée que le Chef de l'Etat qui a supprimé la peine de mort pour les coupables, se désintéresse de la mort infligée à des malades innocents du fait de mesures prises par les services administratifs de son gouvernement.

Or, étant, par ailleurs, Secrétaire générale de la F.A.P.E.S. (Fédération des Associations pour une Ecologie de la Santé) dont vous trouverez ci-joint une notice explicative, et qui regroupe 24 000 membres, j'ai entendu cette réflexion lors de la manifestation du 26 janvier devant le ministère de la Santé, et je vous joins ici une lettre, parmi d'autres, reçue en même temps que votre courrier, qui reflète bien le souci des cancéreux devant ces mesures brutales qui sont à même, pour eux, d'induire une recrudescence du mal.

C'est pourquoi je demande si l'on ne pourrait pas, en attendant que les ministères concernés aient statué sur les suites à donner à ces deux affaires, ordonner que soient remis en fabrication, à titre temporaire,les solutés Vernes et les remèdes Solomidès.

J'insiste sur le fait qu'il y a des cancéreux décidés, je le sais, à se battre sur le plan juridique, car ils jugent cette « non assistance à personne en danger de mort », inacceptable : je crois que si vous aviez un enfant cancéreux dont le cas n'a pas réagi favorablement aux thérapeutiques classiques mais a des succès de retour à la santé grâce à ces remèdes non-conventionnels, vous comprendriez l'urgence du problème, et je me permets d'attirer votre attention sur le fait qu'il ne suffit pas de parler, parler, parler, dans les différents ministères qui ont à connaître de cette affaire — il faut des actes, des ordres donnés, des exécutions. Sinon des malades mourront. Et il y aura des responsables.

Il est temps encore d'éviter des drames. Mais ce temps est mesuré. C'est la raison pour laquelle je vous demande, Madame, de bien vouloir faire savoir à celui ou à ceux qui peuvent agir efficacement avec rapidité que les jours sont comptés pour beaucoup de malades qui sont à bout de leurs réserves de remèdes relevant de ces techniques.

Sans doute des contrôles sont-ils nécessaires pour faire rentrer dans la norme des lois ces médicaments. Mais le souci de sauver des vies humaines doit primer celui de faire appliquer à la lettre des procédures administratives décidées par un juge qui, en définitive, pratique l'exercice illégal de la médecine en décidant, sans avis médical, d'arrêter des traitements en cours chez de grands malades, du fait que la saisie ordonnée rend indisponibles les médicaments prescrits par d'authentiques médecins agissant selon leur conscience.

Je vous remercie, Madame, de toute intervention rapide que vous voudrez bien faire pour le bien des malades, dont, moi, je suis entourée, et je vous prie d'agréer l'expression de mes sentiments les meilleurs.

Simonne Brousse

P.S. Le Président de la F.A.P.E.S. est M. Jean-Claude Delarue, membre du Conseil Economique et Social.

P.J. Lettre de la malade Mme X.

Réponse, par retour du courrier cette fois, de Mme Ségolène R..., en date du 21 février :

Document 7

Madame,

J'ai reçu votre nouvelle lettre et je puis vous dire que, contrairement à ce que vous pensez, votre courrier avait fait l'objet d'une grande attention.

Le ministère des Affaires sociales et le Secrétariat à la Santé sont sensibles au désarroi manifesté par certains malades et ils ont proposé aux associations concernées de mettre en œuvre une démarche qui mettrait en lumière de manière rigoureuse les bienfaits de toutes thérapeutiques nouvelles.

C'est dans ce sens qu'une délégation du Collectif national pour la défense et l'expérimentation des médecines alternatives, collectif auquel je vous invite à adhérer, a été reçue par les cabinets des ministres concernés.

Il leur a été proposé de mettre en place un groupe de réflexion réunissant de façon prioritaire les scientifiques et les promoteurs de ces techniques. Ce groupe de travail tentera d'établir la méthodologie d'évaluation des médecines « différentes ».

En ce qui concerne Solomidès, la décision de saisie n'a pas été prise par le Gouvernement, mais par le juge d'instruction. Il est important aussi de savoir que le Laboratoire National de la Santé qui a procédé, en octobre 83, à l'analyse d'échantillons de ce produit a mis en valeur que sur les 5 échantillons analysés, deux contenaient des germes microbiens et trois se révélaient toxiques entraînant la mort des animaux.

Mais il est vrai que la suppression soudaine de la fourniture de ces produits pose un problème humain important à ceux qui en sont familiers. Mais, contrairement à ce que vous semblez craindre, ces produits sont toujours fabriqués en France.

C'est par une bonne information que le choix des malades sera véritablement libre. Telle est notre préoccupation : respecter les libertés en protégeant la santé de tous.

Je vous prie d'agréer, Madame, l'expression de mes sentiments les meilleurs.

Ségolène R...

Vraiment, j'ai affaire, là, à quelqu'un qui répond n'importe quoi. A-t-elle reçu l'ordre d'un chef hiérarchique de se débarrasser par un tel courrier de l'importun que je suis en l'occurrence, ou bien les conseillers de l'Elysée sont-ils laissés à leur inspiration personnelle sans aucun contrôle? Toujours est-il que cette lettre appelle un commentaire :

1) Lorsqu'un Ministre envoie une note écrite au Commissaire de la République des Hauts-de-Seine indiquant : « Je souhaiterais que vous fassiez application de l'article L. 519, 2e alinéa du Code de Santé publique qui prévoit que lorsque l'autorité judiciaire aura été saisie, ce qui est le cas ici, le Préfet pourra prononcer la fermeture provisoire de l'établissement », peut-on dire que la décision n'a pas été prise par le gouvernement?

2) N'est-il pas étonnant, si le Laboratoire National de la Santé a découvert, en octobre 1983, que, sur 5 échantillons de produits Solomidès analysés, deux contenaient des germes microbiens et trois se révélaient toxiques, d'une part que ces constatations n'aient pas entraîné l'interdiction immédiate de fabrication de ces produits qui auraient donc dû être considérés comme dangereux pour la santé humaine et que, d'autre part, d'octobre 1983 à janvier 1985, comme du reste durant les décennies précédentes, aucun malade traité avec ces remèdes n'ait, à notre connaissance, subi les conséquences de ces germes microbiens et de cette toxicité?

3) En ce qui concerne le désarroi des malades privés du jour au lendemain de médicaments, quel dommage que le Ministre de la « Solidarité » Nationale n'y ait pas songé avant de « souhaiter » la fermeture de l'Institut qui fabriquait ceux-ci!

Ceci dit, louons ce même Ministre d'avoir, devant la pression des manifestations de rue et des milliers de lettres qu'il a reçues, pris l'initiative de proposer aux associations concernées de mettre en place un « groupe de réflexion » pour tenter d'établir la méthodologie d'évaluation des médecines « différentes » qui comprendra scientifiques et représentants du collectif national. Nouvelle qui fait renaître l'espoir chez les défenseurs de Solomidès.

Je note cependant, continuant à développer ma correspondance avec Mme Ségolène R... à laquelle, à la suite de sa lettre du 21 février, j'ai demandé de bien vouloir m'indiquer où, en France, on continuait, comme elle l'affirme, à fabriquer les produits Solomidès, sa réponse du 5 mars qui a été la suivante : « Je ne suis pas en mesure de vous communiquer les coordonnées que vous me demandez car l'information selon laquelle ces produits sont toujours fabriqués en France n'est qu'une supposition de ma part. Une telle fabrication ne peut, en effet, avoir d'autorisation officielle. En revanche, elle pourrait bénéficier d'une certaine tolérance, jusqu'à ce que la Commission d'évaluation des médecines différentes rende ses conclusions, ou bien jusqu'à ce que les malades eux-mêmes renoncent à ces produits à la suite de la démonstration de leur toxicité. Ceci afin de répondre au désarroi des malades privés des produits qui leur sont familiers. » Curieuse missive, mais...

Pour la première fois apparaît le mot « tolérance ». C'est un bon signe. Et puis, le Dr Tubéry, Président du Groupe de Recherche et d'Etude sur les Thérapeutiques Alternatives et Complémentaires (G.R.E.T.A.C.) est entré dans l'arène aux côtes des malades, en adressant à un certain nombre de ses confrères, le 31 janvier, la lettre suivante :

Document 8

Cher confrère,

C'est une information urgente que je vous donne. Elle demande, de votre part, une réponse urgente.

Il existe actuellement une action concertée des Pouvoirs Publics visant à interdire toute thérapeutique non officielle. Voici les faits :

— la suppression, il y a deux mois, de la fabrication des solutés Vernes;

— la fermeture du Laboratoire Oléacentre de fabrication des péroxydases du Dr Solomidès et l'assignation en justice du directeur de ce laboratoire.

Vous avez appris, par voie de presse, la réponse donnée par les malades et toutes les personnes concernées par ces thérapeutiques :

— manifestations de plus de mille personnes (la Presse a parlé de quelques centaines...), à Paris, le samedi 26 janvier à 15 heures près du ministère de la Santé;

— la délégation reçue au Ministère a pu exposer ses problèmes;

— des promesses de concertation ont été faites.

Afin d'informer les Pouvoirs Publics de l'importance vitale de ces thérapeutiques dont la suppression peut signer l'arrêt de mort de certains malades, je vous demande deux démarches :

— une lettre au juge d'instruction chargé de l'enquête sur les Physiatrons Synthétiques;

— une lettre au ministère des Affaires sociales.

Cet envoi doit être fait ce jour-même, l'Instruction du Directeur d'Oléacentre ayant lieu ce mardi 5 février 1985.

Il y a urgence : c'est à nous à agir, à nous regrouper, à faire connaître notre pratique médicale, ses résultats, sa justification chez les malades, le plus souvent abandonnés par la médecine officielle.

Recevez cher confrère, l'assurance de mon amical dévouement,

Dr Pierre Tubéry

Le Dr Tubéry est un battant. Les thérapeutiques dites « parallèles », il connaît. Le climat des « affaires » médicales aussi. Voici la sienne.

L' « Affaire Tubéry »

Point de départ : 1961 — lorsque le Dr Tubéry, exerçant alors la « médecine de brousse », au dispensaire de Mayo Ouldémie, ouvert par les Pères de Foucauld, et à l'hôpital de Tokombéré (Nord Cameroun) constate que plusieurs malades atteints de lèpre dans sa forme lépromateuse, et rebelles aux traitements habituels qu'il leur administre depuis deux ans, sont guéris par l'absorption d'une plante indiquée par le « sorcier » local. Ce même guérisseur guérit également, avec un autre végétal, un coéquipier européen atteint de psoriasis généralisé depuis 15 ans.

Il faudra attendre 1964 pour que soient identifiées les deux plantes : il s'agit de Securidaca longepedonculata (S.L.) et de Lasiosiphon kraussianus (L.K.).

Les premières études toxicologiques sont réalisées par les Prs Caujolle et Bouyssou, au laboratoire de toxicologie de Toulouse. Tandis que le Pr Montant, du laboratoire de cryptogamie de la Faculté des Sciences de Toulouse continue les études chimiques, le Dr Tubéry travaille avec le Pr Maril (Dermatologie du C.H.U. de Constantine, le médecin de brousse ayant quitté, en 1965, le Cameroun pour l'Algérie) aux premiers essais du S.L. qui est non toxique et permet de constater le blanchiment ou l'amélioration de 5 psoriasis sur 7 et de 4 eczémas sur 6.

En 1967 : retour en France du Dr Tubéry. Etude de fractions chimiques des deux plantes. Une fraction de L.K. est immunostimulante (augmentation des gamma-globulines) ce qui explique probablement l'action constatée en allergologie. Cette même fraction, fournie au Pr Amiel et à l'I.C.I. de Villejuif est efficace sur la leucémie L. 1210 des souris. Le Pr Mathé redemande de cette fraction… « Mais nous n'en avons plus », dit le Dr Tubéry dans le rapport auquel j'emprunte ces détails : « Nous manquons de matière première car les gîtes du Cameroun sont épuisés. »

Voyage au Tchad pour se réapprovisionner : un missionnaire, le Père Saison, s'occupera de la fourniture. Grâce aux Prs Amiel et Mathé, une subvention est obtenue de la Fondation de la Recherche Médicale de France (5 000 F, en novembre 1969) pour l'achat des plantes, puis en juillet 1970, de la Ligue Française contre le Cancer (15 000 F) pour l'étude chimique.

Dr Tubéry : « En raison de l'enjeu qui se dessine (action anti-allergique et anti-cancéreuse) et de la complexité des problèmes, j'abandonne ma clientèle (1970) pour me consacrer bénévolement à cette recherche, pendant que mon épouse prend un poste de Médecin du Travail. »

En 1969, M. Derache, expert toxicologue agréé a remis le rapport sur l'étude toxicologique du Securidaca : pas de toxicité majeure.

En 1971 : identification du principe actif du S.L. et explication du système d'action pharmacologique sur les lymphocytes.

1971-73 : début de l'étude en clinique humaine, limitée et commandée par des drames de santé chez des proches : L.K. s'est avéré avoir des résultats positifs dans la maladie de Kahler* chez des

* Rappelons qu'en avril 1974, le Président Pompidou est mort d'une maladie de Kahler.

malades rebelles aux autres thérapeutiques; les douleurs sont atténuées et les patients ont eu leur vie prolongée.

Dr Tubéry : « Au vu de ces résultats obtenus par les deux extraits de plantes, j'ai pris contact avec des laboratoires de produits pharmaceutiques pour savoir s'ils désiraient continuer les recherches en vue d'un visa. A plusieurs reprises, des réunions de travail prolongées des journées entières m'ont permis d'exposer aux responsables de la Recherche de ces laboratoires les données chimiques et pharmacologiques en ma possession. L'intérêt suscité était évident, mais, chaque fois, lorsqu'on en venait au coût des opérations encore à mener par ces laboratoires, pour en arriver à l'Autorisation de Mise sur le Marché (A.M.M.), on m'a notifié un refus de la part des responsables financiers. Six laboratoires parmi les mieux équipés, en France ou dans le monde, ont été ainsi contactés. Je peux en donner la liste. »

Ceci étant, afin de savoir s'il fallait abandonner cette recherche (onéreuse pour un chercheur privé qui n'était aidé que par les dons de sa famille et de ses amis) ou si les applications thérapeutiques méritaient de persévérer, le Dr Tubéry reprend sa clientèle, qui s'est vite sélectionnée dans l'allergologie et la cancérologie (il a, en 1970, passé un certificat d'Etudes Spéciales d'Immunologie).

Administrant par ingestion des extraits de ces deux plantes, il note des effets de longue durée et de guérison par le L.K. dans des cas d'asthme, d'eczémas, et toutes affections à immunité déficitaire; l'action du S.L. dans d'autres allergies, dans la leucémie lymphoïde chronique et dans la sclérose en plaques. En 1974, une thèse de médecine (Faculté de Toulouse) consigne ces essais. En 1975 : problèmes financiers. Au début, le médecin distribuait gratuitement ces médicaments à ses malades. Mais les résultats positifs se faisant connaître de bouche à oreille, le nombre des malades candidats à ces traitements a rapidement augmenté. Alors...

Dr Tubéry : « La petite " Société Coopérative de Recherche Thérapeutique " que nous avions fondée avec des amis qui nous aidaient financièrement a embauché, en 1975, une pharmacienne, ancienne interne des hôpitaux de Paris, Docteur ès-Sciences Naturelles, et précédemment chargée de recherches au C.N.R.S. Elle a quitté son ancien emploi afin de se consacrer, pour un salaire modique, à cette recherche dont elle appréciait les buts humanitaires. »

Et voici les produits commercialisés à titre vétérinaire, puisque leur action a été prouvée dans l'eczéma des animaux. Mais la marge bénéficiaire est insuffisante pour couvrir les besoins en médecine humaine — ce pourquoi il est demandé à ceux des malades qui le peuvent de participer aux frais...

L'espoir de trouver un établissement pharmaceutique acceptant de demander l'A.M.M. ayant augmenté avec la certitude de l'intérêt thérapeutique de ces produits que plusieurs médecins, qui les emploient désormais, ont confirmé, en 1977 et 1978, une ultime tentative est faite pour trouver un établissement pharmaceutique capable de présenter une demande d'A.M.M. Il s'agit, cette fois, du plus important laboratoire français.

Un volumineux dossier a été présenté concernant les deux produits déjà opérationnels, bien au point, non toxiques, efficaces en immuno-allergologie et de prix de revient acceptable, mais la réponse, une fois de plus est : « Non ».

Dr Tubéry : « Le Pr C. a confirmé ce que nous avions entendu plusieurs fois : la législation actuelle rend quasiment impossible la commercialisation d'un produit végétal si la purification du produit actif est trop onéreuse. C'est le cas de nos produits. En l'état actuel de la recherche, une purification à 95 % du principe actif en arriverait à un prix prohibitif. La teneur à 50 % seulement, par exemple, de la Sénégine dans l'extrait hydrolysé de Securidaca permet un prix de revient raisonnable (moyennant, certes, une main-d'œuvre bon marché dans notre Coopérative, mais le passage à un niveau industriel de production permettrait de maintenir les prix). Mais ce taux de 50 % ne serait pas admis dans une demande d'A.M.M. Nous avons bien fait remarquer que les produits végétaux, non inscrits à la pharmacopée, et non purifiés, étaient commercialisés en pharmacie sous forme de préparations magistrales, homéopathiques ou phytothérapiques : mais le Pr C. nous a indiqué que cette tolérance ne saurait être utilisée par un complexe pharmaceutique aussi important que celui auquel il appartient ! »

Les études, cependant, continuent. Et l'on en arrive à la mise au point de produits non plus buvables, mais injectables, et se confirme peu à peu l'action de rémission complète dans deux cas de leucémie aiguë myéloblastique en rechute, et d'une leucémie lymphoblastique de type B, en rechute elle aussi, avec le produit L.K.A. injectable, les traitements conventionnels n'ayant pu être utilisés pour des raisons diverses. Une série de 12 cas de leucémie myéloïde chronique, dont le premier remonte à 1974, est alors établie qui a valeur de statistique (je connais, moi, personnellement, l'un des cas de leucémie lymphoblastique grave qui avait été déclaré « sans espoir » par la médecine officielle et qui, maintenant, jeune femme mariée, mère de famille, va toujours très bien, les enfants étant nés avec un sang normal).

Puis, devant la certitude de disposer de médicaments efficaces contre certaines maladies fatales (leucémies) ou mutilantes (sclérose en plaques), et après avoir épuisé toutes les possibilités de les mettre à la disposition des malades par la voie habituelle de l'A.M.M., le Dr Tubéry et son groupe décident d'user d'une tolérance qui est assez largement utilisée pour d'autres produits végétaux non inscrits à la pharmacopée : c'est la « préparation magistrale en pharmacie d'officine ». Une notice adressée aux pharmaciens leur donnera les indications nécessaires pour la fabrication, sur demande de la clientèle, des produits.

Tout semble baigner dans l'huile. Et puis : patatras!

Dr Tubéry : « J'avais annoncé cette commercialisation comme imminente à quelques médecins rencontrés dans un congrès à Paris, en mars 1980. Mais, l'un d'eux n'a pas attendu nos précisions et a rédigé, en mai 1980, je crois, pour l'un de ses malades, une ordonnance portant « L.K.D. gélules », ce qui était le sigle utilisé pendant la recherche du produit « Lasiosiphon Kraussianus détoxiqué et dialysé ».

Ce malade l'a demandé à son pharmacien qui s'est adressé à nous pour se le procurer. Pensant que c'était pour son usage personnel, nous lui avons envoyé ce qu'il demandait, sans les instructions détaillées qui n'étaient pas encore prêtes. Ce pharmacien l'a tarifié sur la feuille de maladie sous le sigle « L.K.D. », ce qui a entraîné, à la Caisse Primaire de Sécurité sociale de Dijon la transmission de l'ordonnance au Pharmacien-Conseil. Ce dernier nous a demandé des renseignements : nous lui avons envoyé les notices avec une lettre, après un retard dû à la période des vacances. »

Le Pharmacien-Inspecteur de la région de Dijon alerte, alors, le ministère de la Santé qui demande une enquête sous la double inculpation de : vente de remèdes secrets et d'exercice illégal de la pharmacie — car la « Coopérative de Recherche Thérapeutique » ne figure pas sur la liste des établissements pharmaceutiques agréés.

Le 26 mars 1981, alors qu'il arrive à son cabinet de consultation, le Dr Tubéry est arrêté par six policiers en civil dirigés par un Inspecteur. Une perquisition a lieu, en présence d'un Inspecteur de la Pharmacie et d'un représentant de l'Ordre des Médecins. Sont aussi emmenés la pharmacienne et les trois salariés de l'entreprise. La garde à vue dure 24 heures.

Dr Tubéry : « Le 31 mars, le juge m'a signifié l'infraction, ce qui incluait l'arrêt immédiat de la fabrication de la fourniture des remèdes. J'ai alors précisé que, pour les malades graves en traitement, spécialement avec des produits injectables, je n'accepterais d'arrêter la fourniture des médicaments que sur l'interdiction formelle, signée par l'autorité responsable, car cette interruption signifierait la mort de plusieurs jeunes leucémiques et la dégradation définitive de plusieurs dizaines de sclérosés en plaques. Sur quoi, M. le juge d'instruction nous a permis de continuer les traitements injectables en cours, dans les cas graves, jusqu'à nouvel ordre. »

Les activités légales de la Coopérative vont cependant continuer pour l'usage vétérinaire et l'élaboration de lots pour les essais hospitaliers... Bref, comme on le voit, le Dr Tubéry connaît particulièrement bien les difficultés propres à ceux qui ont eu la chance — ou le malheur —, d'avoir fait une découverte de type pharmaceutique, en France. En 1985, il en subit encore les conséquences. Le C.O.D.E.M.A. lui demande donc de faire partie de la délégation qui doit représenter les associations de malades cancéreux au groupe de réflexion qui, peu à peu, s'élabore.

La commission, voie de garage

Mais étant donné la lenteur avec laquelle les choses avancent, il est décidé de susciter une nouvelle manifestation qui a lieu, le 23 mars 1985, à la Porte de Versailles, cette fois, à l'occasion du Salon des Médecines Douces qui s'y tient. J'y rencontre entre autres une jeune femme belge, qui a assisté dans le passé à l'une des conférences qu'avec Monique Couderc* nous avons données en Belgique. C'est elle qui, courageusement, va reprendre là-bas, me dit-elle, la fabrication des Physiatrons Synthétiques. Elle m'a reconnue, me donne son nom : Georgette Hourant, et son adresse et me dit qu'elle est à la disposition de quiconque cherche à aider les cancéreux en cette affaire. La foule est dense et sera longue à se dissiper après les slogans et les revendications qui en appellent à l'efficacité de la réflexion programmée.

La première réunion du groupe de travail a lieu le 10 mai 1985 dans les locaux du Ministère, dans un climat passionnel qui était prévisible étant donné les personnalités en présence.

Les représentants du C.O.D.E.M.A. sont : le Pr Pautrizel **, le Dr Tubéry, le Dr Lacaze, très au courant des problèmes évoqués et Pierre Magnant, Président de la Fédération des Groupes d'Usagers de la Santé (F.E.N.G.U.S.) qui a été élu Président du C.O.D.E.M.A.

Face à eux : un professeur de biochimie médicale, directeur de l'U.F.R. Santé, Médecine et Biologie humaine, dans l'une des Universités de Paris; un chargé de recherche à l'I.N.S.E.R.M. *** où il est membre d'une commission scientifique; un médecin cancéro-

* Auteur de *J'ai vaincu mon cancer par les méthodes naturelles*, Belfond.

** Professeur d'immunologie honoraire à la Faculté de Bordeaux. Expert à l'O.M.S. Membre de l'Académie de Médecine.

*** Institut National de la Santé et de la Recherche Médicale.

logue dans un grand hôpital parisien, membre du Conseil Scientifique de l'I.N.S.E.R.M. et de la Commission Nationale des Cancers; un Professeur de cancérologie (radiothérapie) à Besançon, membre d'une autre commission scientifique de l'I.N.S.E.R.M. Notons qu'il a patronné une équipe auteur d'un article paru dans la revue suisse « Médecine et Hygiène » *, contre les « thérapeutiques alternatives du cancer » dans lequel il est dit, parlant des médecins qui utilisent ces techniques, que leur comportement peut, « dans certains cas, être apparenté à un délire chronique ». On peut donc comprendre qu'une certaine nervosité règne lors de cette prise de contact (et s'étonner du choix de ce personnage par le Ministre, si tant est qu'on souhaite obtenir un consensus entre cancérologues officiels et tenants des thérapeutiques alternatives).

Après les manifestations de rues de janvier, l'action du Collectif pour la Défense et l'Expérimentation des Médecines Alternatives a été soutenue par le Secrétaire Général du Syndicat Force Ouvrière, M. André Bergeron, qui est intervenu directement auprès du Président de la République. Et, le 26 février 1985, celui-ci lui a fait parvenir la lettre suivante :

Document 9

Le Président de la République

Monsieur le Président **,

Vous avez appelé mon attention sur le développement des techniques médicales non conventionnelles, appelées médecines douces ou parallèles.

Il s'agit là d'une réalité sociale qu'il n'est pas possible d'ignorer. Je me suis clairement prononcé pour l'ouverture d'un débat sur l'opportunité d'élargir la formation médicale à d'autres techniques dans lesquelles les médecines naturelles peuvent prendre place. Un rapport en ce sens a été remis l'année dernière au Ministre de la Santé sur sa demande. Une attestation de compétence en

---

* Le 14 avril 1982.

** M. Bergeron est aussi Président de l'A.F.O.C. (Association F-O Consommateurs) qui compte 1 600 000 adhérents. Sa lettre au Président de la République, datée du 22 janvier 1985, attirait l'attention de celui-ci sur « l'important développement des thérapeutiques ou techniques médicales non conventionnelles parfois qualifiées de « médecines douces » ou « parallèles »; faisait remarquer que celles-ci « ne sont pas remboursées par les sytèmes de protection sociale alors que ceux qui y ont recours contribuent à leur financement au même titre que les personnes faisant appel à la médecine « officielle », et ajoutait : « Il apparaît donc nécessaire et urgent de doter la France d'un Institut qui serait chargé de 2 missions principales : évaluation des efficacités et innocuités thérapeutiques à la demande des Pouvoirs Publics, des laboratoires, des médecins et tout groupe ou individu qui désire faire prendre en compte la validité supposée d'un traitement ou d'un produit; information et documentation des consommateurs, des institutions et des groupes professionnels. »

acupuncture sera prochainement délivrée dans les Facultés de Médecine ainsi qu'une attestation de compétence en médecine manuelle.

Les Français sont attachés à la qualité de leur médecine et beaucoup d'entre eux souhaitent la voir s'ouvrir à d'autres pratiques, alternatives ou complémentaires, tout en étant assurés de leur efficacité et de leur innocuité.

C'est dans cet esprit que le Ministre des Affaires sociales et le Secrétaire d'Etat à la Santé vont mettre en place un groupe de réflexion réunissant de façon paritaire des scientifiques et des membres du collectif de défense des médecines alternatives. Le groupe sera chargé d'établir une méthodologie d'évaluation des médecines dites différentes.

Les associations seront appelées à participer à ce débat avec les organismes scientifiques. Respecter la liberté de choix des malades, en leur donnant toutes les informations, pour que leur liberté corresponde à la plus grande efficacité thérapeutique, tel est l'objectif recherché.

Je vous prie de croire, Monsieur le Président, à l'assurance de mes sentiments les meilleurs.

A vous,

François Mitterrand

Cette lettre est largement diffusée dans la presse. Elle éveille chez certains des espoirs. Mais, réalistes, des associations de malades privés des P.S. Solomidès se créent dans la région parisienne et en province afin d'organiser leur ravitaillement en produits, ce qui est plus positif — ces malades se remémorant la façon dont leurs espérances ont été déçues en 1983, à la suite de la Concertation Nationale sur le Cancer, et remarquant que seules sont mentionnées l'acupuncture et les médecines manuelles, ce qui est pour les cancéreux d'un pâle intérêt. Elles n'oublient pas que les manifestations ont eu lieu pour demander la refabrication des remèdes Solomidès et ont l'impression qu'un nouveau malentendu est en train de s'installer entre M. Mitterrand et les malades.

Sa lettre du 22 avril 1981 pouvait s'expliquer dans la logique de l'élection présidentielle — tant pis pour ceux qui ne l'avaient pas compris. Son courrier à André Bergeron est-il dans la logique des élections législatives qui se profilent à l'horizon proche de mars 1986?

C'est dans ce contexte que vont se dérouler les rencontres, au Ministère.

Le secret le plus absolu concernant les discussions qui y ont lieu a été imposé aux participants. Donc, les associations que représente le C.O.D.E.M.A. ne sont pas tenues au courant de ce qu'il s'y dit. Un questionnaire leur a été envoyé, afin qu'elles puissent exprimer leur point de vue et leurs desiderata. La F.A.P.E.S., entre autres, a fait tenir, en outre, au secrétaire (ministériel) du groupe des informations détaillées sur les principaux tests de diagnostic et de suivi des malades — test photométrique de Vernes-Augusti, photo-color hémo-test d'Heitan, cristallisations sensibles —, grâce auxquels est objectivée l'action des remèdes, parallèles ou officiels avec lesquels les malades sont traités, ainsi qu'un certain nombre de dossiers s'y référant. Mais rien ne filtre.

Depuis avril 1985, les P.S. sont conditionnés en Belgique et reviennent en France (où le produit brut est, discrètement, fabriqué) en passant la douane sans problèmes majeurs, la « tolérance » envisagée par Mme Ségolène R... dans sa lettre du 5 mars étant, semble-t-il, appliquée.

En juillet, décès de Mme Solomidès, très touchée par le développement de toute cette affaire.

Lorsque nous essayons de nous renseigner sur ce qu'il se passe au ministère de la Santé, « les conversations continuent », nous dit-on. Mais nous allons tous tout ignorer de la teneur même des sujets discutés, jusqu'au jour où paraît, le 22 janvier 1986, le « Rapport de Mission du groupe de réflexion Médecines différentes » qui sera, par la suite, publié par les soins de la Documentation Française. Le document comporte, lui-même, 37 pages accompagnées de plus de 150 pages d'annexes. Ses conclusions se bornent, en fait, à l'exposé de généralités, et établissent des recommandations concernant :

1) la création d'une instance de recours
2) des modifications législatives et règlementaires
3) les garanties et droits de l'usager
4) les problèmes de formation initiale et continue des thérapeutes.

Bref, des banalités. On y parle d'acupuncture, d'homéopathie, de phytothérapie, de thérapies manuelles, de naturopathie, toutes matières déjà enseignées à la Faculté de Médecine de Bobigny, donc pour lesquelles il était bien inutile d'aller défiler devant le ministère de la Santé. En revanche : pas question de cancer. Et, du reste, une étrangeté saute aux yeux, dès l'ouverture de ce rapport dont la couverture comporte comme titre « Evaluer les “ médecines différentes, un défi? » : il y a un manquant dans la liste des signataires, par rapport aux quatre « officiels » désignés pour y participer. Et c'est justement l'un des cancérologues. Celui que l'on sait viscéralement « contre » les médecines « différentes ». Il est précisé : « M. Simon S., ayant régulièrement participé aux travaux, a souhaité ne pas honorer le rapport de sa signature. Il en donne les raisons : « ... Ma conduite est dictée par le fait que je ne suis compétent qu'en cancérologie et qu'il ne m'est pas possible de donner un avis sur les autres médecines et thérapeutiques différentes... ». Volontairement ou non, il attire ainsi l'attention sur le fait qu'au long de toutes ces discussions les buts qui étaient initialement poursuivis ont été tournés, et les représentants des associations de cancéreux floués.

En revanche, si l'on feuillette les annexes, on trouve un rapport de ce même professeur — 10 pages —, qui a l'avantage d'être clair et de traiter la question qui nous intéresse : les méthodes expérimentales qui pourraient être appliquées aux médecines alternatives du cancer, et la façon d'y faire face. En voici la conclusion :

Document 10

En pratique :
Que faire des traitements litigieux actuellement en cours (ou à venir)?
— Une commission de base, permanente, pourrait être instituée. Elle serait formée de médecins en cours d'activité (cancérologues, internistes, biologistes) et de statisticiens (formés à l'essai thérapeutique) auxquels pourraient s'adjoindre un psychologue, un sociologue, un représentant de l'Ordre des Médecins et un membre de la Commission Nationale d'Ethique (problèmes d'éthique, confidentialité...). Les membres de cette commission doivent être reconnus par leurs pairs (Professeurs à la Faculté, ou médecins des hôpitaux en activité, membres des grands organismes de Recherche). Cette commission pourrait faire appel à tout expert et toute personne étrangère (représentant des usagers, consommateur, promoteur de traitement...). Elle pourrait examiner, à la demande du ministère de la Santé, les observations cliniques signalant un succès thérapeutique avec des traitements non prouvés.
— Dans les cas où il y aurait des preuves objectives d'efficacité, cette commission pourrait proposer un protocole thérapeutique pour confirmer ces preuves.
— Pour les autres propositions théoriques ou pratiques, cette commission pourrait demander que soit rédigé par le demandeur un dossier présentant des arguments d'efficacité (hypothèses, observations), des conseils pour les démarches ultérieures pourraient être données (contacts avec laboratoires publics ou privés, méthodologie pour la toxicologie et les essais d'efficacité), conseils pour des demandes de contrats de recherche auprès des organismes existants...).
— En ce qui concerne une expérimentation financée par le gouvernement (Laboratoire National d'essai, C.N.R.S., I.N.S.E.R.M...), celle-ci ne devrait être proposée qu'après des arguments scientifiques sérieux ou en cas de problème social, politique ou judiciaire (cf. affaire Naessens). Il n'en demeure pas moins qu'en dehors de rares exceptions près, la majorité des expérimentations thérapeutiques est réalisée avec le support financier de l'industrie pharmaceutique tout en sachant qu'il existe des structures publiques permettant des analyses expérimentales ou des essais cliniques.*

Remarquable par son côté pragmatique, ce texte où il est enfin question de cancer est loin d'être négatif. On sent, en tout cas, qu'il est le fait d'un homme de terrain.

---

* Voir page 153.

Homme d'expérience en ce qui concerne les budgets effarants que représente aujourd'hui la mise sur le marché d'un nouveau médicament? C'est moins sûr. Le professeur en question est un radiothérapeute. S'il était un découvreur de produits nouveaux, il saurait, comme nous l'avons vu dans le cas du Dr Tubéry, que là est la pierre d'achoppement sur laquelle trébuchent les chercheurs indépendants.

Justement est paru, dans le numéro d'octobre 1985 de la revue *Science et Vie Economie,* un important article qui, sous le titre : « Médicaments : une industrie sous ordonnance », éclaire le problème et met les pendules à l'heure. Nous avons vu que, en 1984, 100 millions de francs étaient nécessaires pour la mise sur le marché, en France, d'un seul médicament. En 1985, voici quels sont les prix cités, pour le marché européen, dans l'article de 10 pages, signé de Jean-Claude Chrétien, qui a été, nous dit-on, réalisé en collaboration avec le C.E.N.E.C.O. (Centre d'Entraînement à l'Economie) — preuve, sans doute, que les informations et les chiffres n'ont pas été donnés à la légère.

Document 11

Le coût de l'A.M.M.

*Le coût de l'Autorisation de Mise sur le Marché d'un nouveau médicament au niveau européen est estimé actuellement entre 210 et 270 millions * de francs. Mais si un laboratoire désire également s'attaquer au marché américain, il doit ajouter à cette somme 200 millions. Pour le marché japonais ce serait 150 millions de plus.*

En effet, les expertises à réaliser, les données à recueillir et les procédures à respecter pour obtenir l'autorisation de lancer un nouveau médicament ne sont pas les mêmes dans chaque pays. Ceci pour de multiples raisons : l'histoire du médicament n'est pas exempte de drames, comme celui de la Thalidomide dans les années 50, et il est logique que les administrations de chaque pays aient cherché à renforcer la sévérité des contrôles. Mais si la multiplication des expertises répond au souci légitime de proposer des produits plus efficaces et plus sûrs, on peut s'interroger sur l'utilité réelle de certaines études. Chaque pays a son dada, qui peut aller de la pharmacocinétique chez les vieillards à l'étude des mutations génétiques sur les salmonelles.

La frontière entre les mesures visant à protéger la santé des individus et les mesures visant à protéger l'industrie pharmaceutique locale peut devenir floue...

Que voilà des choses bien dites! Au fond, à vouloir trop protéger la santé publique, on en arrive à priver des malades de remèdes propres à leur sauver la vie. Mais qu'importe : la santé de l'industrie

---

* Donc : 21 à 27 milliards de centimes.

pharmaceutique avant tout, non? Et puisque l'on est, alors, dans une logique économique, l'on comprend ce P.-D.G. d'une des plus grosses affaires pharmaceutiques françaises qui me disait, lors d'une conférence de presse : « Vous comprendrez que, quand on a à faire face à de telles sommes, on soit très attentif à la concurrence... »

Or, la concurrence, ce sont ces produits dont la mise au point n'a rien coûté ni à l'Etat, ni à une entreprise industrielle, puisqu'ils sont le fruit de la recherche personnelle, et non celle de subventions ou de chercheurs appointés. Si l'on admet, comme il m'a été précisé au cours de cette conférence de presse, que, sur la somme globale, 40 % représentent la recherche pure, et 60 % les frais d'expertise, cela veut dire que les experts et leurs services vivent en partie du moins des dites expertises.

Croyant que, puisque ces expertises étaient réalisées en milieu hospitalier, donc « officiel », ou dans des laboratoires de l'Etat, les sommes étaient demandées par l'établissement, et revenaient donc, d'une certaine façon, à l'administration dont celui-ci dépendait, Assistance Publique ou autre, je m'en suis ouverte à l'un de mes informateurs du ministère de la Santé qui m'a détrompée.

Le prix de l'Autorisation de Mise sur le Marché demandé par le Ministère est, actuellement, de 2 500 F par produit *, m'a-t-il dit. « Les sommes que vous citez sont en réalité le résultat de budgets établis, après accord de gré à gré avec les laboratoires pharmaceutiques, par les grands patrons reconnus comme experts, et ces sommes aboutissent, en partie au moins, nous le savons, dans des poches privées — Intervenir? Aucune loi n'existe qui nous permettrait de le faire**. »

---

* C'était en 1985...

** La Commission qui délivre les A.M.M. examine la demande de chaque fabricant en se basant sur quatre expertises :

— l'expertise analytique juge la qualité des techniques de contrôle du fabricant et se prononce sur la durée de péremption (c'est-à-dire la date au-delà de laquelle le médicament ne doit plus être utilisé);

— l'expertise toxicologique doit apporter la preuve d'une tolérance suffisante chez l'animal à fortes doses et à court, moyen et long terme, ceci étant réalisé dans des laboratoires animaliers spécialisés;

— l'expertise pharmacologique décrit les effets du principe actif et son devenir dans l'organisme chez l'animal et chez l'homme;

— l'expertise clinique fondée sur les méthodes modernes d'évaluation et de contrôle doit apporter la preuve de l'efficacité du médicament et de sa bonne tolérance.

C'est bien entendu l'ensemble de ces différents tests qui représente 60 % du total des sommes indiquées.

L'autorisation de mise sur le marché, délivrée pour 5 ans, est renouvelée par période quinquennale. Elle peut être modifiée dans ses termes, suspendue ou abrégée à tout moment.

Selon ce qu'un autre habitué du système m'a dit, plus le laboratoire est important, plus la somme qui lui est demandée est forte (tout se fait au « pifomètre »).

Cet ensemble de choses finit par montrer, au moment de la rédaction des conclusions du « Rapport de Mission » du groupe de réflexion « Médecines Différentes » combien restent éloignés les points de vue en présence : ceux des représentants de la médecine « officielle » et ceux des représentants des associations. Ce pourquoi les membres du C.O.D.E.M.A. ont tenu à ce que soit incluse à ce compte rendu la lettre suivante.

Document 12

Paris, le 1er février 1986

Madame le Ministre,

Monsieur le Secrétaire d'Etat,

Dans le cadre du travail que vous avez confié au groupe de réflexion Médecines Différentes, il paraît indispensable au C.O.D.E.M.A. de préciser ses positions.

Nous apprécions hautement l'effort consenti par le gouvernement en faveur des médecines alternatives, et surtout l'esprit qui l'anime. Il nous apparaît nécessaire de préciser nos points de vue, et ceci pour deux raisons :

1) Les membres du C.O.D.E.M.A. participant au groupe de travail ont scrupuleusement respecté la règle du jeu qu'impliquait son fonctionnement, à savoir celle de la discrétion. Cette règle du silence a été transgressée par M. S..... qui a ainsi accrédité l'idée que ses positions personnelles sont celles du groupe de réflexion et qu'il y a condamnation des médecines alternatives avant de les avoir évaluées. D'autre part, les membres du C.O.D.E.M.A. ont, pour rendre possible la rédaction du rapport et sa sortie, consenti à des amputations graves de leurs positions. Notamment, ils ont accepté que dans le corps du rapport et ses annexes ne soient pas mentionnés les noms des médecines alternatives concernées par l'étude.

2) Lors des événements du début de l'année 1985, le C.O.D.E.M.A. a posé plusieurs questions aux pouvoirs publics : la mise au point d'une méthodologie d'évaluation ne contribue à la solution que d'une de ses questions.

Rappelons quel était le contexte des médecines alternatives en ce début d'année 1985 :

Il faut dire que, depuis plus de deux ans, nous assistions à des attaques incessantes contre les médecines différentes qui ont culminé avec les poursuites administratives contre les solutés de Vernes et la fermeture de l'Institut Solomidès avec saisie des médicaments, le 15 janvier 1985, privant ainsi des milliers de malades de médicaments en lesquels ils faisaient confiance.

C'est cette fermeture qui a entraîné une réaction sans précédent des usagers, puisque des milliers de malades descendaient dans la rue, tant à Paris, qu'à Lyon, Lille, Grenoble, Marseille, St-Etienne et que des milliers de pétitions étaient envoyées au ministère de la Santé et à l'Elysée.

Le C.O.D.E.M.A. a été créé dans le mouvement d'action de défense des médecines alternatives. D'une façon très responsable était mise en avant la revendication d'expérimentation, en même temps que celle de responsabilisation de l'usager.

Durant toute cette année 1985, les associations composant le C.O.D.E.M.A. et le C.O.D.E.M.A. lui-même, ont multiplié les consultations, les témoignages; une réflexion globale sur le phénomène médecine alternative a ainsi eu lieu. (Voir en annexe une synthèse stricte des 80 contributions des associations du C.O.D.E.M.A., déposées dans leur intégralité au secrétariat du groupe de travail.)

A l'occasion de la remise de ce rapport, le C.O.D.E.M.A. tient à rappeler l'ensemble des problèmes qui n'ont pas reçu de réponse à ce jour :

— œuvrer pour un consensus social en matière d'éthique : ne pas laisser aux seuls professionnels les décisions d'orientation de la recherche et des traitements;

— liberté de choix d'une thérapie par les usagers, et de prescription par les médecins;

— droit à l'information des usagers principalement ;

— arrêt des poursuites judiciaires en cours;

— report des sanctions administratives prises depuis deux ans;

— participation des usagers à l'évaluation;

— transparence des essais;

— égalité dans l'accès aux soins, remboursement des méthodes, thérapeutiques et tests alternatifs;

— réhabilitation du savoir social, traditionnel, pour la restauration et la conservation de la santé;

— participation active de l'usager au processus de connaissance (diagnostic) et de traitement de sa maladie.

....

En résumé, *le problème des médecines alternatives est incontournable, tout le monde est d'accord; plusieurs voies existent pour le résoudre. Le C.O.D.E.M.A. milite pour celle qui prend en compte le phénomène dans toutes ses dimensions, étude scientifique et historique en même temps que la participation des usagers à qui ces méthodes peuvent profiter ainsi que des praticiens et des inventeurs. Le but est l'évaluation dans la perspective d'intégrer ces méthodes aux pratiques aujourd'hui dominantes, déjà existantes dans la santé, en respectant le libre choix des usagers et des médecins.*

Il y a incontestablement une volonté du Ministre de la Solidarité et du Président de la République de débloquer une situation source de graves tensions. Les récentes initiatives l'ont montré.

Conclusion : *Les milliers de personnes qui se sont mobilisées pour leur droit à la vie, n'accepteront pas qu'il n'y ait pas de réalisations concrètes consécutives aux propositions du groupe de travail.*

C'est pourtant ce qui va se produire.

De projets en annulations

Devant cette sorte d'ultimatum, Mme Georgina Dufoix a-t-elle réalisé qu'il n'était plus possible d'atermoyer et que les cancéreux ne peuvent plus se contenter de paroles? Elle lance l'idée de créer, tout de suite, un service d'évaluation des remèdes anti-cancer parallèles, dans une clinique de Cannes, où une nouvelle unité de quelque 50 lits est actuellement disponible, la direction n'ayant pas encore reçu l'autorisation d'ouverture. Ce projet ministériel est immédiatement contesté par les responsables médicaux locaux.

Par ailleurs, les malades qui se sont groupés en plusieurs associations reçoivent régulièrement, depuis la Belgique où, d'abord conditionnés, les produits Solomidès ont été totalement fabriqués, ce dont ils ont besoin pour faire face à leurs traitements.

Mais, en février 1986, comme nous l'avons vu, une malade a commis une bévue : elle s'est présentée dans une pharmacie de Poitiers avec une prescription de P.S. Solomidès qui était destinée à l'association qui les lui fournissait. Et l'engrenage que nous avons vu déferler au sujet des remèdes du Dr Tubéry se met en marche : le 14 mars, le Pharmacien Inspecteur de la Santé du Service Régional de l'Action sanitaire et sociale fait procéder au prélèvement d'échantillons des différents Physiatrons Synthétiques entreposés au siège social de la « Fondation pour la défense des malades », et, le 26 mars 1986, la Direction Régionale des Affaires sanitaires et sociales de la Région Centre fait assigner en référé la présidente, Mme Besnard, « aux fins d'ordonner l'enlèvement des médicaments qui n'ont pas l'autorisation de mise sur le marché », arguant que Mme Besnard exerce de façon illicite « le commerce de produits pharmaceutiques » sans avoir la qualification requise en violation de l'article L. 512 du Code de la Santé Publique ».

Et voilà lancée l' « Affaire Suzanne Besnard »*.

Mais son avocat, Me Mémin, a plaidé que la demande était irrecevable, « car dirigée contre elle-même personnellement, alors que la distribution des produits incriminés est assurée par la " Fondation pour la Défense des Malades ", qui aurait dû être assignée; que ceux-ci sont distribués sans bénéfice de sorte qu'il ne peut lui être imputé qu'elle en fait commerce; qu'enfin les produits litigieux ne sont pas des médicaments, mais de simples produits chimiques qui sont importés de façon licite de Belgique et dont la distribution et

* Ne pas confondre avec l' « affaire Marie Besnard » - dite de « l'empoisonneuse de Loudun ». En 1961, Marie Besnard fut d'ailleurs acquittée.

l'utilisation ne relèvent pas de la législation spéciale à la pharmacie... » Et, lors de l'audience du 30 avril 1986 l'affaire ayant été mise en délibéré, le jugement, rendu le 14 mai, par le Tribunal de Grande Instance de Châteauroux rejette la demande de retrait des produits distribués par Mme Besnard, et condamne aux dépens du présent référé la Direction Régionale de l'Action sanitaire et sociale. Au grand étonnement du Pharmacien Inspecteur Régional... et du Conseil National de l'Ordre des Médecins, qui, sur demande du Juge d'Instruction de Châteauroux avait bien spécifié que les Physiatrons Synthétiques du Dr Solomidès provenant de Belgique étaient des produits répondant à l'article L. 511 du Code de la Santé Publique définissant ce que l'on entend par médicament, et qu'ils n'avaient pas d'A.M.M.

Y était jointe la note, datée du 15 janvier 1985, et signée de Georgina Dufoix, adressée à M. le Commissaire de la République des Hauts-de-Seine, qui avait été à la base de la fermeture de l'Institut de Sceaux.

Dans la foulée, le signataire de la lettre du Conseil de l'Ordre ajoutait que : « Dans la mesure où un médicament n'a pas reçu en France l'autorisation de mise sur le marché, il peut être reproché aux médecins français qui le prescrivent d'utiliser une thérapeutique insuffisamment éprouvée », et de citer l'article 30 du Code de Déontologie médicale qui prévoit, en effet que : « Les médecins ne peuvent proposer aux malades ou à leur entourage, comme salutaire ou sans danger, un remède ou un procédé illusoire ou insuffisamment éprouvé. Toute pratique de charlatanisme leur est interdite. »

Et voilà mis en place le décor dans lequel va désormais se dérouler le drame des cancéreux français traités par ces thérapeutiques.

Car les élections législatives ont eu lieu et ont apporté des changements politiques. Maintenant, c'est une femme, un médecin, qui est Ministre de la Santé : Mme Barzach. Et, très vite, a été annulée la tolérance douanière qui fermait les yeux sur la venue en France des produits fabriqués en Belgique. Et puis la presse s'en mêle. Dans *Le Monde**, sous le titre « Les médecins contre les charlatans », sous-titre : « L'Ordre propose une classification des supercheries médicales », il est donné un compte rendu de l'Assemblée générale de l'Ordre au cours de laquelle un recensement des « nouvelles formes de charlatanisme » a été fait, et dans la liste des dites charlataneries condamnables, je relève, entre autres : « le traitement des cancers par des extraits de plantes africaines ». Et dire que le Dr Tubéry s'est donné tant de mal pour les faire officiellement reconnaître !

* Article du 1/2 juin 1986.

Un peu plus tard, il est signalé que : « Mme Michèle Barzach, Ministre délégué chargé de la Santé et de la Famille, vient d'annuler un arrêté, signé le 13 janvier 1986 par Mme Georgina Dufoix, alors Ministre des Affaires sociales et de la Solidarité Nationale, prévoyant la création d'un établissement de santé expérimental sur les « médecines douces » à Cannes (Alpes-Maritimes). L'arrêté pris par Mme Dufoix autorisait la création de 50 lits de médecine par la Fondation de recherche sur les thérapeutiques alternatives *, et de 25 lits de chirurgie par une clinique privée, l'Institut polyclinique de Cannes (I.P.O.C.A.). Il avait fait l'objet de plusieurs recours en annulation, pour excès de pouvoir, déposés, notamment, par M. Jacques Médecin, député et maire de Nice, en sa qualité de président du conseil d'administration du Centre hospitalier régional (C.H.R.) de Nice, et quatre cliniques privées de Cannes. Au lendemain des élections, la Fédération intersyndicale des établissements d'hospitalisation privée et le Syndicat régional de l'hospitalisation privée du Sud-Est avaient également demandé au nouveau Ministre de la Santé de rapporter l'arrêté de Mme Dufoix **. »

Le parcours du combattant des P.S. en Belgique et en France

Malgré ces péripéties, dans un premier temps, les malades continuent a être approvisionnés.

Suzanne Besnard : « La Fondation pour la Défense des malades fournissait en produits Solomidès environ 700 malades, dans toute la France. Il y avait, en moyenne, une centaine de médecins prescripteurs. Les malades m'écrivaient, m'envoyant la prescription; nous faisions les expéditions. Nous avons pas mal de lettres qui prouvent les résultats bénéfiques qu'ils obtenaient avec les P.S. Du reste, si je m'en étais occupée, c'est parce que mon père, en 1963, avait eu un cancer. J'avais eu alors connaissance de ces remèdes, mais hélas beaucoup trop tard pour lui. C'est pourquoi dès la création du C.D.I.C., en 1979, j'en ai fait partie. J'étais secrétaire au plan national. Si j'ai créé cette Fondation avec quelques personnes, après la fermeture de Sceaux, en 1985, c'est pour ne pas entraîner le C.D.I.C. dans l'action de distribution que nous avions décidé d'entreprendre pour pallier le manque de produits nécessaires à la survie de grands malades que nous connaissions bien. Mais nous ne distribuiions que 8 des 11 formules solomidiennes. Et comme, à la suite de la plaidoirie de Me Mémin, lors du référé d'avril 86, la

* Créée le 12 décembre 1985 (*Journal Officiel* du 23 janvier 1986).
** Article du 20 juin 1986.

Direction Régionale des Affaires sanitaires et sociales qui demandait la saisie des produits trouvés au siège de notre association, a été déboutée, j'ai quand même pu continuer à les distribuer jusqu'à ce qu'ils soient saisis en douane — frontière fermée à partir du 12 décembre 1986 *. »

En Belgique, les choses s'étaient passées de la façon suivante. Dès le mois de mai 1980, s'était créée une « Société d'Etude des Peroxydases » (S.E.P.) pour importer et distribuer en Belgique les produits Solomidès, toujours fabriqués en France. Mais à la fermeture de Sceaux, en 1985, la société belge a demandé à un laboratoire de la région de Liège de prendre le relais, en fabriquant les produits pour le compte de la S.E.P., afin d'approvisionner les pharmaciens du Bénélux — car, chez eux, ces remèdes sont distribués en pharmacie —, et les associations qui se créaient en France. Et, le 1er avril 1986, les héritiers du Dr Solomidès ayant décidé de céder l'exploitation de la licence des produits aux gérants de la S.E.P., ceux-ci envisagent aussitôt de les faire agréer par le ministère de la Santé publique. Mais la procédure, ici aussi, s'annonce longue et coûteuse.

Plus de 100 millions de francs belges sont nécessaires pour l'étude des onze produits mis au point par Solomidès, et il est exigé que toute commercialisation soit suspendue tant que la formule de base n'est pas agréée. La question est donc remise à plus tard.

Durant sept ans, l'Inspection de la pharmacie belge a toléré la vente en pharmacie des produits Solomidès, car les lois ne sont pas les mêmes que dans notre pays. Mais tout bascule en novembre 1987. Subitement, le parquet fait saisir 270 000 ampoules de Physiatrons Synthétiques au siège de la S.E.P., à Liège, et pose les scellés. L'hebdomadaire *Le Vif/l'Express,* du 23 novembre 1990 précisera : « Les listings ordinateurs de la société coopérative attestent que 692 pharmaciens distribuent les produits Solomidès prescrits, à l'époque, par quelque 300 médecins au moins, en Belgique. Le mouvement Ecolo réagit et dénonce « le principal souci de l'industrie pharmaceutique de protéger son monopole ». Une vingtaine d'organismes sanitaires, soutenus par des médecins et des patients cancéreux, adresse alors une lettre ouverte à Wivina Demeester, secrétaire d'Etat à la Santé Publique. Et 5 425 personnes demandent une dérogation, même temporaire, pour éviter les conséquences qu'entraînerait une interruption de traitement des malades au moyen des Physiatrons. Le 17 décembre 1987, la secrétaire d'Etat promet de « réunir une assemblée d'éminents cancérologues belges et de consulter la Commission des médicaments ». Aucun médecin prescripteur ne sera jamais contacté, ni aucun patient...

---

* Entretien du 4 novembre 1989.

Que s'est-il donc passé pour qu'une attitude gouvernementale vire ainsi tout à coup à 180 degrés? Y a-t-il eu contact entre le Ministre de la Santé français et son collègue belge? Parce que C.E.E. oblige? Mystère.

Notons qu'à la suite de la fermeture de la frontière française, en décembre 1986, la présidente d'une des autres associations distributrices, la « Fondation pour la Vie » — sous titre : « Comité de Défense des Usagers de la Médecine et du Droit à la Vie » —, s'est adressée au Président de la République et à M. Philippe Seguin, Ministre des Affaires sociales et de l'Emploi en ces termes (sans recevoir de réponse).

Document 13

Fondation pour la Vie
La Présidente
Recommandé

Athis-Mons, le 22 décembre 1986
Monsieur François Mitterrand
Président de la République

Monsieur le Président,

Ainsi que vous le savez, la Fondation pour la Vie importe de Belgique, pour une très large part grâce à votre bienveillance personnelle, les Physiatrons Synthétiques élaborés par le Dr Jean Solomidès. Nous les diffusons à prix rigoureusement coûtant à nos adhérents, tous très grands malades en rémission.

Sur décision arbitraire de quelques fonctionnaires du ministère de la Santé, la frontière vient d'être fermée en date du 12 décembre 1986.

Nous vous supplions d'user de votre haute autorité pour nous permettre de continuer à nous procurer les médicaments qui maintiennent en vie nos malades.

Nous vous en remercions par avance de tout cœur et nous vous prions de bien vouloir accepter, Monsieur le Président, l'expression de nos sentiments les plus respectueux.

Copie de la lettre adressée à M. Philippe Seguin.

Document 14

Fondation pour la Vie
Lettre recommandée

Athis-Mons, le 22 décembre 1986

Monsieur Philippe Seguin
Ministre des Affaires sociales
et de l'Emploi

Monsieur le Ministre,

Nous tenons à porter à votre connaissance la décision que viennent de prendre des fonctionnaires de votre Ministère, en particulier le service de Mme Florence de Saint-Martin, Chef de Service à la Direction de la Pharmacie et du Médicament.

A la suite d'un entretien téléphonique qu'a eu un de nos Administrateurs, avec Mme Florence de Saint-Martin, le vendredi 12 décembre dernier, il est clair que celle-ci vient d'appliquer stricto sensu la réglementation concernant l'importation de médicaments et a demandé avec insistance aux services douaniers de fermer les frontières. Cette mesure est effective depuis le vendredi 12 décembre 1986. La conséquence est dramatique et inquiétante : nous ne pouvons plus importer les médicaments qui maintiennent en vie ou soulagent nos adhérents.

Nous nous permettons de rappeler très brièvement l'historique ayant conduit à la création de notre Association : celle-ci a été mise en place à la demande de très grands malades, entre autres cancéreux et sclérosés en plaques, en avril 1985, à la suite de la fermeture du laboratoire de Sceaux qui fabriquait les Physiatrons synthétiques du Dr Jean Solomidès. Le rôle de la Fondation pour la Vie est de procurer des produits à ses adhérents, et nous, Administrateurs de cette Association, avons bénéficié, depuis cette date, d'une tolérance tacite d'importation qui nous avait été accordée par les plus hauts Responsables de l'Etat. En atteste la correspondance échangée en février et mars 1985 avec Mme Ségolène R..., secrétaire de M. François Mitterrand, et l'accord conclu entre Mme Georgina Dufoix, assistée du Dr Marchal et du Pr Dangoumau** avec Mme Georgette Hourant, gérante de la société coopérative belge qui fabrique et fournit les produits que nous distribuons.*

Aux termes de ce compromis, vos services nous accordaient la liberté d'importation en échange de l'absence de toute agitation sociale et de la mise en œuvre d'un plan raisonnable d'évaluation et d'expérimentation concernant ces produits.

Nous avons tenu parole; par contre, nous regrettons beaucoup que les services concernés par votre Administration n'aient pas respecté ce compromis en prenant une décision aussi arbitraire qu'inhumaine. Comme vous le savez, nos adhérents (environ 5 000 personnes) sont tous de très grands malades en rémission grâce aux traitements que nous a légués le Dr Solomidès. Il va sans dire que l'arrêt de ces traitements signerait une condamnation à mort pour certains d'entre eux. Par ailleurs, nous nous permettons de rappeler que les prescriptions sont toujours faites par d'authentiques docteurs en médecine qui répondent aux souhaits de leurs patients, ceux-ci étant libres de se soigner selon leur désir et cette liberté restant indiscutable dans une démocratie comme celle que connaît notre pays.

Cette décision autoritaire n'est pas sans précédents : ces mêmes services de la Direction de la Pharmacie et du Médicament ont déposé plainte, il y a quelques mois, à l'encontre de Mme Suzanne Besnard, responsable de l'Association distributrice des P.S., de Châteauroux et ont, très récemment, fait pression sur les services des Douanes afin de fermer la frontière.

Devant le caractère humanitaire de la tâche que nous nous sommes assignée dans un esprit complètement désintéressé, nous avons aujourd'hui le sentiment d'être totalement déchus de notre rôle d'assistance et nous nous permettons de

---

* Chef de cabinet de Mme Georgina Dufoix.

** Directeur du service du Médicament au Ministère.

solliciter de votre bienveillance l'accord de la continuité de tolérance mise en œuvre par Mme Georgina Dufoix afin de permettre à nos malades de se soigner.

Dans l'attente et l'espoir d'une réponse favorable, nous vous prions de bien vouloir agréer, Monsieur le Ministre, l'expression de notre profond respect.

La Présidente *Le Vice-Président*

Copie à M. le Président de la République et à Mme Florence de Saint-Martin.*

A l'Assemblée Nationale : les questions écrites posées au gouvernement

Donc, pas de réponses à ces courriers. Mais les malades ne se sont pas avoués vaincus, ni les associations. Tant que les P.S. ont été fabriqués à Liège, il y a eu des passeurs bénévoles (et clandestins) pour ravitailler les plus grands malades. Et puis les médecins se sont organisés. Le fameux Citral-Uréthane, qui figurait au Vidal depuis 1952 et qui avait bel et bien son A.M.M. ayant disparu en 1984 de ce dictionnaire des spécialités (sur ordre de qui?), les médecins les plus avertis ont créé des formules à base d'uréthane, à réaliser en préparations magistrales, par les pharmaciens, car, figurez-vous que l'uréthane, que l'on a interdit pour les fabrications en ampoules est toujours autorisée pour les préparations magistrales! Grâce à Dieu, nous sommes au pays de l'incohérence.

---

* Ces courriers ont été précédés par l'envoi, le 17 décembre 1986, aux mêmes destinataires, d'un télégramme disant : « Par suite fermeture autoritaire de la frontière sur décision ministère de la Santé, 5 000 grands malades soignés par Physiatrons Solomidès en danger de mort. Vous supplions d'intervenir. Lettre suit. » Fondation pour la Vie.

Mais dès mars 1986, des lettres avaient été envoyées à ceux-ci disant notamment à Philippe Seguin, nouveau Ministre des Affaires sociales : « Durant une année, avec l'accord officieux de votre prédécesseur, nous avons importé de Belgique ces médicaments [les Solomidès] (en acquittant régulièrement une T.V.A. à 18,6 %) et, n'ayant aucun goût pour un quelconque statut de marginaux, nous avons collaboré au sein du C.O.D.E.M.A. (Collectif de Défense des Médecines Alternatives) à la définition d'un processus raisonnable d'évaluation. Il semble aujourd'hui que vos services, dès le lendemain des élections, aient rompu unilatéralement le dialogue en passant brusquement à une répression généralisée. Attaques redoublées contre la Fondation Muyard, plainte en justice contre l'Association de Mme S. Besnard..., difficultés douanières à la frontière franco-belge... Nous totalisons à ce jour 3 300 malades adhérents actifs dont environ la moitié seraient en danger de mort rapide si leur traitement venait à être interrompu... ». Le courrier envoyé au Président de la République précisait : « A 95 % nos adhérents sont de très grands malades (affections cancéreuses, sclérose en plaque, polyarthrite évolutive, etc.), la plupart d'entre eux sont condamnés sans espoir par la médecine traditionnelle. Tous les médicaments que nous mettons à leur disposition sont prescrits par d'authentiques médecins (environ 400 praticiens en France et en Europe). » (Lettre du 28 mars 1986.) Il n'y avait pas eu de réponse à ces courriers.

Mais ces préparations ne sont pas administrables en perfusion, donc ont des effets moins puissants dans les cas graves. Ce pourquoi, tant que la fabrication belge a continué, malades et associations ont harcelé députés et hauts responsables afin de faire rouvrir la frontière. Les réponses aux questions écrites de ceux-ci au ministre concerné passent au *Journal Officiel*. En voici deux exemples.

Document 15

Journal Officiel
Pharmacie (médicament)

16167 – 19 janvier 1987 – M. Gabriel Domenech rappelle à Mme le Ministre délégué auprès du Ministre des Affaires sociales et de l'Emploi, chargé de la Santé et de la Famille, que des milliers de malades, pour soigner leur cancer, sont traités par les Physiatrons Synthétiques du Dr Solomidès, depuis 1949. Or, en janvier 1985, le laboratoire de Sceaux qui fabriquait ce remède a été fermé par décision du secrétariat d'Etat à la Santé, ce qui a contraint les malades à s'approvisionner à Liège (Belgique). En outre, l'expérimentation des Physiatrons Synthétiques dans les conditions de droit commun, promise pourtant par M. François Mitterrand dans une lettre du 22 avril 1981, et qui devait avoir lieu en 1986 dans une clinique de Cannes, a été interdite la même année, on ne sait trop par qui. De plus, la frontière française vient d'être fermée, en décembre 1986, aux médicaments importés de Belgique, et les malades se trouvent désormais dans l'impossibilité de se procurer un remède qui, cependant, n'a jamais été remboursé par la Sécurité sociale. C'est pourquoi ces malades — qui se sont toujours mobilisés pour défendre le choix de leur thérapeutique et n'ont obtenu, à ce jour, aucune satisfaction — demandent, dans l'immédiat, la réouverture de la frontière française aux remèdes provenant de Belgique, en attendant la réouverture du laboratoire de Sceaux. Ils réclament, en second lieu, l'arrêt des poursuites judiciaires engagées contre les malades et bénévoles qui distribuent les Physiatrons Synthétiques. Et ils souhaitent que l'expérimentation des Physiatrons Synthétiques du Dr Solomidès ait lieu le plus rapidement possible dans les conditions de droit commun.*

L'urgence d'une réponse à ces trois questions ne saurait échapper à Mme le Ministre chargé de la Santé et de la Famille.

<u>Réponse :</u> 30 mars 1987

*Il paraît nécessaire de rappeler à l'honorable parlementaire que, depuis l'utilisation des Physiatrons Synthétiques du Dr Solomidès, à partir de 1949, ce dernier a fait l'objet de plusieurs condamnations en justice**.*

Par ailleurs, les produits médicamenteux auxquels il est fait allusion ont fait l'objet d'un dossier examiné attentivement par les services de la Direction de la

* Député des Bouches-du-Rhône.
** Au cours de sa vie, le Dr Solomidès a dû faire face à neuf procès.

pharmacie et du médicament. De l'avis unanime de tous les experts, ces substances se sont révélées dénuées de toute efficacité thérapeutique (tant vis-à-vis des cancers que d'autres pathologies graves, telle par exemple, la sclérose en plaques). De plus, le mode de fabrication des Physiatrons expose les malades qui les utilisent à une contamination par des produits parasites. Ces faits ont conduit les pouvoirs publics à fermer le laboratoire de fabrication de Sceaux, en avril 1985. Depuis cette époque, s'est organisé à partir de l'étranger un circuit d'approvisionnement et de fabrication que l'administration française a de bonnes raisons de considérer comme clandestin. En conséquence, les pouvoirs publics ont demandé au service français des douanes d'exercer une vigilance stricte concernant l'importation des Physiatrons Synthétiques. Enfin, tout récemment, les autorités du pays étranger qui abrite l'officine dans laquelle sont fabriqués les produits Solomidès ont été amenées à intervenir à l'encontre de cette officine. Cet ensemble de considérations explique l'attitude des pouvoirs publics vis-à-vis du contrôle de la fabrication de substances qui peuvent s'avérer dangereuses pour la santé publique. Le Ministre chargé de la Santé et de la Famille a également le devoir de ne pas laisser persister une illusion de guérison chez des malades qui risquent, par ailleurs, en consommant ce type de médicaments, d'abandonner d'autres thérapeutiques réellement efficaces.

Document 16

Journal Officiel
Pharmacie (médicament)

29205 – 10 août 1987 – M. Germain Gengenwin alerté par les mouvements divers de l'opinion publique concernant la fermeture de l'Institut Solomidès d'abord, et du blocage en douane des produits provenant de Belgique ensuite, attire l'attention de Mme le Ministre délégué auprès du Ministre des Affaires sociales et de l'Emploi, chargé de la Santé et de la Famille, sur un arrêt du tribunal correctionnel de Nice, puis de la cour d'appel d'Aix-en-Provence et enfin de la Cour de cassation de Paris, rendu le 19 décembre 1957 avec le verdict suivant : « Le législateur ne peut interdire le traitement médical que les médecins font sur leurs malades usant de ces produits (les remèdes n'ayant pas reçu de visa de la santé publique) sans s'opposer par-là même aux progrès de la médecine qui sont faits de la découverte continuelle de médicaments nouveaux, et vaccins et sérums curatifs »; que « lorsque l'intérêt du malade l'exige, le médecin a non seulement le droit, mais le devoir de s'écarter des usages ou règles consacrés par l'usage, pour le traitement de la maladie »; et « que la seule utilisation par le médecin, sur le malade qu'il traitait, d'un sérum non autorisé ne constituait pas un délit et était même désirable dans le plein exercice de son art ». Les Physiatrons Synthétiques du Dr Solomidès sont reconnus par trois laboratoires français et américains comme anti-cancérigènes, anti-microbiens, anti-inflammatoires,*

* Député du Bas-Rhin.

anti-vieillesse. Aussi, demande-t-il s'il peut intervenir pour faciliter la circulation et la consommation de ce médicament qui a guéri un certain nombre de malades.

Réponse. — *Les Physiatrons Synthétiques du Dr Solomidès ont fait l'objet d'un dossier examiné attentivement par mes services. De l'avis unanime de tous les experts consultés, ces substances se sont révélées dénuées de toute efficacité... etc., etc.*

Le même disque, à chaque intervention, dévide sa ritournelle. Un tel cynisme vous laisse pantois. Mais, sans doute, des ordres sont-ils donnés pour écarter les importuns et les décourager, quel qu'en soit le prix pour les malades. Mes bons amis, si vous devez en mourir, mourez. Et que vos associations vous enterrent. La loi, c'est la loi. Un point, c'est tout. Et nous n'avons pas l'intention d'en changer. Ni de nous intéresser à vous.

Faites une croix sur la France

Là-dessus, le 27 octobre 1987, à la suite d'une introduction qui m'a été donnée par des pharmaciens rencontrés au cours d'une de ces conférences de presse auxquelles me vaut d'assister ma profession de journaliste médicale à *Vogue,* j'ai l'opportunité d'aller exposer tout ceci à l'un des hauts responsables de la pharmacie française auprès de la C.E.E. en son très officiel bureau de Paris.

J'ai, en effet, assisté récemment à l'assemblée générale d'une des associations distributrices des produits Solomidès, et ai entendu le compte rendu d'activité faisant état d'une fourniture d'un million d'ampoules dans l'année*. Ma réflexion personnelle a été que, certainement, les bénévoles qui prenaient sur leur temps pour faire les expéditions nécessaires aimeraient beaucoup mieux avoir la possibilité d'indiquer, aux personnes qui leur écrivent, l'adresse d'un pharmacien, si celui-ci avait le pouvoir de leur fournir le produit en étant en règles avec la loi. Puisque ces remèdes sont distribués, à cette époque, en pharmacie, en Belgique, peut-être y a-t-il une possibilité d'agir à l'échelon européen pour que la France s'adapte aux facilités de la loi belge, plutôt que le contraire.

Le Pr Jean Keilling, Président de la S.I.R.E.S.**, a bien voulu accepter de m'accompagner : je souhaitais avoir un témoin dont les

---

* Soit plus de 4 000 ampoules par jour ouvrable pour une seule des 3 ou 4 associations françaises distributrices.

** Société Internationale de Recherches pour l'Environnement et la Santé.

titres scientifiques m'assureraient un accueil correct; je craignais, en effet, qu'une journaliste médicale, venant poser un problème jugé embarrassant, n'ait des chances d'être éconduite. Il n'en fut rien. Au contraire. Et c'est un spécialiste de la pharmacie internationale très souriant qui m'écouta exposer en détail la question des produits Solomidès, et lui demander conseil en ce qui concerne l'attitude à adopter, par les associations de malades, pour en arriver à ce que ces remèdes soient disponibles en pharmacie. Il me laissa parler sans m'interrompre.

Quand j'eus fini, très calmement, très gentiment, il me dit : « Madame, vous êtes venue me demander conseil? Eh bien, mon conseil est : faites une croix sur la France. Passez par l'étranger. » Et ce fut tout.

Le Pr Keilling, comme toujours, avait prêté la plus grande attention au dialogue. Quand nous fûmes dans la rue, il me dit son ébahissement qu'un haut responsable international ait osé, devant témoin, avoir, en aussi peu de mots, une réponse aussi franche. Et qui en disait long sur son expérience en ce qui concerne notre pays. Message reçu 5 sur 5.

Ce même jour, 27 octobre, le Président du Conseil de l'Ordre des Pharmaciens français répondait par écrit à un malade : « Je regrette que les médicaments préparés selon les normes définies par le Dr Solomidès n'aient pas fait l'objet des expérimentations conduites ainsi qu'il est de règle, et n'aient pas reçu les autorisations nécessaires à leur diffusion. Ce n'est pas, en tout état de cause, le fait de l'Ordre des Pharmaciens.

Dans la mesure où vous avez voulu me faire part de votre témoignage, je n'entends pas le conserver par devers moi. Je le transmets à l'autorité administrative compétente en matière d'autorisation de mise sur le marché, à savoir le Directeur de la Pharmacie et du Médicament au ministère de la Santé et de la Famille.

Je ne doute pas que ma réponse vous paraîtra décevante, mais je suis, soyez-en persuadé, de mon côté attristé que d'aucuns entretiennent l'espoir de malades auxquels sont offerts des médicaments n'ayant, en réalité, fourni aucune preuve de leur efficacité selon les procédures scientifiques universelles admises. »

Quelques jours après, donc, en novembre, le seul laboratoire qui fabrique alors les produits Solomidès, la S.E.P., à Liège, est fermé et mis sous scellés. Le fait est signalé dans le bulletin de février 1988 d'une des associations distributrices; il est indiqué que le Conseil de l'Ordre des Médecins qui, lors de son assemblée générale, en mai 1987, lançait une grande campagne contre les médecines dites parallèles ou différentes, depuis, précise ses menaces : « Aujourd'hui, nous constatons un assaut général contre les médecins prescripteurs, les associations, les malades : la Fondation Solidarité du Nord-Pas-de-Calais est poursuivie pour exercice illégal de la pharmacie, et Mme Besnard, Présidente de la Fondation pour les malades, à Châteauroux connaîtra son jugement le 15 février prochain. »

Nous revoici donc à Châteauroux, mais, comme nous l'avons vu, ce n'est pas le 15 février 1988 qu'est prononcé le verdict de ce 2e procès, puisque celui-ci a été mis en délibéré.

Condamnée, puis amnistiée

Le 16 mars 1988, tombe ce jugement concernant le procès qui a été enclenché par la plainte de l'Ordre des Pharmaciens pour exercice illégal de la pharmacie. Cette fois, Suzanne Besnard est condamnée à 7 000 F d'amende et à verser 1 F de dommages et intérêts à l'Ordre des Pharmaciens.

Afin de clarifier l'ensemble de cette affaire, lisons maintenant l'exposé que m'en fera, par la suite, Me Mémin.

Me Mémin* : « L'affaire Besnard s'est déroulée en trois épisodes. Pour bien comprendre le problème : schématisons.

Le 22 janvier 1986, le Dr S., de Bordeaux, prescrit, sur ordonnance à son nom, à Mme Eugénie L., de Poitiers, 1 ampoule 2 fois par jour de Physiatrons Synthétiques 70. Et il ajoute à la feuille un papillon donnant l'adresse de Mme Besnard, avec la mention : « indiquer votre adresse lors de l'envoi de cette ordonnance photocopiée ».

La malade se trompe et, au lieu de l'envoyer à Mme Besnard, elle la présente à son pharmacien. Celui-ci alerte l'Ordre des pharmaciens qui déclenche l'action auprès de la Direction Régionale des Affaires sanitaires et sociales (D.R.A.S.S.), section Inspection de la Pharmacie (10 février 1986). Le tout aboutissant :

1o) A l'envoi d'un inspecteur de la pharmacie qui se rend, le 14 mars, chez Mme Besnard, lequel prélève « 3 fois 10 ampoules » de produits et emporte un certain nombre de documents. Dans son rapport du 19 mars, il est signalé, en outre, que « Mme Besnard, sans qualification professionnelle, contrevient à l'article L. 512 du Code de Santé publique (alinéa 3) qui " réserve aux pharmaciens la vente en gros, la vente au détail et toute délivrance au public des produits destinés à l'usage de la médecine humaine " ». Elle est donc passible des peines prévues à l'article L. 517 de ce même Code, et des dispositions énoncées à l'article L. 519.

* Entretien du 5 juillet 1990.

Le 20 mars, ce rapport est transmis au directeur régional de la D.R.A.S.S. par le pharmacien-inspecteur qui souligne que les produits n'ayant pas d'A.M.M. sont donc des « remèdes secrets », et que Mme Besnard pratique l'exercice illégal de la pharmacie ». Est alors lancée une procédure de référé dans le but de faire saisir les médicaments entreposés chez celle-ci. C'est ce premier acte (dont l'audience, d'abord prévue pour le 9 avril, est renvoyée au 30 avril) qui est jugé le 14 mai 1986 — la demande de saisie étant rejetée.

J'avais plaidé qu'il appartenait à la D.R.A.S.S. d'établir que les agissements de la prévenue non seulement présentaient un caractère illégal et qu'ils étaient susceptibles de faire courir un danger aux utilisateurs des médicaments et qu'il y avait urgence à y mettre fin, ce qui n'avait pas été fait, et que, illusoires ou non, ils constituaient un ultime recours individuel, au moins d'ordre psychologique ou moral contre la maladie ou la mort, et que l'infraction commise par Mme Besnard ne constituait pas un trouble tel qu'il convint d'y mettre fin de toute urgence, sans attendre que l'affaire n'ait été jugée sur le fond.

Donc la D.R.A.S.S. a été déboutée.

2o) A la plainte de l'Ordre des Pharmaciens pour exercice illégal de la pharmacie qui, dans un premier temps, en février 1987, m'amena à remettre au Procureur de la République des conclusions faisant état de la résolution votée par le Parlement européen, le 7 mai 1986, adoptant l'amendement 40*. Celui-ci, en effet, dans le projet de résolution relatif à la « Prévention du Cancer » stipule que doit y être inséré le point suivant : « prise en compte des thérapeutiques adjuvantes et libre circulation à l'intérieur de la Communauté des techniques, thérapeutiques et produits pharmaceutiques de toute nature dont l'efficacité a été reconnue dans le cadre de la lutte anti-cancer » : il convenait donc de porter cette affaire devant la Cour de Justice européenne, ce qui fut rejeté. Et nous en arrivons à l'audience du 15 février 1988, où Me Frémaux et moi-même étions aux côtés de Mme Besnard, face à l'avocat de l'Ordre des Pharmaciens, dont le jugement fut rendu le 16 mars. Celui-ci déclarait la prévenue entièrement responsable d'exercice illégal de la pharmacie

---

* A la suite de la fermeture de l'Institut Solomidès, en 1985, la F.A.P.E.S. (Fédération des Associations pour une Ecologie de la Santé) avait fait une intervention auprès de M. Roelants du Vivier, membre (belge) de la Commission Santé Environnement du Parlement européen, alors qu'était en cours l'élaboration du rapport de Mme Squarcialupi concernant l'attitude de l'Europe dans la « Prévention du Cancer ». M. Roelants du Vivier avait bien voulu prendre en considération la note que lui avait adressée la F.A.P.E.S. à ce sujet et faire adopter l'amendement.

et la condamnait à 7 000 F d'amende, ainsi qu'à payer à l'Ordre des Pharmaciens 1 F à titre de dommages et intérêts et 2 500 F au titre de l'article 475-I du Code de procédure pénale ainsi qu'aux dépens de l'action civile.

Mais l'affaire n'était pas terminée pour autant, puisque les associations qui soutenaient Mme Besnard avaient l'intention de poursuivre l'affaire jusque devant la Cour de Justice européenne. Avant cela, il nous fallait épuiser les juridictions nationales, c'est-à-dire aller en appel — et appel fut interjeté comme il se doit dans les 10 jours —, puis, si nous perdions en appel (ce qui ne faisait pas l'ombre d'un doute), aller en Cour de cassation.

Or, afin de stopper la possibilité d'action internationale, les choses évoluèrent de la façon suivante, et ce fut le troisième épisode.

L'appel eut lieu le 15 décembre 1988. Entre-temps, M. François Mitterrand avait été, le 10 mai, réélu Président de la République et une loi d'amnistie avait été, à cette occasion, votée pour toutes les infractions non contraires à l'honneur, n'entraînant pas une amende supérieure à 5 000 F.

L'amende de 7 000 F fut donc ramenée, par la cour d'appel, à 5 000 F, ce qui entraîna, ipso facto, l'amnistie, le 12 janvier 1989 et la non possibilité de poursuivre l'action devant la Cour européenne... »

Ainsi se termine, étouffée, l' « affaire Suzanne Besnard », mais, entre-temps, s'est enclenchée l' « affaire Lagarde », et, là, nous passons à la vitesse (très) supérieure...

L' « AFFAIRE LAGARDE »

L'histoire commence, pour moi, lorsque, le 11 février 1988, en arrivant le matin à *Vogue,* Maryse, notre fidèle sourire d'accueil m'avertit qu'un message « très important » est arrivé à mon intention : je dois rappeler de toute urgence. Il s'agit d'un appel d'un docteur de Nice que je ne connais pas, lequel me fait savoir, de façon laconique, que le Dr Philippe Lagarde est, depuis hier, ainsi que son confrère le Dr Augustin Roquette, en garde à vue « à la police »; un autre médecin niçois est actuellement dans le train, en route vers Paris; il m'est demandé d'organiser pour le jour même un rendez-vous avec Me B., avocat parisien. On ne connaît pas encore les chefs d'accusation.

En apprenant cette nouvelle, suis-je étonnée? Oui. Surprise? A peine. Ce 11 février, je suis sur le point de rejoindre Châteauroux pour assister le 15 au procès de Suzanne Besnard dont j'ai suivi les épisodes préliminaires. Quand on a vu à quel point est négligé, par les autorités compétentes, l'intérêt des malades, on finit par s'attendre à tout.

L' « affaire Lagarde » a débuté le 10 février 1988, à Nice.

Je connais ce médecin de longue date, l'ayant souvent rencontré en colloques et conférences, et plusieurs fois interviewé sur sa spécialité, le cancer, pour notre revue. Ce qui m'a valu de donner son adresse à nos lectrices désirant se faire suivre ou se faire traiter selon ce que l'interview révélait de sa technique de diagnostic et des modalités de sa thérapeutique. Chaque fois, m'intéressant comme il se doit au suivi des malades, je n'ai recueilli de la part de ceux-ci que des informations positives : c'est un médecin très ouvert, me dit-on, pas sectaire du tout, qui traite selon les méthodes « classiques », mais sans négliger celles que l'on dit « adjuvantes » ou « parallèles », pouvant aider à les supporter. En plus : il est très humain, cherchant à aider en tout point le malade. Par exemple, comme il a des patients qui viennent de loin, s'il le faut, on les aide à trouver une chambre d'hôtel. Et l'étonnement reconnaissant avec lequel m'est donné ce détail en dit long sur l'indifférence habituelle. De même, son dévouement à chaque malade est bien connu. « Il aime guérir » me dit-on souvent « et, pour cela, use de tous les moyens disponibles ».

Guérir les cancéreux par tous les moyens

C'est, du reste, cette passion de guérir, cette soif de vaincre la mort, qui est à l'origine de son actuelle carrière de cancérologue.

Cet homme jeune, qui paraît encore plus jeune qu'il n'est, m'a raconté pourquoi il a été « saisi » par cette spécialité alors que rien ne l'attirait particulièrement dans le traitement de cette pathologie. En fait si, docteur en médecine, après avoir été externe des hôpitaux de Marseille, il a bien soutenu, en 1972, une thèse concernant le cancer, à l'instigation de son maître, le Pr Lachard, c'est vers la stomatologie qu'il se dirige (et passe un C.E.S., également en 1972, dans cette spécialité), pour devenir le collaborateur de son père, chirurgien-dentiste à Menton. Mais...

Dr Lagarde : « Je venais juste de passer ma thèse lorsque, le lendemain, j'apprends que ma grand-mère maternelle vient d'être transportée d'urgence à Bordeaux, à l'hôpital du Tondu. Diagnostic : cancer du pancréas. C'est l'un des plus graves. La tumeur est trop importante pour qu'on puisse tenter quoi que ce soit. Elle en a au maximum pour six mois. J'y vais. Je signe la décharge, et je ramène ma grand-mère en wagon-lit, presque mourante. Une clinique de Menton avait bien voulu accepter de l'hospitaliser pour qu'elle puisse mourir près de sa famille.

J'avais déjà perdu mon autre grand-mère, d'un cancer du sein traité par la médecine « officielle » selon les trois armes habituelles : chirurgie, radiothérapie et chimiothérapie. Malgré ces traitements, elle a fait une métastase intestinale qui a été opérée. Mais cette médecine conventionnelle s'étant révélée impuissante à maîtriser la maladie, j'aurais aimé aller plus loin pour traiter ma grand-mère. A cette époque, j'avais entendu parler d'un certain Dr Heitan, médecin allemand qui avait pris sa retraite sur la Côte-d'Azur. On m'avait dit qu'il faisait des miracles. Mais il était trop tard pour ma malade. Quand j'ai su que ma grand-mère maternelle était elle aussi atteinte d'un cancer, je n'ai pas hésité. Je suis allé le voir et la lui ai amenée.

Voici comment Philippe Lagarde relate dans le livre qu'il a lui-même consacré à son affaire judiciaire cette prise de contact*.

* In *l'Affaire Lagarde*, sous-titre « Le complot ». Editeur : l'auteur. A lire absolument.

Document 17

Henri Heitan me regardait derrière ses lorgnons, avec ses petits yeux curieux... Près de lui, sur son vieux bureau où régnait un grand désordre, un microscope Zeiss.

— « Vous êtes donc médecin, mon jeune ami? Et que puis-je pour vous?

— Je n'en sais trop rien, Monsieur. Ma grand-mère est atteinte d'un cancer de la tête du pancréas. On lui donne quelques mois à vivre. La médecine baisse les bras. Pouvez-vous faire quelque chose?

— Cancer du pancréas. Mauvais... Très mauvais. Personne, sinon Dieu, ne peut quelque chose dans un cas pareil. »

Il me scrute derrière ses lorgnons. Il voit mon désappointement.

— « Mais vous pouvez l'aider.

— Comment et en quoi?

— En soutenant son état général, sa fonction hépatique, ses défenses immunitaires. Cela ne la guérira pas, certes. Cela l'aidera physiquement et... moralement. Et, vous savez, quand on est bien moralement, il peut se passer tant de choses inattendues... »

Les « choses inattendues » se sont passées. Six mois plus tard, je pénètre à nouveau dans le même bureau. Le Dr Heitan est toujours là, tapi derrière son bureau et son microscope. Mais, cette fois-ci, je suis accompagné par ma grand-mère qui ne semble pas être malade, il faut l'avouer.

— « Ah! Voici Mme Col... Cela n'a pas l'air d'aller si mal, chère Madame!

— Je vais bien, docteur, merci. »

Il se tourne vers moi :

— « Alors, que lui avez-vous fait?

— J'ai suivi vos conseils. Oligo-éléments, vitamines, extraits de foie et sérocytols.*

— C'est tout?

— C'est tout.

— Il faut donc continuer. Je vais lui faire un petit prélèvement. »

Il se lève, prend un coton, une lame de verre, une lancette et s'approche.

— « Donnez-moi votre doigt, Madame. Cela n'est pas douloureux. Vous allez voir. »

Rapidement, il pique la pulpe de l'index de ma grand-mère puis recueille trois gouttes de sang sur la plaque de verre.

Il revient à son bureau et pose délicatement la lame à plat, devant lui.

— « Qu'allez-vous faire avec ce sang?

— Je vais le regarder au moyen de ce microscope. C'est un microscope à contraste de phase.

— Qu'allez-vous voir?

— Oh, des choses... »

En moi-même, je pensais qu'il ne pouvait pas voir grand-chose dans trois gouttes de sang passées sous un microscope, même à contraste de phase. Serait-ce un charlatan?

---

* Voir page 337.

— « Que pouvez-vous voir? »

Il me jette un regard évasif et ne répond pas. Je n'insiste pas. Au bout de quelques minutes, il se penche sur le microscope et étudie le prélèvement.

— « K 3, dit-il simplement.

— Cela veut dire?

— Que la tumeur est toujours là, qu'elle évolue et qu'il existe de gros désordres inflammatoires.

— Ainsi, en quelques minutes, vous pouvez voir cela? De toute façon, on le sait que la tumeur est toujours là et que c'est inflammatoire! »

Mon ton est agressif. Il lève les yeux et me regarde amusé. Je continue, soupçonneux :

— « Montrez-moi et expliquez-moi.

— Peut-être un jour. Mais pas aujourd'hui. »

C'est un charlatan, pensè-je.

*— « En attendant, continuez le traitement de soutien de l'état général, et ajoutez du Carzodélan forte *... Ce sont des enzymes. Et vous me tenez au courant. Au fait, portez-moi votre thèse sur les tumeurs à cellules géantes, j'aimerais la lire. »*

Le lendemain, je lui envoyais ma thèse par colis postal, sans un mot.

Je ne ramenai ma grand-mère au Dr Heitan qu'un an plus tard. Elle allait toujours bien et étonnait tout le monde. Que se passait-il donc? S'agissait-il bien d'un cancer?

Lorsqu'il nous reçut à nouveau, il était tout sourire. « J'ai relu trois fois votre thèse. Quel beau travail! » Il se tourne vers ma grand-mère : « Bon pied, bon œil, Madame, à ce que je vois! Vous avez un petit-fils qui vous a bien soignée! Allez, venez que l'on vous examine un peu. »

Il l'examina longuement ce jour-là. Puis lui reprit trois gouttes de sang.

L'œil à l'oculaire, il marmonna : « Etonnant, K 1. » Il se gratta la tête en me regardant sans me voir. « Etonnant! »

Il repousse ses lorgnons sur son nez et, tout joyeux :

— « Ça a marché! Vous voyez, avec le moral tout peut arriver parfois. »

Je souris, puis brutalement :

— « Votre test, je veux savoir le faire. »

Il sursaute et me regarde curieusement.

— « Au fond, pourquoi pas? Votre thèse me fait penser que vous êtes celui à qui je peux le confier.

— Pourquoi?

— Vous critiquez beaucoup. Vous n'hésitez pas à remettre en question les dogmes et vos propres maîtres. On ne vous l'a pas déjà dit?

— Si. Le Pr Lachard, le Dr Pathé m'ont toujours dit que je sentais parfois le soufre.

— En médecine, il ne faut rien rejeter d'emblée. Il faut tout essayer, surtout quand il s'agit du cancer. Il faut toujours et à tout moment se remettre en question! Achetez un microscope. Et venez me voir ensuite. Je vous apprendrai à voir. »

---

* Produit allemand : combinaison enzymatique pour la thérapie parentérale de tumeurs malignes et d'états inflammatoires chroniques graves.

J'achetai le microscope. Il m'apprit le test. Je travaillai avec lui jusqu'à sa mort. Il s'est éteint loin de Nice, dans une clinique de Hanovre, d'une tuberculose aiguë du vieillard, diagnostiquée trop tardivement. Il me légua son microscope, ses photos, ses écrits. Après deux années de travail, je mis en forme ses observations et j'en sortis une classification et un commencement d'explication scientifique. Mais le travail est long. Il n'est pas encore fini.

Ma grand-mère est morte d'une insuffisance cardiaque quinze années plus tard. Elle avait « enterré » au passage les deux chirurgiens qui l'avaient condamnée dans les six mois. S'agissait-il d'un cancer, diront certains?

Merveilleux témoignage! Tournant dans un destin! C'est cette rencontre et ce travail commun avec pour but le sauvetage d'une grand-mère aimée qui sont, seize ans plus tard, la cause de l'arrestation du Dr Lagarde. Voyons de quelle manière insensée se sont passées les choses.

L'épreuve de force

Pour ma part, après m'être occupée du rendez-vous demandé, avec Me B., j'ai, les 14 et 15 février, à Châteauroux, fait part de la mauvaise nouvelle de la garde à vue des médecins niçois aux associations de malades venues soutenir Suzanne Besnard à son procès. Stupeur totale. Mais nous pensons que la remise en liberté va être rapide.

Je rentre à Paris le 15 au soir. Le 16, au journal de 7 heures, France-Inter annonce que le Dr Lagarde et son associé, le Dr Roquette, ont été incarcérés à Nice sous l'inculpation d'exercice illégal de la biologie, d'escroquerie (création d'une association dont les adhésions vont de 50 F à 1 500 F), le Dr Lagarde étant accusé, en outre, d'exercice illégal de la pharmacie.

Nous apprendrons par la suite que cette sombre histoire a commencé, le 10 au matin, par une arrestation en bonne et due forme, au cabinet des deux médecins, le Dr Roquette étant emmené dans sa blouse blanche, sans avoir le temps de passer sa veste, le Dr Lagarde, en blouson de sport, car la main au collet lui a été mise au moment où il arrivait. Traités comme des bandits, on leur prend, à l'arrivée au mitard, montre, lacets, lunettes. Chacun d'eux est dans un « aquarium » différent, couchant sur un banc de pierre, sous une couverture pouilleuse.

Rien ne leur sera épargné des humiliations et des duretés qui sont infligées au prévenu, pourtant, selon la loi, présumé innocent : si les interrogatoires tombent ou se prolongent de telle manière que l'heure de la « gamelle » est passée, eh bien, vous restez à jeun. Et c'est ainsi que le Dr Lagarde restera durant ses 48 heures de garde à vue pratiquement sans boire, et sans manger.

Les interrogatoires se succèdent. Menés par le Dr Lorenzi inspecteur de la D.R.A.S.S., qui se trouve de ce fait à la fois le plaignant, le témoin et le meneur de jeu, ce qui est contraire à la loi. C'est, du reste, également lui qui, avec un représentant du Conseil de l'Ordre, a procédé aux perquisitions qui ont eu lieu au cabinet des médecins, à Nice, à celui du Dr Lagarde, à Menton, ainsi qu'à sa résidence personnelle. Ce qui est également illégal.

Le 12 février, menottes aux mains, les deux médecins sont amenés au cabinet du juge d'instruction. Pendant qu'il attend la comparution, dans le hall, le Dr Lagarde sera enchaîné à un tuyau par ses menottes.

Il faut absolument lire les deux tomes de cette incroyable aventure : le Dr Lagarde a le don de rendre vivants, sans trop les commenter, ce qui en renforce l'effet, tous les détails de ce que sont ces instants, ces jours, qui sont ainsi programmés pour briser un être. Alors qu'il n'est pas encore reconnu coupable. Et qu'il n'est peut-être pas coupable. Ce qui est le cas, ici, et sera prouvé par la suite.

Le 12 février, le Dr Lagarde est placé sous mandat de dépôt. Augustin Roquette et lui sont incarcérés à la prison de Nice. Ce dernier va être libéré très vite. Le Dr Lagarde ne le sera que le 23 mars.

Entre-temps, beaucoup de choses, inoubliables, se sont passées. Ce médecin qu'on veut abattre, et qui très vite a le sentiment que tout ceci est le résultat d'un complot, malgré les chocs successifs que lui vaut la vie carcérale, les deux refus de mise en liberté successifs, va résister, car il est soutenu par ses malades de façon magnifique.

Dès l'arrestation, la presse s'est déchaînée — contre les médecins traités d'escrocs, d'exploiteurs des malades. Alors, ces malades ont riposté en créant un « Comité de soutien aux Drs Lagarde et Roquette », qui organise, le 5 mars, une énorme manifestation (des milliers de personnes) devant la porte de la prison.

Depuis le 27 février, le frère d'une malade que l'incarcération du Dr Lagarde laisse sans soins, F. Friedli, a commencé une grève de la faim, dans sa voiture, face à l'établissement pénitentiaire.

Le 10 mars, le Comité de soutien, afin de faire cesser le refus qu'opposent, maintenant, les cliniques, sur « conseil » du Dr Lorenzi, de recevoir les malades du Dr Lagarde devant être hospitalisés, fait transmettre à l'inspecteur de la D.R.A.S.S., par huissier, cette sommation :

Document 18

X ...
Huissiers de Justice associés

SOMMATION

L'AN MIL NEUF CENT QUATRE-VINGT-HUIT ET LE DIX MARS

A LA REQUETE DE :

— Association du COMITE DE SOUTIEN AUX DOCTEURS LAGARDE ET ROQUETTE (Loi 1901) ayant son siège social 6, Moyenne Corniche - 06320 CAP D'AIL, dont le Président en exercice est M. TROUVOT Michel, domicilié au dit siège,

ELISANT DOMICILE EN MON ETUDE,

Nous, huissiers de Justice du Tribunal de Grande Instance de Nice, y demeurant, ... l'un d'eux soussigné,

DELIVRE SOMMATION A

— M. Jean Lorenzi, médecin inspecteur de la D.D.A.S.S., demeurant et domicilié à son lieu de travail au Centre Administratif Départemental, route de Grenoble à Nice, où étant et parlant à (voir Annexe)

Qu'il ne saurait disconvenir avoir déposé une plainte à l'encontre des Drs Lagarde et Roquette ayant abouti à l'incarcération des Drs Lagarde et Roquette.

Que dans cette plainte, le requis a employé des termes d'une rare violence et agressivité qui trouvent leur origine dans une inimitié dont les circonstances de temps, de lieu ou de personne font l'objet d'une enquête approfondie et donneront lieu dans le cadre des procédures appropriées à un débat public.

Que le requis continue cependant, en sa qualité de plaignant, victime, témoin et participant aux opérations de perquisitions, à persécuter la famille du Dr Lagarde.

Que cette situation est intolérable et contraire aux Lois de la République Française.

C'est pourquoi l'Association requérante prie le requis de bien vouloir cesser ses actes d'inimitié et d'abus d'autorité.

Déclarant toutefois au requis qu'il a la faculté d'exposer dès à présent toute déclaration de nature à justifier ses actes.

Qu'en outre, l'Association requérante sollicite au requis toutes explications utiles sur les pressions exercées par lui auprès de la Clinique Saint-François, telles qu'exposées dans le procès-verbal de constat en date du 3 mars 1988, joint aux présentes.

Indiquant au requis que s'il persistait dans ses actions, il en serait immédiatement tiré toutes les conséquences.*

Le 12 mars, c'est le drame : Flora Friedli meurt à l'hôpital de Cimiez où elle a été admise trois jours plus tôt dans un état désespéré.

Le 15 mars, au cours d'une conférence de presse qu'elle est venue donner à Cannes, à l'occasion de la visite d'un hôpital et d'une clinique, Mme Barzach, Ministre de la Santé, interrogée au sujet de l'affaire Lagarde-Roquette, critique sévèrement « les marchands d'espoir qui vendent à prix d'or des médicaments non autorisés pour des résultats scientifiques en point d'interrogation ». Elle ajoute : « J'ai un dossier très clair sur M. Lagarde et son acolyte. Ce sont deux médecins qui pratiquent l'exercice illégal de la biologie et de la pharmacie... Nous sommes là totalement dans le domaine de l'irrationnel et c'est grave. Il y a des hommes qui, brusquement, croient qu'ils pourraient être guéris. C'est de l'escroquerie! Cela me fait penser aux chirurgiens aux mains nues des Philippines, qui ont suscité, il y a quelques années, des espoirs inconsidérés. »

N'oublions pas que Mme Barzach est médecin, et qu'elle parle en ces termes d'un confrère. Et ceci, alors que l'instruction est en cours... Mais, comme elle le fait en tant que Ministre, les Drs Lagarde et Roquette, par la suite, ne pourront lui en demander des comptes.

S'étant adressés, en désespoir de cause à M. Mitterrand pour obtenir la libération de leur médecin, les membres du Comité de Soutien reçoivent alors, cette lettre, où nous retrouvons Mme Ségolène R...

Document 19

Présidence
de la
République

Paris, le 22 mars 1988

Le chargé de mission

Monsieur le Président,
Madame,
Le Président de la République a bien reçu votre lettre par laquelle vous exprimez votre émotion devant l'incarcération du Dr Lagarde.
Le Président de la République m'a chargée de vous dire qu'il est sensible

* Citée dans le Tome 2 de l' « Affaire Lagarde » : La Révolte des Malades. Les deux volumes actuellement publiés (un troisième est annoncé) reproduisent en fac-similé plus de 80 documents, tous du plus grand intérêt.

aux vives inquiétudes que ressentent les malades qui, quelles qu'en soient les raisons, faisaient confiance au Dr Lagarde.

Il faudrait que vos avocats agissent rapidement pour obtenir la libération du Dr Lagarde car l'inquiétude de ses malades va s'accentuant.

Le Président de la République s'est déjà exprimé sur le sujet des médecines parallèles. Il s'agit là d'une réalité sociale qu'il n'est pas possible d'ignorer. Comme vous le savez, Mme Georgina Dufoix avait créé une fondation de recherches sur les thérapeutiques alternatives qui a été supprimée par l'actuel Ministre de la Santé. Les Français sont attachés à la qualité de leur médecine et beaucoup d'entre eux souhaitent la voir s'ouvrir à d'autres pratiques, alternatives ou complémentaires tout en étant assurés de leur efficacité et de leur innocuité.

Respecter la liberté de choix des malades en leur donnant toutes les informations pour que leur liberté corresponde à la plus grande efficacité thérapeutique, tel est l'objectif recherché.

En espérant que vous trouverez un moyen permettant d'apaiser les angoisses des malades, je vous prie d'agréer, Monsieur le Président, Madame, l'expression de mes sentiments les meilleurs.

Ségolène R...

Je ne commenterai pas cette lettre dérisoire, laissant au lecteur le soin d'apprécier lui-même ce que peuvent ressentir à cette lecture de grands malades qui luttent pour leur vie, ainsi que les associations qui, pour les aider, ont besoin de décisions et non de bonnes paroles.

Mais peut-être les actions entreprises n'ont-elles pas été inutiles pour faire prendre conscience aux autorités responsables que l'irresponsabilité avait des limites, car, le 23 mars, à 17 heures, enfin, le Dr Lagarde est remis en liberté et... sans conditions. Il ne verse pas de caution, il garde son passeport, et continue à pouvoir pratiquer les tests d'Heitan sur ses malades. Grande victoire. Georgina Dufoix va en féliciter, en ces termes, le Comité de Soutien :

Document 20

Georgina Dufoix *Nîmes, 25 mars 1988*

Monsieur Domain
Président du
Comité de Soutien
au Dr Lagarde

Monsieur le Président,

Avec vous, je me réjouis de la libération du Dr Lagarde. Je souhaite qu'il n'ait pas été trop affecté par ces moments terribles et qu'il puisse retrouver au plus vite sa place auprès des malades qui ont besoin de lui.

Vous vous battez pour la liberté, je serai toujours de ce combat. Mais il sera difficile.

Vous aurez contre vous des gens de bonne foi, persuadés que vous êtes victimes d'illusions; il faudra les convaincre.

Vous aurez contre vous des gens de mauvaise foi, actionnés par de gros intérêts : ils appliqueront contre vous des procédés qu'il est important d'avoir bien repérés au préalable.

Pour ma part, sachez que ma position n'a pas changé.

Je ne suis pas contre la médecine allopathique qui a fait faire tant de progrès à la santé, mais je suis favorable à l'esprit de tolérance et d'ouverture envers ceux qui cherchent des voies nouvelles.

La tolérance et l'ouverture ne sont possibles que si nous restons très vigilants. Là comme ailleurs, les excès peuvent exister et les charlatans à combattre.

Soyeux vigoureux, soyez vigilants, mais continuez votre action, des millions d'hommes et de femmes sont avec vous.

Georgina Dufoix.

Fin mars, les élections présidentielles sont proches. François Mitterrand va être élu pour un second septenat. Notons que Georgina Dufoix, dans le nouveau gouvernement qui en est la conséquence, ne retrouvera pas son poste de Ministre des Affaires sociales et qu'à la Santé va être nommé Claude Evin tout à fait fermé aux médecines non officielles.

Pourtant, ce même jour, alors que Georgina Dufoix envoie son courrier, une grande manifestation, prévue depuis plusieurs jours, se prépare à Paris, face au ministère de la Santé. Organisée à nouveau par le Comité de Soutien, ainsi que le C.O.D.E.M.A., soutenue par de nombreuses associations, elle peut applaudir le 26 le Dr Lagarde qui, à peine libéré, a rejoint la capitale.

Mais cette libération acquise, l'« affaire » continue et, peu à peu, se mettent en place des tirs d'artillerie médiatiques.

Le passé d'un procès

Le Dr Lagarde, dans le premier tome de son ouvrage, a parlé de « complot ». Revenons en arrière. Feuilletons ce numéro de la revue *Fondamental** d'octobre 1982 dans lequel, sous le titre : « Les Médecines au pays du désespoir et la rigueur scientifique », le Pr J. et le Dr T. parlaient, en ce qui concerne trois tests sanguins, dont le micro-photo-color hémo-test d'Heitan, de « tests magiques ».

* Revue de l'A.R.C. (Association d'Aide à la Recherche sur le Cancer).

Que dit ce professeur, agrégé en cancérologie, auquel a été demandé son avis sur les techniques en question par le président de la Mutuelle Générale des Postes et Communications auquel elles ont été exposées*?

« Parlons-nous du même sang? »

« J'ai entre les mains un dossier concernant trois tests français** utilisés par les cancérologues " parallèles ". Le premier s'appelle le micro-photo-color hémo-test d'Heitan Lagarde. Il permettrait d'après le texte joint " de cerner avec une bonne précision et très rapidement le stade de la maladie ". D'après l'auteur, " il apparaît dans le sang des cancéreux des espaces teints de jaune ou jaune verdâtre. Les variations de coloration deviennent de plus en plus intenses selon la nature (?) de l'affection pour finir par une teinte verdâtre. Ces variations colorées sont à rapprocher des variations des éléments figurés du sang (?)... Ce test permet l'approche (?) du stade de la maladie mais il est également un facteur de pronostic. Il présente aussi un moyen de contrôle de l'évolution de la maladie et de l'action des traitements ".

« Moi qui suis cancérologue, je rêve depuis toujours d'un test aussi merveilleux. Je suis hématologue. Je vois souvent du sang de malades. Ces espaces parfois jaunes ou verdâtres m'ont échappé. Il y a des photos jointes à l'article. Parlons-nous du même sang? Il y a une référence de publication d'un auteur du test Lagarde. Son titre : " Cancers, lumière sur les thérapeutiques rejetées ".

« Pourquoi ne pas faire de publications plus vérifiables par tous? Pourquoi un texte publicitaire annonçant que le test peut tout faire mais donnant pour toute explication des photos de globules rouges agglutinés et plus ou moins détruits? ». Est alors proposée une expérimentation à Villejuif.

Et l'éminent cancérologue ajoute : « Qu'on me pardonne un ton ironique : je sens derrière tout cela la part du rêve... »

Le « droit de réponse » qu'exige aussitôt le Dr Lagarde paraîtra dans le numéro de *Fondamental* d'octobre 1983.

Après avoir cité une dizaine de références concernant des publications scientifiques relatives aux recherches sur les cellules néoplasiques du sang, le médecin de Menton conclut :

« M. J. et moi regardons bien le même sang, mais peut-être pas de la même façon. Quant à l'expérimentation, c'est notre plus grand désir. Mais nous désirons une expérimentation faite avec une rigueur

---

* Par la Fédération des Associations pour une Ecologie de la Santé (F.A.P.E.S.).

** Micro-photo-color hémotest d'Heitan; cancérométrie de Vernes-Augusti, cristallisations sensibles. Voir page 247.

scientifique irréprochable et avec toutes les garanties de justice, c'est-à-dire en double-aveugle avec tirage au sort en comparaison avec des examens comparables (A.C.E., alpha-foeto protéines...)* sous contrôle d'un statisticien sur 2 groupes de malades, l'un fourni par M. J., l'autre par nous et tout ceci effectué devant huissier. »

Jamais le Pr J. n'a donné suite à cette proposition. La chose en est restée là. La lettre exigeant le droit de réponse était adressée au président de l'A.R.C., M. Crozemarie.

Quand un cher confrère parle d'un cher confrère...

Science et Vie. Numéro de Mai 1988. Rubrique « Médecine ». Auteur : Dr Jean-Michel Bader. Titre : *Salade Niçoise à l'Interleukine.* Chapeau de l'article : « Deux marchands d'espoir, utilisant le renom d'une substance encore à l'essai dans des laboratoires de recherche, promettaient un cocktail de leur façon à des cancéreux désespérés. L'administration de la santé se tait, et le juge d'instruction se sent bien seul pour touiller la sauce amère à l'Interleukine des Drs Lagarde et Roquette. » Couverture : « Cancer : l'escroquerie à l'Interleukine. » Et l'article commence ainsi :

Document 20

Tout a peut-être commencé à cause de Science et Vie... *Dans notre nº 822 de mars 86, nous titrions en effet « Interleukine contre cancer : espoir et prudence » suite à l'utilisation retentissante de cette substance naturelle par le Dr Rosenberg, à l'Institut américain de recherches contre le cancer de Bethesda, dans le Maryland. Celui-ci avait traité 25 patients atteints de mélanomes, cancers avancés de la peau. C'était la première fois que l'on pouvait « armer » les cellules du système de défense immunitaire d'un malade contre celles de ses cellules qui étaient devenues cancéreuses. Après la cruelle déception de l'Interféron, l'Interleukine apparaissait comme la première molécule « immunomodulatrice » ayant une activité en cancérologie. Mais nous disions dans notre article que le traitement était " lourd " et coûteux, que l'Interleukine avait des effets secondaires épouvantables, incontrôlables en dehors de l'hôpital. Nous ajoutions enfin que c'était dans le seul cadre d'essais rigoureux, sous la protection déontologique d'un comité d'éthique et dans une unité de soins intensifs que l'on pourrait oser utiliser cette molécule, sur des malades choisis selon un strict protocole.*

Tout le monde comprend bien entendu, aujourd'hui, que des malades condamnés par la médecine sérieuse mais impuissante, ne veuillent pas attendre une heure de plus qu'un médicament achève de se mettre au point, si

---

* Tests employés en cancérologie « classique ».

on leur dit qu'on en obtient déjà quelques résultats favorables. Car, pour eux, attendre c'est mourir. C'est ce qu'ont trop bien compris sans doute deux médecins niçois aujourd'hui inculpés d'escroquerie.

Au fil des pages, les affirmations gratuites se mêlent aux propos diffamatoires. Le test d'Heitan? Jugement sans appel (p. 21) : « Selon les anatomo-pathologistes et les spécialistes de la coagulation que nous avons consultés, une analyse et un jugement sont impossibles à opérer visuellement avec ou sans microscope... On ne peut donc rien tirer d'une analyse visuelle (directe ou agrandie) d'une goutte de sang, qui puisse renseigner sur un éventuel état cancéreux. » Page 23, sous l'étiquette « Généalogie des Charlatans » la photo du Dr Lagarde est entourée de celle du Dr Solomidès, et de celle de Gaston Naessens (dont nous parlerons plus loin), avec ce commentaire : « Gaston Naessens a inventé le “ virus ” du cancer et le 714 X, pseudo-médicament pour en guérir. Jean Solomidès, découvreur des Physiatrons Synthétiques, faux « anticancéreux », est mort, mais Philippe Lagarde se présente comme son successeur. Le médecin niçois est aussi un émule de Naessens, leurs tests sur le cancer se basant tous les deux sur des interprétations fantaisistes des variations colorées d'échantillons de sang. »

Page 24, le « tandem niçois » qui prescrit, en traitements d'appoint, des oligo-éléments et des extraits cellulaires (vitamines delta A, E et B15) d'origine naturelle, est accusé d'utiliser ainsi de la « poudre de perlimpinpin ». Page 25, on les traite de « compères », et lorsque les livres du Dr Lagarde sont cités, c'est pour en dire que ceux-ci sont « un habile mélange de vérités médicales habilement détournées, de démonstrations illusoires et d'affirmations invérifiables ». Et tout est à l'avenant...

Bien sûr, le Dr Lagarde attaque, alors, en diffamation, *Science et Vie* et l'auteur de cette charge, le Dr Bader, qu'il fait citer devant le Tribunal correctionnel de Paris, le 22 juin 1988.

Le procès a lieu le 23 janvier 1989; le médecin de Menton est assisté de Me Christian Frémaux. Le jugement, rendu le 20 février 1989 condamne les accusés pour diffamation publique. Le 22 février, *Science et Vie* et le Dr Bader font appel du jugement, mais, le 16 novembre, celui-ci est confirmé par la XIe Chambre des appels correctionnels de Paris, qui stipule que les écrits en question sont incontestablement diffamatoires puisque tout cet article est fait pour présenter les Drs Lagarde et Roquette « comme de purs imposteurs incompétents et vénaux, des charlatans et des escrocs » à partir d'une série de faits précis et détaillés relativement au pseudo-diagnostic du cancer qu'ils étaient censés pratiquer et à un prétendu traitement à l'Interleukine qui le guérirait.

Par ailleurs, est également jugée diffamatoire la précipitation avec laquelle l'auteur de l'article fait d'un inculpé d'escroquerie, un escroc; d'un médecin qui, malgré ses torts, était non seulement stomatologue mais titulaire d'un diplôme universitaire de cancérologie, utilisant également les thérapeutiques classiques, un incapable, un charlatan, « assimilé aux autres charlatans avérés photographiés au milieu de l'article ».

Et la diffamation publique avec complicité de diffamation est donc confirmée, *Science et Vie* et le Dr Jean-Michel Bader étant solidairement condamnés à payer au Dr Lagarde la somme de 30 000 F à titre de dommages et intérêts.

Voici donc une affaire réglée. Mais, entre-temps, une autre a fait surface.

En effet, dans son numéro de mai 1989, le mensuel *Ça m'intéresse* consacre cinq pages à l'Interleukine sous le titre (couverture) : « Une voie nouvelle pour lutter contre les tumeurs malignes : L'Immunité, arme choc contre le cancer ». Le signataire est, cette fois, le Dr Jean-François Lacronique. En fin de texte, et alors qu'il a consacré jusque-là son article à l'explication de ce qu'est l'Interleukine et ses techniques d'application, il a jugé bon d'ajouter :

Document 21

Comme toutes les révolutions, l'immunothérapie des cancers attire aussi des profiteurs. Avant même que l'Interleukine 2 ne soit disponible en France, deux médecins de Nice proposaient un « traitement miracle » avec une mystérieuse Interleukine 2 importée d'Amérique. Les pouvoirs publics ont mis une fin brutale à cette activité illégale.

Mais la crédulité des personnes qui souffrent est immense : une manifestation de sympathie fut organisée en janvier 1987 par les parents et amis des malades traités. Comme quoi, en matière de cancer, l'irrationnel peut toujours prendre le pas sur le sérieux. Entre un médecin qui avoue ne plus pouvoir faire grand-chose et un autre qui ose offrir le miracle, les malades choisiront toujours ce dernier. Et souvent, à n'importe quel prix! Cela n'est pas grave si le " miracle " annoncé ne fait pas courir de risques. Mais des malades qui auraient pu bénéficier de chances de guérison sont parfois dirigés vers des circuits parallèles, au risque d'y perdre la vie.*

Le parcours du combattant de Philippe Lagarde continue. Plainte est à nouveau déposée pour diffamation puisque, bien que non cité nommément, les précisions concernant les « deux médecins niçois » sont, comme le plaidera Me Frémaux, suffisamment claires. Argument que retiendra le tribunal, lequel rend, le 30 novembre 1989, un

---

* Il s'agit en réalité de la manifestation du 26 mars 1988.

jugement condamnant *Ça m'intéresse* et le Dr Lacronique à verser solidairement 20 000 F de dommages et intérêts au plaignant. Jugement confirmé en appel, le 12 juillet 1990, mais réduisant la peine à 10 000 F.

Et nous en arrivons à 1991, où, les 12 et 13 mars a lieu, à Nice, le procès des docteurs Lagarde et Roquette, le Conseil National de l'Ordre des Pharmaciens et le Conseil Départemental de l'Ordre des Médecins des Alpes-Maritimes s'étant portés partie civile, à la suite de l'accusation lancée contre eux par le Médecin Inspecteur départemental de la santé, en 1988, laquelle a entraîné leur incarcération.

Un procès de printemps

Grand soleil sur Nice. Sur la route, tous les mimosas sont en fleurs. Le bâtiment XVIIIe du tribunal occupe tout un côté de la petite place très couleur locale, avec son marchand de journaux et son café-restaurant, son calme et son sourire, qui vont accueillir les témoins venus de la Côte, de Paris et d'ailleurs.

La salle du deuxième étage où doit avoir lieu l'audience est trop petite pour contenir le public qui se presse, de bonne heure, à l'entrée. Une fois de plus, je suis au banc de la presse, avec mes confrères niçois et parisiens.

Le procès a été programmé pour les 12 et 13 mars 1991. Nous voici donc au premier jour. A 9 h 15 : entrée du Président du tribunal et de ses deux assesseurs, lesquels, comme le procureur et le greffier, sont des femmes. Il prévient tout de suite qu'à la moindre manifestation, il fera évacuer la salle, et fait allusion aux télégrammes de soutien aux deux médecins qui ont été envoyés au juge d'instruction par certains patients soucieux de les aider, ce qu'il trouve inadmissible.

A 9 h 30, sont appelés Philippe Lagarde et Augustin Roquette, puis les témoins. Le Pr Jasmin s'est excusé, le Pr Israël aussi, ainsi que M. Crozemarie, directeur de la revue *Fondamental*. Mais sont là le Pr Schraub, le Dr Namer, le Pr Burtin, tous cités comme experts au titre du ministère public.

La défense en a fait venir une trentaine, confrères avec lesquels ont travaillé les accusés, qui viennent dire en quelle estime ils les tiennent, et malades, qui tiennent à signaler les bons résultats obtenus dans leur cas par les techniques et thérapeutiques employées par les deux médecins.

Tous les témoins sont priés de sortir de la salle, à 9 h 40. Commence alors l'interrogatoire des accusés.

De quoi sont-ils accusés? D' « exercice illégal de la pharmacie, escroqueries, fraudes pour fausse déclaration et exercice illégal de la biologie. » A leurs côtés, leurs avocats respectifs : Mes Ciccolini, Baudoux et Frémaux, pour le Dr Lagarde, Me Rizzo, pour le Dr Roquette.

Notes d'audience

Dès les interrogatoires d'identité terminés, au cours desquels les deux médecins ont exposé le cursus de leurs études et les conséquences qu'ont eues pour eux, leurs malades, et leur carrière médicale, leur incarcération de 1988 (si le Dr Lagarde a pu reprendre ses consultations, le Dr Roquette n'a plus pu travailler dans sa spécialité depuis), Me Ciccolini monte au créneau en annonçant d'emblée qu'il plaidera la nullité des accusations, en faisant valoir que le juge d'instruction avait, en raison de la lettre accusatrice de l'inspecteur de la D.D.A.S.S., l'obligation d'interroger le Dr Lagarde en tant qu'inculpé, alors qu'il ne l'a été qu'en tant que témoin, ce qui l'a privé du droit d'être assisté, lors de ces interrogatoires, d'un avocat, — ceci constituant une violation du droit de la défense.

Il est donc demandé une annulation des procès-verbaux d'interrogatoires, de perquisitions, d'expertises et de pièces de procédure.

Me Baudoux précise que, s'il est établi qu'il y a eu malveillance, celle-ci n'est pas le fait des services de police, puisque les interrogatoires n'ont pas été menés par ceux-ci mais, de bout en bout, par le Dr Lorenzi, de la D.D.A.S.S., alors que la plainte du 18 janvier 1988 était le fait de ce même médecin qui s'est arrogé le droit d'interroger lui-même, tant le 4 février aux côtés du juge d'instruction, que le 5 février, lors de la commission rogatoire, le Dr Lagarde — ce qui fait que lui, Dr Lorenzi, était à la fois plaignant, témoin et accusateur. Fait incompatible avec le droit.

Me Rizzo, lui, attaque le pouvoir politique, rappelant qu'un Ministre de la Santé en exercice, Mme Barzach, a pris publiquement parti contre les médecins en disant posséder un dossier sur l'affaire, alors que tant que les prévenus ne sont pas jugés, il y a présomption d'innocence.

Le Président reprend alors son interrogatoire de Philippe Lagarde et d'Augustin Roquette sur le fond.

Discussion concernant le test d'Heitan, sa valeur scientifique et le bien fondé du choix des experts désignés par « Madame le Juge ». L'un de ceux-ci est le Dr Burtin, qui fait partie de l'A.R.C., alors qu'il était connu du juge d'instruction que le Dr Lagarde avait été en opposition avec M. Crozemarie qui en est le Président. Donc :

présomption de partialité de la part des experts. Mais l'interrogatoire continue dans un chassé-croisé entre le Président, l'expert, les médecins, leurs avocats.

En cette matinée du 12 mars, il est essentiellement question du test d'Heitan. Question majeure : le Dr Lagarde avait-il le droit de pratiquer des tests « biologiques »?

Dr Burtin : « Pour exercer la biologie, il faut un certain nombre de diplômes. »

Le Président : « Fallait-il un diplôme au Dr Lagarde pour se servir du test d'Heitan? »

Dr Burtin : « Pour " regarder ", je pense que c'est permis à tout le monde. Mais pour " exploiter " ce test, il lui fallait un diplôme. »

Or, le médecin n'a pas ce diplôme. Alors, autre question : le test d'Heitan est-il un test biologique?

Dr Lagarde : « Non. C'est un examen anatomo-pathologique, puisqu'il s'agit du sang, qui est un " tissu ", liquide certes, mais un tissu. »

Et d'expliquer la différence entre un examen biologique qui « quantifie quelque chose » alors que l'examen anatomo-pathologique est subjectif. Il reconnaît, du reste, les limites de celui-ci, lors d'un premier examen, mais rappelle qu'il se servait, également, de tous les autres procédés classiques. Il évoque une expertise faite à la Salpétrière... sur 20 cas.

Le Président lit alors une lettre du Dr Debat — des très officiels laboratoires Debat —, lequel reconnaît que cette expertise s'est bien déroulée comme l'a indiqué le médecin de Menton, avec 50 % de résultats. Réalisée en double-aveugle, comme il se doit, elle a porté sur des malades plus que septuagénaires, qui avaient été opérés...

Il est également question d'une autre expertise du même ordre, mais plus ancienne, effectuée de février 78 à décembre 80, sur 102 cas, dans le service du Pr Gilly, à l'Hôpital de Menton, qui n'avait comporté que 7 erreurs de diagnostic. La comparaison des résultats avec ceux des A.C.E. (tests dits « antigènes carcino-embryonnaires) très classiquement prescrits était donc très nettement en faveur de l'hémo-test d'Heitan.

Mais le Dr Burtin — directeur de Recherche de première classe au C.N.R.S. dirigeant de laboratoire qui étudie les problèmes de certains tests anti-cancers et est appelé à juger d'autres tests nouveaux — ne se satisfait pas de tels résultats.

Le Président : « Aviez-vous déjà entendu parler du test d'Heitan auparavant? »

Dr Burtin : « Je ne crois pas... Mon impression générale est qu'on voit des troubles de la coagulation qui peuvent provenir de nombreuses causes. Je n'ai jamais rencontré le Dr Lagarde, ni assisté à la réalisation d'un test d'Heitan. J'ai travaillé sur un rapport du Dr Lagarde et sur des documents. Dans le classement des images sanguines de K0 à K4, le seuil n'est pas clair : les K0 à K3 pourraient être associés à d'autres maladies que le cancer. J'ai regardé le tableau des résultats de l'étude statistique, qui n'est pas correct : échantillonnage trop limité — 102 cas sont cités, 84 cancéreux ont été reconnus et 18 non cancéreux identifiés, ce qui est trop peu, ce qui ne permet aucune étude statistique. Et il y a trois faux-positifs : qui étaient des cirrhoses, ce qui veut dire que le diagnostic est imprécis* ... En fait, le rapport du Dr Lagarde comprend deux parties : dans la première, il expose la technique, qui me semble peu vraisemblable; dans la deuxième, il donne des résultats qui sont incontrôlables. »

Me Frémaux : « Puis-je demander à l'expert s'il a les qualifications nécessaires pour juger si le Dr Lagarde peut exercer en tant que cancérologue? »

Dr Burtin : « Je ne soigne pas les malades. Je n'en vois pas. Mais en tant que dirigeant de laboratoire, j'ai tous les diplômes requis... En l'état actuel des résultats figurant dans le rapport du Dr Lagarde, ceux-ci ne permettent pas d'étayer ses conclusions. Maintenant, ces tests peuvent avoir des suites intéressantes dans l'avenir... Je dois dire que je n'y crois pas. »

Lorsque l'un des avocats rappelle que le Dr Lagarde utilise également les tests photométriques du Dr Vernes, réponse de l'expert :

Dr Burtin : « Je ne connais pas ces tests qui sont complètement dépassés : personne ne les emploie plus à l'heure actuelle*... »

Un des avocats niçois : « Avant d'employer le terme d'escroquerie, ne faudrait-il pas procéder au test en double-aveugle demandé? »

Dr Burtin : « Dans le tableau, sur 102 cas, il est dit que les K2, K3 permettent de porter un jugement de cancer. Sur le plan intellectuel, ceci n'est pas vrai... »

Autre avocat : « Est-ce que M. l'expert serait d'accord pour participer à une sorte de groupe qui serait chargé de juger le test d'Heitan? »

Dr Burtin : « Si celui-ci est soumis à une équipe internationale, avec des échantillons et les techniques nécessaires. Mais je dois dire que ça aurait du être fait avant. »

L'un des avocats fait allusion à la polémique qui s'est développée dans la revue *Fondamental* (éditée par l'A.R.C.) entre le Pr Jasmin et le Dr Lagarde, et de la proposition d'expertise en double-aveugle

---

* Voir page 255.

que celui-ci avait faite au Pr Jasmin, auquel ce dernier n'a jamais répondu... M. l'expert a-t-il été au courant?

Dr Burtin : « Non. Mais je ne vois pas pourquoi cette expertise ne serait pas faite à Nice. Etant donné les emplois du temps du Pr Jasmin, il n'aurait pas le temps... »

Et voilà. Ainsi se termine cette première matinée. L'audience reprend à 14 h 30. Je rencontre, devant la porte, des représentants d'associations qui, venus par avion, n'ont pu pénétrer — le vol avait du retard —, et sont très frustrés de ne rien avoir entendu des débats : la salle était pleine, ils n'ont pas été autorisés à rester debout derrière les assis.

Et ça repart, déjeuner avalé à la hâte, avec le témoignage du Dr Namer, cancérologue du Centre Lacassagne, de Nice.

Le Président : « On ne vous a pas confié d'expertise? »

Dr Namer : « Non. »

Le Président : « Qu'avez-vous à dire sur cette affaire? »

Dr Namer : « On m'a montré deux choses : d'un côté le test d'Heitan, test biologique, et des ordonnances de chimiothérapie. Je n'ai jamais eu de données suffisantes permettant d'apprécier le test. Je ne peux le considérer comme fiable, puisque, en conscience, je n'ai rien qui me permette d'en avoir la conviction... Le test cancérométrique de Vernes? Je n'en ai jamais entendu parler. Ce test n'a pas encore prouvé son efficacité. Nous essayons d'utiliser des tests qui ont permis de réaliser de grandes études. On préfère des tests fiables. Ceux que vous citez, à mes yeux, ne sont pas fiables. Du reste, je suis plus spécialement spécialiste des marqueurs tumoraux*. »

Le Président : « Est-ce qu'on vous a expliqué en quoi consistent les tests en question? »

Dr Namer : « Non. »

Le Président : « Avez-vous déjà rencontré le Dr Lagarde? »

Dr Namer : « Non. Jamais. Le Dr Lagarde et moi avons peu de malades en commun. Pour qu'un test soit réel, il faut qu'il soit prouvé. Si, tout à coup, on a un point tout à fait nouveau, il peut se faire que ce soit quelque chose de déjà connu sur lequel on a fait une découverte supplémentaire. Mais je n'ai pas l'impression que ce test est basé sur quelque chose de déjà connu. Il est difficile de prouver quelque chose en partant de quelque chose qui n'a pas de bases scientifiques avérées. Je n'ai pas trouvé dans la méthodologie qu'on m'a donnée les preuves qui me fassent penser que cela était scientifique. Tout test qui n'a pas plusieurs centaines d'individus pour

---

* Tests spécifiques de certains organes : sein, prostate, etc., alors que le test d'Heitan est un test global de terrain, comme le test de Vernes-Augusti.

lesquels il a été utilisé ne peut pas être considéré comme valable... Je regrette que le Dr Lagarde ait choisi de publier dans des revues qui n'ont absolument pas un caractère scientifique... »

Dr Lagarde : « Mais j'ai toujours été prêt à faire l'expérimentation qu'on me demande. Je suis prêt à tout donner... »

Le Président : « On va arrêter là. »

Il a bien raison, on tourne en rond. Il se passe strictement la même histoire avec la déposition du Pr Simon Schraub.

Pr Schraub : « Je n'ai rien pu lire dans les revues scientifiques de communication qui concerne les tests du Dr Lagarde. A mon sens, c'est un test qui n'a pas de valeur scientifique qu'il s'agisse du dépistage ou du suivi du malade. Je ne peux donner aucun avis sur la valeur des produits qu'employait le Dr Lagarde car je n'en connais pas la composition au point de vue scientifique. Je n'ai jamais rencontré d'éléments prouvant une quelconque efficacité de ces produits dans un quelconque journal scientifique. Le test d'Heitan paraît peu reproductible et ne paraît pas devoir être intéressant pour faire l'objet d'une étude scientifique... »

Le Pr Schraub parle alors des travaux du Dr Villequez* et des « artefacts » qu'il avait vus dans le sang et ajoute : « Ce n'est pas la peine de faire une étude, quand on *sait* qu'il s'agit d'une erreur de manipulation. »

Et tout continue sur ce ton... On a vraiment l'impression d'avancer en plein brouillard. Enfin, on en vient à parler de cette fameuse Interleukine 2, au sujet de laquelle, pour avoir des renseignements sur son emploi et ce que l'on pouvait en attendre, le Dr Lagarde était allé voir, aux Etats-Unis, son initiateur, le Pr Rosenberg. Il raconte sa rencontre, à Bethesda, avec celui-ci et, alors qu'il était en conversation avec lui, dans son bureau, l'appel téléphonique venu de France, et qui s'avérera avoir pour auteur le Dr Jean-Michel Bader, appel téléphonique à la suite duquel le Pr Rosenberg refusera de répondre aux questions de son visiteur et interrompra la visite.

Enfin... enfin..., avec le Dr Pierre Solignac : un témoignage favorable au médecin de Menton. Il dit l'estime qu'il a pour lui, auquel il envoie depuis 12 ans des malades.

Dr Solignac : « J'ai été frappé par l'humanité de Philippe Lagarde; l'angoisse que développe cette maladie est terrible. Plus ça va, plus

---

* Le Dr Ernest Villequez, élève, à l'Institut Pasteur, du Pr Amédée Borrel — lequel défendait, depuis 1907, la thèse de l'origine infectieuse du cancer —, a orienté ses recherches sur ce qu'il appellera plus tard « le parasitisme latent du sang des cancéreux », qui l'ont amené à constater l'apparition, dans le sang de ces malades, de formes bactériennes précises « très originales dans leur aspect et dont j'ai vérifié », dit-il, « qu'elles n'étaient pas des souillures accidentelles ». In *Le cancer de l'homme, étude interdite,* Delta éditions.

on voit que, dans l'intérêt des malades, il faut quitter une médecine de savoir, il faut se réunir pour travailler à guérir nos malades, afin que ceux-ci comprennent qu'ils ont à se prendre en charge pour aider à sortir de la maladie. Il faut sortir des ghettos de la médecine. Et je vous demande, au nom des malades, de juger avec indulgence Philippe Lagarde que je respecte profondément. »

La salle applaudit. Le Président interrompt l'audience et fait évacuer la salle. Il est 17 heures. A 17 h 15, elle reprend. Le Président rappelle, ce faisant, que « nous ne sommes pas, ici, au spectacle, et qu'il ne doit pas y avoir de claque ». La déposition du Dr Solignac se poursuit.

Dr Solignac : « A la Salpétrière, je travaillais avec le Pr Jacquillat, éminent cancérologue... Il n'y a pas de tests globaux qui soient absolus. Quant aux thérapeutiques, nous faisons de la chimiothérapie, de l'immunothérapie, de la psychothérapie. Pour suivre mes malades, je fais faire le test d'Heitan. Nous nous heurtons à une maladie difficile, mais qui progresse beaucoup et, quand nous réunissons un maximum de thérapeutiques prouvées favorables, nous améliorons beaucoup nos malades. C'est pourquoi il faut utiliser toutes les méthodes, les associer. Si nous aimons nos malades, il faut les faire bénéficier de tout. »

Sur cet appel se termine la déposition. Enfin, il a été question, pour la première fois, de l'intérêt des malades!

Revient alors l'avocat de l'Ordre des médecins, qui a quitté la salle durant le témoignage du Dr Solignac. Et c'est l'émouvant dialogue entre le Président du Tribunal et le médecin-directeur de la clinique Ipoca, où le Dr Lagarde envoyait ses malades, avant son incarcération. Pourquoi émouvant, ce tête-à-tête? Voici.

A chacune des arrivées sur l'estrade d'où il dirige les débats, le Président a gagné son siège en fauteuil roulant. Et nous voyons ce nouveau témoin s'approcher de la barre, lui aussi en fauteuil roulant. Ce sont des hommes d'à peu près le même âge, sans doute de la même qualité de formation et de sentiments qui leur fait relativiser les grands mots et les grandes phrases. Lorsque, après avoir dit qu'il considérait le Dr Lagarde comme un confrère « d'excellente qualité », que les malades étaient « parfaitement satisfaits de ses soins » et affirmé qu'il s'en tenait, en fait de thérapeutiques, au Code de déontologie médicale qui laisse toute liberté à un médecin pour traiter au mieux son malade, le directeur d'Ipoca répondra, au Président du Tribunal qui lui pose alors la question de savoir s'il ne sentait pas sa responsabilité engagée vis-à-vis des thérapeutiques utilisées dans sa clinique, cette phrase poignante : « Qu'est-ce qu'une thérapeutique? Quand on reste sur les gradins, on peut dire ce qu'on veut. Mais quand on descend dans l'arène, on a une toute autre attitude. Moi qui suis paralysé, j'ai une vue différente des choses... Quand on est gravement malade, on est prêt à faire presque n'importe quoi, pourvu que ça marche... »

Le ronron des questions-réponses continue : experts, avocats, prévenus, témoins, Président, quand, à 18 heures, tout à coup, interruption d'audience, et irruption, dans la salle, de six détenus enchaînés par des menottes...

Est-ce que je rêve? Ai-je une hallucination? Non. Il s'agit de jeunes qui viennent d'être arrêtés et passent en « comparution immédiate ». Le premier a volé des alcools au Casino des Jeux; le second, récidiviste, a dérobé un téléviseur portable dans un grand magasin; le troisième, né à Tunis, arrêté à Marseille, n'avait pas de papiers sur lui; le quatrième a porté un coup de couteau au tenancier d'un bar; le cinquième, déjà condamné, est ici pour outrage public à magistrat en cours d'audience; le sixième n'a pas de papiers d'identité et vend de la drogue. Interrogatoires terminés, ils sont avertis qu'ils seront jugés le 13 avril. Exit la chaîne de jeunes menottés. Et l'audience repart. Il est 18 h 30.

Déposition du pharmacien-biologiste directeur du laboratoire qui a préparé les lymphocytes activés à l'Interleukine (provenant des laboratoires Sigma-Chimie). Mais ce n'était ni à la demande du Dr Lagarde, ni à celle du Dr Roquette. Il s'était mis au courant de cette technique à Paris, auprès du Dr Lefesvre — lequel étudie cette méthode depuis des années —, avec lequel les prévenus avaient projeté de collaborer. Ce témoin indique qu'il s'était informé afin de savoir s'il y avait une loi précise en ce qui concerne cette technique d'activation des lymphocytes d'un malade : on lui avait répondu qu'il y avait « un vide juridique » à ce sujet.

Ensuite, un spécialiste parisien du cancer du sein vient témoigner de la rigueur dans l'accomplissement du travail fait en commun avec le Dr Lagarde, constatée chez celui-ci, qu'il connaît depuis sept ans. Puis un nouveau pharmacien, à la barre, nous explique que le Ripason, ce produit qui a valu au médecin de Menton d'être accusé d'exercice illégal de la pharmacie, avait été autorisé en France, dans le passé, et n'avait disparu du marché que parce que le laboratoire producteur l'avait spontanément retiré, n'en ayant pas une vente suffisante dans l'hexagone. Mais il garde son A.M.M. et son numéro d'autorisation.

En fait, nous apprendrons que si l'on a trouvé, au cours de la perquisition, au cabinet médical, des boîtes de Ripason, c'est parce que, d'une part, c'est le seul extrait de foie exempt de vitamine B12 (celle-ci est cancérigène) dont le Dr Lagarde a pu apprécier l'efficacité, alors que le produit était régulièrement en vente, en France; et que, d'autre part, par la suite, afin de pouvoir permettre à ses malades de commencer immédiatement leur traitement, sans attendre que leur arrive la commande qu'ils allaient faire en Suisse, il avait soin, justement, d'avoir toujours à leur disparition, sur place, une petite réserve.

Enfin, dernier témoignage du jour, une collègue du Dr Lorenzi, de la D.D.A.S.S. vient dire qu'elle avait été avertie que des malades, en clinique, arrivaient avec les produits qu'on devait ajouter à leurs perfusions, et précise qu'un médicament, même muni de toutes les autorisations officielles, ne peut être utilisé dans une clinique, en France, s'il vient de l'extérieur. Seuls sont permis ceux provenant de la pharmacie de l'établissement.

Et c'est ainsi que, ouf!, se termine cette première journée. Il est 19 h 30.

Le deuxième round

Le 13 mars, changement de décor : le procès continue dans une autre salle. Mais même entrée du Président du tribunal, en fauteuil roulant, même manque de place pour le public. Appel de 16 témoins, que l'on fait, ensuite, sortir. Une vive altercation a lieu entre Me Rizzo et le Président. Et la séance commence. L'on remet ça sur les expertises du test d'Heitan. Est-ce un test « biologique »? et dans ce cas, il y a exercice illégal de la biologie; ou est-ce un test anatomo-pathologique? et dans ce cas, la faute n'existe pas. Il faut donc une expertise complémentaire organisée en toute objectivité demandent les avocats niçois.

Mais la pièce maîtresse de cette matinée va être la déposition du Dr Lorenzi, l'inspecteur de la D.D.A.S.S., dont la lettre au Procureur de la République est à l'origine de toute l'affaire. Littéralement mitraillé de questions par les avocats, celles-ci lui venant de gauche, de droite, de derrière lui, ce qui fait qu'il tourne la tête en un virevoltage continu et se fait rappeler par le Président que c'est face à lui qu'il doit faire ses réponses, le témoin peu à peu dévide les étapes de la mise en place de la toile d'araignée qui, depuis des années, a été tissée pour prendre au piège Philippe Lagarde.

Notes d'audience

Le Dr Lorenzi explique que c'est essentiellement lui, en effet, qui, dès l'origine, a retenu l'attention de l'Inspection de la Santé, à la suite de plusieurs demandes de l'Ordre des Médecins.

Une première intervention au cabinet du médecin de Menton a eu lieu, fin 82, début 83, en présence d'un membre du Conseil de l'Ordre, pour vérifier ses conditions d'exercice. « Il est apparu que celui-ci avait été prévenu de cette visite. » Rien d'anormal n'a été constaté.

En 83/84, le Conseil de l'Ordre des Alpes-Maritimes a transmis à l'Inspection des indications concernant le test d'Heitan. Par la suite, un médecin de Grenoble et l'Inspection départementale des Deux-Sèvres ont signalé la pratique de ces tests par le Dr Lagarde — et le fait que ceux-ci n'étaient faisables que « par un seul laboratoire, à Menton ». Le témoin a donc signalé le fait à l'autorité nationale, c'est-à-dire à la Direction générale des laboratoires au Ministère. Réponse du directeur : « Ce test ne faisant pas partie " à mon sens " de tests scientifiques, prière de transmettre le dossier (1984). »

Devant le silence qui s'ensuit, l'Inspection départementale relance sept ou huit fois le Ministère. Celui-ci finit par répondre, en 1987, que l'Académie de Médecine, qui a été consultée, a confirmé que le test n'était pas scientifique. Et a considéré que celui-ci constituait, par définition, un examen biologique. Le Dr Lagarde n'étant pas biologiste et n'ayant pas de laboratoire de biologie, le fait qu'il s'en serve constituait donc « administrativement » un exercice illégal de la biologie.

A la même époque, est signalé à la D.D.A.S.S. le fait qu'une dame qui est allée consulter le Dr Lagarde a dû acheter un médicament à administrer par voie injectable. Ce produit vient de Suisse et doit être réglé en liquide : c'est le Ripason, qui est à l'origine de la plainte en exercice illégal de la pharmacie.

« Ce médicament ne présentait pas de caractéristiques particulières par rapport à d'autres médicaments français » nous dit le témoin. (J'ai noté, moi, en marge de mes notes : alors qu'hier on a expliqué que le choix du Dr Lagarde s'était porté sur cet extrait de foie parce qu'il ne contenait pas de vitamine B12 (laquelle est cancérigène) tandis que les extraits de foie français dont il avait connaissance en contenaient.)

La suite de l'information a révélé que, là où ils étaient hospitalisés, les malades étaient ainsi traités par des produits « différents », parallèlement à la chimiothérapie. D'où enquête dans la clinique en question, contrôle des dossiers médicaux et administratifs et constat de certaines anomalies : on s'y sert de produits qu'il ne connaît pas! Il s'agit de ceux dénommés Alphacomplex, Bétacomplex, créés par le Dr Lagarde et employés comme compléments alimentaires. Analysés par la direction de la pharmacie au Ministère, la réponse est qu'au moins l'un de ceux-ci peut être d'emblée considéré comme un médicament, car administré par voie intramusculaire.

Le Dr Lorenzi a, alors, pris contact avec la pharmacienne de la clinique : étant donné que le Code de la santé prévoit que l'ensemble des produits utilisés dans un établissement d'hospitalisation doit être détenu et délivré par la pharmacie de l'établissement (article 177) ces produits en faisaient-ils partie? Non. Ce qui conforte, contre le Dr Lagarde, l'exercice illégal de la pharmacie.

L'exercice illégal de la biologie et l'exercice illégal de la pharmacie étant ainsi réglés, on passe au troisième point : l'escroquerie.

Le témoin précise que la mère d'une jeune fille de 17 ans, non suivie par le Dr Lagarde et qui n'était pas au courant de sa maladie a été « relancée » à son domicile par une lettre émanant de l'association Cancer-Espoir, créée par les Drs Lagarde et Roquette, proposant de faire bénéficier d'un traitement à l'Interleukine 2 ceux qui seront les adhérents. Ce produit n'étant pas en vente, l'inspecteur de la D.D.A.S.S. enquête. « L'association n'était pas déclarée » dit le témoin (« Faux », ai-je écrit en marge, « elle l'est »*) « par conséquent, l'affirmation que les sommes versées par les donateurs pouvaient être déduites des impôts, comme cela était porté sur la feuille d'adhésion, était inexacte ».

Une discussion triangulaire s'ensuit entre le Président, les avocats niçois et le témoin concernant l'intérêt d'utilisation des médicaments que le Dr Lagarde prescrivait :

Me Baudoux : « Savez-vous pourquoi le Ripason a été supprimé en France? »

Dr Lorenzi : « L'action de ce produit n'a pas été démontrée **. Il est encore en vente en Suisse et correspond au traitement de l'anémie pernicieuse, pour cela, il ne contient pas de vitamine B12. Il y a des listes de produits autorisés : elles sont révisées tous les cinq ans. Cela paraît au *Journal Officiel.* Il peut arriver qu'un malade soit suivi à l'étranger si le produit n'existe pas en France... »

Me Baudoux : « La lettre de " Cancer-Espoir " parlait d'Interleukine...? »

Dr Lorenzi : « A l'époque, c'était un produit de laboratoire. Actuellement, il n'est utilisé que pour le cancer du rein métastasé et en milieu hospitalier. »

Le Président : « Est-ce que l'Interleukine comporte plus de dangers que la chimiothérapie? »

---

* L'association Cancer-Espoir a été déclarée à la préfecture de Nice, le 17 décembre 1987, déclaration parue au *Journal Officiel.* Elle avait été créée pour aider les malades dont les budgets insuffisants ne leur auraient pas permis d'être traités ainsi. Les cotisations allaient de 50 F à 1 000 F).

** Le Ripason avait obtenu son A.M.M., en France.

Dr Lorenzi : « Je pense que oui. »

Le Président : « Pouvez-vous citer des établissements qui pratiquent l'Interleukine? »

Dr Lorenzi : « La clinique du Méridien... le Centre Lacassagne... service du Pr Namer... »

Le Président : « A l'époque des faits, pouvait-on se procurer de l'Interleukine? »

Dr Lorenzi : « Non. Non pour la médecine, oui pour les laboratoires. »

Me Baudoux : « Alors, où est l'escroquerie? »

Dr Lorenzi : « A l'époque, je ne connaissais rien à l'Interleukine. Et je n'ai jamais parlé d'escroquerie. Mais j'ai été étonné que l'on puisse parler dans le tract de l'association d'un produit qui était en expérimentation. C'est pourquoi je l'ai signalé à M. le Procureur de la République. »

Suit alors une explication administrative de la nécessité d'avoir une unité de soins intensifs, pour pouvoir administrer les thérapeutiques de pointe, comme l'Interleukine, et l'obligation, pour la clinique qui désire en créer un, d'obtenir une autorisation officielle.

Dr Lorenzi : « Cette autorisation dépend pour les uns du Ministère, pour les autres de la Sécurité sociale régionale. C'est au Directeur de la clinique de faire le nécessaire. »

Me Rizzo : « Avez-vous des compétences particulières en cancérologie? »

Dr Lorenzi : « Non. »

Me Rizzo : « Pensez-vous avoir des compétences vous permettant de dire que le Dr Lagarde peut être taxé de charlatanisme? ». (Le Président lit, alors, le passage d'une déclaration disant : « des tests qui ont été considérés comme du charlatanisme... ».)

Dr Lorenzi : « J'ai repris les termes du Directeur du service national des laboratoires. En 1987, Les Drs Lagarde et Roquette ont été suspendus pour “ pratique du Bol d'air Jacquier ”*, jugée également comme une pratique charlatanesque par le Conseil de l'Ordre. »

Me Rizzo : « Qui est compétent pour dire qu'il s'agit de charlatanisme? Comme il n'y a pas eu de condamnation disciplinaire, ne pensez-vous pas que vous avez anticipé, en parlant de charlatanisme? »

Dr Lorenzi : « J'ai reproduit des termes qui m'étaient fournis. A aucun moment, le Ministère ne s'est porté partie civile. J'ai signalé des faits. »

---

* Thérapeutique à base d'inhalations d'air chargé d'ozone.

Me Rizzo : « Mais vous avez posé vous-même certaines questions? »

Dr Lorenzi : « La loi de 1905 sur les fraudes permet, pour protéger les consommateurs, de poser ces questions. »

Discussion sur les traces de vitamine B12 dans différents extraits hépatiques, puis on en vient à la question de l'impossibilité pour les malades de se faire soigner en clinique, après l'arrestation des Drs Lagarde et Roquette.

Me Rizzo : « Avez-vous donné des instructions pour que les malades ne soient pas reçus à la clinique St-François? »

Dr Lorenzi : « Jamais. J'ai seulement prévenu la clinique que le Dr Roquette serait absent quelques heures et qu'il convenait de faire suivre les malades qui se présenteraient par le médecin traitant de la clinique respectant les mesures réglementaires. »

Me Rizzo : « Mme Barzach a dit que les Drs Lagarde et Roquette étaient des escrocs et qu'elle avait un dossier... »

Le Président : « Le connaissez-vous? »

Dr Lorenzi : « Absolument pas. »

Me Ciccolini : « ... *(inaudible)* ».

Dr Lorenzi : « Conformément à la loi, j'ai saisi le parquet de mes observations et le Conseil de l'Ordre des Médecins. »

Me Ciccolini : « Avez-vous eu des renseignements sur les résultats obtenus avec l'Alphacomplex et le Bétacomplex? »

Dr Lorenzi : « Non. »

Dr Lagarde : « Vous avez pratiqué tous les interrogatoires, et les policiers n'ont fait que taper à la machine. »

Dr Lorenzi : « Non. J'ajoutais des questions à celles des policiers. »

Arrêt des questions/réponses. Il est midi juste. L'audience est suspendue. Elle va reprendre à 14 h 30.

Le témoignage des malades

14 h 45 : le Tribunal entre. Après le passage éclair d'un prévenu en « comparution immédiate », nous revoici dans les questions, mais, cette fois, après le rapide témoignage d'un médecin, autrefois associé au Dr Roquette qui, tout en signalant qu'il est un cancérologue classique, et déclarant que « tout existe actuellement pour déceler un cancer et qu'il n'y a aucune raison de chercher autre chose », reconnaît qu'il n'a pas constaté de malaises spécifiques chez les patients qui prenaient du Ripason. Nous sommes enfin devant ceux dont il a été bien peu question, jusqu'ici : les malades.

Premier témoin : Paulette M. Historique de la maladie. Cancer du sein. Ablation en 1986. Traitements médicaux classiques. Récidive et deuxième intervention. Re-traitements médicaux officiels qui déterminent des allergies. Apparition de nodules. Au Centre Lacassagne, chimiothérapie avec un produit encore en expérimentation. Pendant des mois. N'a pas eu les résultats escomptés. A décidé d'arrêter. A entendu parler alors du Dr Lagarde. La mère de Paulette M. avait été traitée pendant 12 ans par le Dr Heitan. C'est en voyant ce nom associé à celui du Dr Lagarde qu'elle a eu l'idée d'aller voir ce dernier. Comme elle avait été soignée pendant neuf mois, à Lacassagne, par ce médicament nouveau (on lui avait fait, alors, signer une décharge acceptant ce traitement qui n'avait pas encore d'A.M.M.) sans résultats probants, elle a pris rendez-vous avec le médecin de Menton et s'en trouve bien.

Deuxième témoin : André G., directeur des P.T.T. en retraite. Il expose le cas de sa femme. Cancer du sein gauche en 1981 : mammectomie. Rechute en 1983. Intervention au sein droit. Métastases osseuses. Radiothérapie. A St-Etienne, au cours de ses séances de rayons, on lui a parlé du Dr Lagarde. La première rencontre a eu lieu en 1985. Ils ont tout de suite été enchantés par le contact humain du médecin : « Il répondait à toutes les questions. » Traitement personnalisé, en plus du Nolvadex et de la radiothérapie. En 1986 : nouvelle rechute. A St-Etienne : pronostic très sombre. On le prévient qu'elle en a pour six mois. A Nice : traitement de chimiothérapie à la clinique Ipoca. Avec les produits qu'ajoute le Dr Lagarde, elle le supporte bien. Mais il faut faire une prothèse de la hanche, à St-Etienne. Et elle reprend une vie presque normale jusqu'à son décès, en 1989. Elle a donc survécu 3 ans, au lieu des 6 mois envisagés. Et dans de bonnes conditions. « Je n'ai pas compris que l'on ait laissé Flora Friedli quinze jours sans être soignée. Elle est morte et nous pensons que cela devrait être sanctionné un jour. L'angoisse, c'est quelque chose de très grave dans le cancer, car il y a un effondrement des défenses immunitaires. Et la maladie se développe encore plus vite. Ceux qui ont empêché les malades de se soigner ont une grande responsabilité. »

Troisième témoin : Robert G., journaliste professionnel, qui arrive sur des béquilles. En février 1986, ablation d'une tumeur cancéreuse à la vessie, au Centre Lacassagne. Radiothérapie. Chimio classique. Puis traité par les Drs Lagarde et Roquette. Le 11 février 1988, se présente au service hôpital de jour de la clinique St-François. Des ordres formels ont été reçus de ne pas faire les traitements prescrits par ces médecins. Ayant demandé à ce qu'on lui termine le protocole de cinq jours qui était commencé, on le lui a refusé. Aucune autre clinique n'a accepté de le recevoir. Il a alors participé à la constitution d'un groupe de malades et contacté des relations politiques et autres. Personne n'a rien pu faire. Se sont alors rendus à la D.D.A.S.S. où ils ont été écoutés : « La directrice a dit qu'elle ferait, dès le lundi, une démarche pressante pour que nous soyons reçus et traités. Nous nous sommes représentés le lundi à St-François : on nous a refermé la porte au nez. » Le malade s'est alors adressé ailleurs, on lui a terminé sa chimio, en lui disant qu'il avait été très bien soigné... Les malades trouvaient auprès des deux médecins une chaleur humaine jamais trouvée ailleurs. « Voyant le désarroi des malades, j'ai été le co-fondateur de Cancer-Espoir et en ai été le premier secrétaire général. »

Quatrième témoin : Raymond D. Atteint d'hémorroïdes saignant beaucoup, avec fistule anale, passe en salle d'opération, en 1982, et là, découverte d'une tumeur au rectum. Rendez-vous au Centre anticancéreux de Val Doré. Prescription : 18 séances de radiothérapie et amputation du rectum. Refuse d'être amputé, et s'en va (sa sœur est morte cinq ans plus tôt d'un cancer). Se rend alors à la Luka's Klinik, en Suisse, où on lui donne l'adresse du Dr Lagarde. Il a lu « La cure de raisin » de Johanna Brandt* qu'il a faite, ainsi que deux cures d'instinctothérapie**, a lu le livre du Dr Lagarde concernant le test d'Heitan et ceux de Vernes, et, le 28 janvier 1983, s'est rendu avec un ami chez le Dr Lagarde. Celui-ci propose l'intervention chirurgicale avec traitement de soutien avant, pendant et après l'opération, ce qu'il accepte, à condition de n'être pas amputé du rectum. Hospitalisé, le 7 mars, à l'Hôpital Montfleuri où le Dr Lagarde venait le voir chaque jour, entre 19 et 22 heures, il est opéré : on lui fait une dérivation provisoire, suivie d'une radiothérapie contrôlée, du 7 mars au 30 avril, réalisée par le Dr Roquette, après quoi son transit intestinal sera établi en son état normal. « J'étais rentré sur une civière, je suis reparti une valise à la main. » L'incarcération des Drs Lagarde et Roquette l'a bouleversé. « Nous avons vu ce déferlement de médisances, cette façon de les traîner dans la boue. Nous avions la mission d'aider les malades à se soigner, c'est pourquoi nous avons fondé le " Comité de soutien aux Drs Lagarde et Roquette " qui a été à l'origine des manifestations. » Reconnaît que l'on a, peut-être, commis certaines erreurs, mais demande qu'on les comprenne.

---

* Editions Dunant (Genève).

** Régime diététique dans lequel les aliments sont consommés crus et sans assaisonnement et choisis par le consommateur selon son instinct.

Cinquième témoin : Robert H., proviseur de lycée. Sa femme est soignée pour un cancer du sein, depuis quatre ans, et lui-même, également cancéreux, par les Drs Lagarde et Roquette. Dans son cas, il y avait eu deux erreurs de diagnostic au Centre anti-cancéreux de Tours. Il avait un cancer à évolution rapide, et avait perdu 18 kg. « J'étais très faible. C'est comme ça qu'on a été amenés à les rencontrer. Nous avons eu des chimio classiques plus des adjuvants. Tout s'est très bien passé. J'ai été guéri en un an, en évitant une greffe de la moelle épinière. Il y a deux ans de cela. J'ai eu des contrôles à Tours où on a pu constater la guérison sur échographie et scanners. » Quant à sa femme, elle avait lu le livre du Dr Lagarde et avait eu son adresse par l'éditeur. Elle a eu une chimiothérapie traditionnelle, une simple tumorectomie* avec rayons et tout s'est bien passé. « Aujourd'hui, nous avons tous les deux retrouvé la joie de vivre et la santé. Nous savions qu'à aucun moment nous n'avions eu affaire à des escrocs et des charlatans. On voyait chez eux des malades qui arrivaient sur une civière, et ensuite, ils venaient en marchant normalement. Des gens qui étaient perdus étaient prolongés six ou sept ans. Ma femme et moi ne nous sommes jamais arrêtés de travailler. Ces médecins font tout pour que les malades ne souffrent pas et se sentent bien. »

Sixième témoin : Marie-José S., responsable en communication dans une grande entreprise. En mars 1981, se découvrant des grosseurs au sein, se rend au Centre René Huguenin, à St-Cloud, où elle est opérée de ces adéno-fibromes qu'on lui dit ne pas être cancéreux. Fin 1981, revient à ce Centre, pour contrôle : découverte d'une grosseur qui, cette fois, est cancéreuse. Ablation du sein. Radiothérapie, mal supportée. On lui refuse de l'arrêter. A demandé à consulter d'autres spécialistes : on lui dit qu'elle est une malade difficile. De mois en mois, sa situation ne fait qu'empirer. Son généraliste lui donne l'adresse du Dr Lagarde. Il lui propose une chimio qu'elle a refusée. Il lui prescrit alors un traitement de terrain, mais il insiste fortement pour qu'elle accepte cette chimio, ce à quoi elle se résout, durant six mois, avec des traitements d'appoint. Depuis, tout va bien. Cela fait neuf ans qu'elle est suivie par le test d'Heitan, qu'à sa demande il fait systématiquement deux fois par an et qu'elle voit « de ses yeux » sur les plaques (ils ne lui sont généralement pas facturés). Tout au long de ces années, a fait attention à son alimentation et à son mode de vie. Très choquée par

---

* Technique chirurgicale qui, quand le cas le permet, vise à conserver le sein en n'enlevant que la tumeur, de façon localisée.

Mme Barzach qui a détruit son moral par ses déclarations, dit avoir toujours trouvé une grande écoute auprès du Dr Lagarde. « Je pouvais téléphoner à n'importe quelle heure du jour ou de la nuit. Je lui dois la vie aujourd'hui. »

Septième témoin : François F., pilote. C'est le frère de Flora Friedli. Il raconte : « Tout a commencé en 1984, lorsque ma sœur a eu un cancer du poumon, traité au Centre anti-cancéreux Léon Bérard, à Lyon. Il s'agit d'une tumeur située à 2 cm du cœur. En 1985, on me convoque pour me dire que tout est fini : il n'y a plus d'espoir. J'ai pensé, alors, au Dr Lagarde, vu que personne ne voulait plus s'occuper d'elle. Nous sommes descendus, donc, ma sœur et moi voir le Dr Lagarde. Il a ordonné une chimiothérapie douce, sur 24 heures, en goutte à goutte, à la clinique Ipoca, à Cannes, où elle a été hospitalisée. En six mois, elle a eu cinq ou six chimio. Tout s'est résorbé et s'est réduit à une petite tache. Il y a eu un courrier entre le Dr Lagarde et le médecin de Lyon qui l'avait suivie. Celui-ci était très étonné des bons résultats obtenus. Tout allait bien. Malheureusement, en 1988, il y a eu une récidive au foie. On retourne voir le Dr Lagarde et rendez-vous est pris à la clinique Ipoca pour le 22 février. Lorsque nous nous présentons le 19 février pour confirmer celui-ci, on nous dit qu'il n'y a plus de chambres. Tout est complet. On demande le Dr F. On nous dit qu'on a reçu des ordres. Nous saurons plus tard qu'ils viennent du Dr Lorenzi. Ainsi, tout se ferme. Nous savions que le Dr Lagarde était en prison... Alors, j'ai fait une grève de la faim pour le faire sortir, car je ne voyais pas d'autre issue, pour que ma sœur puisse à nouveau être soignée, car elle était toujours sans traitement, alors que ce même traitement lui avait déjà réussi. Le Dr F. ne lui a rien fait, pendant trois semaines. Jusqu'à sa mort. Alors, je voudrais poser une question : comment un individu comme M. Lorenzi peut-il avoir un tel pouvoir? »

Réponse du Président du tribunal : « Vous n'avez pas le droit de juger un fonctionnaire. »

Les explications du journaliste de *Science et Vie*

Jean-Michel Bader est médecin, mais il n'exerce pas : il est journaliste médical à la revue *Science et Vie.* Et nous avons vu comment lui et son journal ont perdu le procès que leur a intenté le Dr Lagarde, assisté de Me Frémaux, en 1989. C'est au sujet du même article incriminé alors, paru en mai 1988, qu'il est interrogé aujourd'hui au Palais de Justice de Nice.

Il explique que son enquête a été lancée à partir d'une dépêche de l'A.F.P.* parue dans *Le Monde.* Il a centré celle-ci sur la question : « Comment les Drs Lagarde et Roquette auraient-ils pu se procurer de l'Interleukine, alors qu'ils ne faisaient pas partie du panel officiel auquel était réservée la possibilité de faire des essais à partir de ce produit (cinq Centres officiels ayant été désignés)? »

Le Président : « Vous titrez le " vrai faux test du Dr Lagarde ", test bidon, etc... »

Dr Bader : « J'ai utilisé les déclarations faites par le Dr S. et M. Charles P. »

Le Président : « Vous faites un parallèle avec l'affaire Naessens...? »

Dr Bader : « Les hématologistes savent bien qu'il y a des artefacts** qui font des différences de teintes sur les lames de verre. »

Le Président : « Vous citez pas mal de médecins consultés avant de faire votre article. Vous vous êtes également procuré des documents, notamment de l'administration de la Santé. Comment vous êtes-vous procuré ces documents? »

Dr Bader : « Monsieur le Président, avec tout le respect que j'ai pour la justice, je ne peux répondre. »

Le Président : « Vous citez tous les charlatans de la médecine : Naessens, Solomidès, Lagarde étant dans la continuité de ces charlatans. »

Dr Bader : « C'est le respect du lecteur qui est la première chose qui compte. La première chose que nous faisons, c'est une bibliographie sur le sujet. J'ai mené l'enquête en interviewant les protagonistes et en recoupant les informations, il se dégage alors un paysage global. »

Le Président : « Votre article a un aspect spectaculaire... »

Dr Bader : « Mais c'est un privilège du journaliste de dire des choses que d'autres ne peuvent pas dire. »

Le Président : « Vous ne pensez pas que vous avez à vous soucier de l'impact de votre article sur vos lecteurs? »

Dr Bader : « Je n'ai pas à tenir compte, selon moi, de l'impact de ce que je dis, auprès de mes lecteurs. »

Me Ciccolini : « D'où vient la lettre de M. Lorenzi au Procureur de la République qui figure dans votre dossier? »

Dr Bader : « .... »

Me Ciccolini au Président : « Prière de noter cela, pour que nous puissions déposer une nouvelle plainte contre M. Bader et autres pour violation du secret de l'instruction. »

---

* Agence France Presse.

** Phénomène d'origine accidentelle rencontré au cours d'une observation.

Le Dr Bader, lorsque le Président en vient à l'interroger sur sa commmunication téléphonique avec le Pr Rosenberg, à Bethesda*, répond que c'est le Dr Roquette qui lui avait appris que le Dr Lagarde avait l'intention d'aller visiter les laboratoires du cancérologue américain. Il a donc téléphoné à Rosenberg pour lui parler de la personnalité du Dr Lagarde.

Me Ciccolini : « Pensez-vous qu'il entre dans vos activités de mettre en garde le Pr Rosenberg contre le Dr Lagarde? »

Dr Bader : « C'est lui qui m'a demandé de lui donner des renseignements : j'ai obtempéré. »

Le Président : « Avez-vous essayé de joindre le Dr Lagarde? »

Dr Bader : « Nous avons des " dead lines "**, et je n'ai pas réussi à joindre le DrLagarde en temps voulu. Et, de toute façon, c'est la rédaction qui a décidé de publier mon article. »

Me Rizzo : « Vous souvenez-vous de ce que vous avez dit au Pr Rosenberg?

Dr Bader : « J'avoue que je sèche. »

Me Rizzo : « Lorsque le Dr Lagarde a été relâché, vous avez dit, sur *France-Inter* que c'était le résultat d'une connivence entre la justice et les malades… »

Le Président : « Vous avez reconnu avoir téléphoné au juge d'instruction qui a répondu à vos questions? »

Dr Bader : « Oui. »

Le Président : « Quelles questions lui avez-vous posées? »

Dr Bader : « Je voulais avoir confirmation des termes de la lettre de M. Lorenzi. »

Me Ciccolini : « Le témoin se souvient-il de ce qui lui a été répondu? »

Dr Bader : « Le juge d'instruction m'a confirmé les termes des plaintes portées contre les Drs Roquette et Lagarde. »

Me Rizzo : « Sur *La Cinq,* le 20 juin 88, il a été question des méthodes utilisées par les Drs Lagarde et Roquette. Que pensez-vous des résultats du sondage qui a suivi : 13 % étaient en votre faveur, 85 % pour ces médecins?

Dr Bader : « Le public de *La Cinq* n'est pas le même que celui de *Science et Vie* et je suis tout à fait indifférent au résultat de ce sondage. »

Le Président : « Est-ce que vous êtes systématiquement opposé aux médecines douces? »

Dr Bader : « Je crois que nous sommes, là, à l'interface entre le médecin qui doit avoir des relations chaleureuses avec son malade et

---

* Le plus grand Centre anti-cancer américain.

** Date limite de remise des textes à l'imprimerie pour parution en temps voulu.

la science médicale qui ne se satisfait plus de cela, qui réclame de grandes séries. Tous les médicaments utilisés actuellement sont des " rescapés ", tels la cyclosporine, et je ne crois pas qu'on puisse revenir en arrière. Chacun doit rester à sa place. »

Le Président : « Dans votre étude, il n'apparaît pas que vous ayez abordé le sujet avec objectivité... »

Dr Bader : « *Science et Vie* est une revue de vulgarisation scientifique, et non une revue scientifique. »

Il est 17 h 45. Interruption de l'audience pour, comme hier, juger les comparutions immédiates. Et le tourniquet des enchaînés par leurs menottes est quasiment le même : vol par effraction, récidiviste; interdits de résidence sur le territoire français; coups à fonctionnaire de police pour une auto sans assurance; chômeur drogué déjà condamné, ayant 2 400 F sur lui et du haschisch...

A 18 h 30 : reprise de l'interrogatoire de trois patients.

Enfin, voici un médecin qui connaît bien le Dr Roquette, lequel est parfaitement qualifié, dit-il, pour faire les soins qu'il donne aux malades, parce qu'ayant, au point de vue chimiothérapie et radiothérapie, les diplômes requis. Les malades qu'ils ont eu en commun ne se sont jamais plaints de quoi que ce soit et ont toujours reçu des traitements strictement adaptés à ce qu'il leur convenait, assortis de thérapeutiques adjuvantes.

Interrogé sur l'Interleukine, il dit que la médecine va très, très vite, et que, maintenant, ce traitement devient très banal. Il signale que l'obtention de l'A.M.M. est un problème spécifiquement français. Que cette autorisation de Mise sur le Marché a été, aujourd'hui, accordée à l'Interleukine, mais assortie d'instructions d'utilisation : on en étend peu à peu les indications à de nouveaux organes, cette extension étant à demander par le praticien au ministère de la Santé qui l'accorde toujours. A l'heure actuelle, réservée au milieu hospitalier, si les malades vont chercher le produit à la pharmacie des hôpitaux, ils peuvent être soignés par un médecin de ville. Précautions normales : au début, on ne connaît pas tous les effets secondaires d'un nouveau médicament. En 1991, en ce qui concerne l'Interleukine, l'emploi s'en est tout à fait banalisé.

Dr Roquette : « Le Dr Lefesvre qui, à Paris, travaillait sur l'Interleukine 2, avait pris l'engagement très clair de nous en fournir. Donc, nous aurions pu avoir le produit; nous devions avoir la structure. M. Lefesvre, à Paris, demandait de 1 500 F à 2 000 F pour faire la manipulation sanguine de laboratoire. Les pompes à perfusion coûtent 8 000 F. Pour faire les traitements, nous avions besoin de différents matériels, et, d'autre part, des malades nous avaient proposé de nous aider au point de vue pécuniaire. C'est pourquoi nous avons eu l'idée de créer l'association « Cancer-Espoir », dont le

Dr Lagarde était président. Nous avons, alors, envoyé la lettre informant de cette initiative, et, en quelques jours, nous avons, pour « Cancer-Espoir », récolté 45 000 F. Somme à laquelle nous n'avons jamais touché, comme l'a démontré l'enquête, puisqu'elle était faite pour payer l'Interleukine que nous n'avons jamais eue. »

L'heure tourne : la soirée est largement entamée, et aucun avocat n'a encore plaidé. Il devient évident que le procès va continuer demain, ce qui n'était pas prévu au départ. Il est 20 heures, lorsque le Président décide une suspension de séance. L'un des défenseurs, Me Frémaux, qui plaide demain à Paris, a dû regagner la capitale par le dernier avion. Mais nous allons encore entendre, ce soir, l'avocat de l'Ordre des Pharmaciens, qui s'est porté partie civile. Ce pourquoi l'audience redémarre un quart d'heure plus tard.

La plaidoirie reprend les chefs d'accusation d'exercice illégal de la biologie et de la pharmacie, avec les considérations déjà entendues, citation des articles du Code de la Santé correspondant aux délits, et demande d'une condamnation à 10 000 F de dommages et intérêts.

Cette longue journée d'audience se termine à 20 h 45. Dehors, il fait nuit noire, mais le temps est doux. Sur la place, devant le Palais de Justice, le petit groupe de la famille et des amis entoure le Dr Lagarde et attend les avocats. Les voici, sans leur robe : ils sont, semble-t-il, optimistes. Les témoins pourront, ayant déposé, assister désormais aux débats. Moi, je ne serai pas là, n'ayant pas prévu cette prolongation : je dois, ayant d'autres rendez-vous, regagner Paris dans la matinée. Mais l'une de mes consœurs niçoises a bien voulu me donner ses coordonnées, afin que je puisse avoir rapidement un écho de la fin des débats.

Le jugement du 10 avril 1991

De la communication téléphonique que j'ai, le 15 mars, avec Juliette Hollier-Larousse de l'A.F.P. de Nice, il ressort que :

— L'avocat de l'Ordre des Médecins, qui a demandé 1 F de dommages et intérêts pour son commettant, a dit que la Cour devait faire un choix entre une médecine tapageuse, porteuse de faux espoirs, intéressée et s'appuyant sur des données pseudo-scientifiques, et une médecine classique, discrète et efficace, qui est celle que préconise l'Ordre des Médecins.

— Les avocats des deux médecins ont demandé l'annulation de la procédure.

— Le procureur n'a pas retenu, dans son réquisitoire, l'escroquerie par manœuvre frauduleuse, dans le cas de l'Interleukine, car il admet qu'on ne peut mettre en cause la bonne foi des médecins, mais la retient, en ce qui concerne les tests, et requiert des peines de quinze mois de prison avec sursis, contre le Dr Lagarde et de neuf mois avec sursis contre le Dr Roquette.

— Le jugement sera rendu le 10 avril.

Ce jour-là, tombe la nouvelle : la procédure est annulée. Et le journal *Le Monde* en rend compte de la façon suivante, dans son édition du 12 avril, sous le titre : « Le test contesté de dépistage du cancer : annulation de la procédure visant les Drs Lagarde et Roquette » (article signé de Guy Porte) :

Document 22

Dans un jugement rendu mercredi 10 avril, la VIe Chambre correctionnelle de Nice, présidée par M. Jean-Pierre Ferry, a prononcé l'annulation de plusieurs pièces de procédure entraînant celle de l'ensemble de l'instruction dans le procès des Drs Philippe Lagarde et Augustin Roquette.

Les deux médecins étaient poursuivis pour escroquerie et exercice illégal de la pharmacie, ainsi que, pour le premier, exercice illégal de la biologie. Il leur était notamment reproché d'avoir eu recours à un test de dépistage du cancer — le test d'Heitan-Lagarde — non officiellement reconnu, mais qu'ils faisaient payer à leurs malades.

Le 14 mars dernier, le ministère public avait requis des peines de quinze mois de prison avec sursis contre le Dr Lagarde et de neuf mois avec sursis contre le Dr Roquette. Toutefois, les défenseurs des deux médecins, Mes Gérard Baudoux, Joseph Ciccolini et Patrick Rizzo (Nice), avaient soulevé neuf exceptions de nullité qui avaient été jointes au fond.

Dans son jugement de délibéré, le tribunal a fait droit à leurs principaux arguments en constatant la violation de plusieurs articles du Code de procédure pénale (articles 105, 151 et suivants ainsi que 160) au sujet, notamment, de la présence, au cours des interrogatoires des suspects et des perquisitions effectuées à leur cabinet commun, du seul plaignant, le Dr Joseph Lorenzi, médecin inspecteur de la D.D.A.S.S., et de la désignation d'experts non inscrits sur la liste de la cour d'appel. Il a donc prononcé l'annulation de quatre pièces, « ainsi que des pièces subséquentes », qui étaient à la base de l'accusation sans avoir, par voie de conséquence, à trancher sur le fond.

Le parquet de Nice et le parquet général, dans le délai légal, ont la possibilité de faire appel de cette décision. « Je demande, maintenant, que l'on me laisse travailler tranquillement », a déclaré le Dr Lagarde, qui continue à exercer sa profession, comme généraliste, à Cannes, mais qui a fait état de « tracasseries » persistantes de la part de l'administration. Comme son confrère niçois, toujours inscrit au Conseil de l'Ordre, mais reconverti, par nécessité, dans l'informatique, il n'a pas exclu de demander des réparations en justice.

De fait, dans les délais prévus, le parquet, ainsi que les deux parties civiles : le Conseil départemental de l'Ordre des médecins et le Conseil national de l'Ordre des pharmaciens ont fait appel de ce jugement.

Mais, le 10 février 1992, la cour d'appel d'Aix-en-Provence a confirmé la nullité du procès en reprenant mot pour mot les termes du jugement initial.

Alors s'est posée, pour les attaquants, la question du pourvoi en cassation. Et, le 20 février, dans *Nice-Matin,* Jean-Paul Fronzes explique :

« On croyait le dossier des cancérologues de Nice définitivement clos avec le récent arrêt de la Cour d'appel d'Aix-en-Provence, confirmant le jugement du Tribunal de Nice... Désavouée par deux fois, l'accusation avait peu de chances d'obtenir satisfaction auprès de la Cour de cassation.

« Le parquet général, ainsi que l'une des deux parties civiles, l'Ordre des pharmaciens, n'ont effectivement pas voulu jouer les prolongations. Seul le Conseil départemental de l'Ordre des Médecins a décidé d'épuiser toutes les voies de recours...

« L'Ordre des Médecins a la dent dure, rancunière et procédurière, *précise Me Gérard Baudoux.* L'acharnement dont il a fait preuve n'est pas à l'honneur de la profession. »

« C'est un combat d'arrière-garde, *renchérit Me Patrick Rizzo.* Le parquet général l'a bien compris. »

Un pourvoi pour rien? Réponse dans quelques mois.

Par ailleurs, le Conseil de l'Ordre continue à refuser au Dr Lagarde la reconnaissance de son diplôme de cancérologue.

Entre-temps, le Dr Lagarde s'est inscrit à l'Ordre des Médecins italien, où son diplôme de cancérologie a été reconnu, et il exerce maintenant quinze jours par mois dans un Centre anticancer des environs de Padoue, où l'on pratique le dépistage des cancers et des terrains prédisposés par : l'hémotest d'Heitan, la cancérométrie de Vernes, les cristallisations sensibles, aussi bien que par les examens conventionnels (marqueurs tumoraux, scanners, R.M.N., échographie). Quant aux traitements : Physiatrons synthétiques, Iscador, Vaccin de Maruyama, etc., y voisinent avec les chimiothérapies...

Nous venons d'assister au déroulement de deux « affaires » exemplaires et au cours de celles-ci sans doute aurez-vous remarqué combien peu de cas est fait de l'intérêt des malades. Elles ne sont pas exceptionnelles et nous allons voir que les contraintes qui règnent, en France, sur le système médical, annulent la prétendue liberté du médecin et du malade — mais, nous constaterons aussi que notre pays n'est pas le seul à agir de la sorte.

D'AUTRES « AFFAIRES », EN FRANCE ET AILLEURS

Philippe Lagarde n'est pas le premier médecin ouvert aux thérapeutiques autres qu'officielles à avoir fait l'objet d'attaques judiciaires et ordinales aux conséquences graves, à la fois pour le praticien et, peut-être plus encore, pour ses malades, puisque parfois certains en meurent.

C'est pourquoi s'est fondée en 1987, à Bordeaux, une association qui a pour but : d'une part de grouper et d'informer les docteurs en médecine et biologistes sur les moyens d'éviter autant que possible de subir les conséquences des risques qu'ils prennent en mettant à la disposition de leurs patients un éventail de techniques de diagnostic et de thérapeutiques plus large que celui classiquement utilisé dans les cancers — ce qui leur permet des traitements plus personnalisés; d'autre part, de mettre à la disposition de ses membres des avocats bien rodés aux problèmes spécifiques qui se posent lorsqu'ils sont attaqués en justice ou devant le Conseil de l'Ordre des Médecins, et de leur offrir une protection juridique par une assurance appropriée. Voici ce que m'en a dit l'actuel président de l'Association Montesquieu, le Dr Didier Moulinier.

D'abord : comprendre le système

— Nous avons choisi le nom de Montesquieu, d'abord parce que c'est l'auteur, justement, de l' « Esprit des Lois », et qu'interpréter les lois dans l'esprit qui les a inspirées correspond tout à fait aux objectifs de l'association; et puis parce que Montesquieu est Bordelais*. Le fondateur en est un biologiste, M. Pierre Vernadet, qui a été en conflit important et presque permanent avec la Sécurité sociale. Il a eu des centaines de procès, qu'il a gagnés : parce qu'il utilisait, entre autres techniques de diagnostic, les analyses du C.E.I.A.**. Ainsi, même un simple et classique frottis vaginal, réalisé chez lui, n'était pas remboursé par la Sécurité sociale aux malades. Et il était obligé, pour que ceux-ci le soient, d'aller jusque devant le tribunal administratif. Et, malgré tous ces procès gagnés, on a continué à bloquer les remboursements de ses analyses.

Cette véritable persécution administrative a profondément affecté

* Entretien du 28 août 1990.

** Centre d'Etudes Informatiques Automatisées.

sa santé. Il a dû vendre son laboratoire et il est actuellement en invalidité.

Par ailleurs, il y avait un ensemble de la population médicale bordelaise qui était en contact avec lui et avait également, de ce fait, des problèmes avec la Sécurité sociale. C'est pourquoi nous avons eu l'idée, lui, un de mes confrères bordelais et moi, de mettre sur pied une structure qui nous permette de nous bagarrer sur le plan juridique. Nos buts sont clairement définis dans l'article 2 des statuts, qui stipule que :

« Cette association a pour but de regrouper toute personne du corps médical (Drs en médecine, dentistes et biologistes diplômés) animés par le souci de :

1. promouvoir la médecine (sous toutes ses formes... et de toutes origines...);
2. développer les moyens de recherche, de diagnostic et de thérapeutique sans exclusive ni a priori;
3. assurer la liberté de prescription du médecin;
4. assurer la défense tant en son nom personnel qu'au nom de ses membres actifs pris individuellement contre toute atteinte de quelque nature qu'elle soit et de quiconque elle émane;
5. l'association se réserve d'obtenir la reconnaissance d'utilité publique;
6. tout ceci dans l'intérêt des malades. »

Nous sommes actuellement 200 adhérents environ, répartis dans toute la France (et nous n'excluons pas, en fonction de l'ouverture européenne, de nous ouvrir à la totalité des thérapeutes).

— *Vous êtes tous généralistes?*

— Oui, Mais nous sommes pratiquement tous des médecins dits « à exercice particulier »*. Et il faut reconnaître que, au niveau des préoccupations de nos membres, les tracasseries qui peuvent leur être faites ont, neuf fois sur dix comme point de départ la Sécurité sociale et, neuf fois sur dix, est concerné un médecin qui, dans son secteur, réussit mieux que les autres.

---

* Le médecin « à exercice particulier » pratique généralement une médecine dite « holistique », c'est-à-dire qu'il ne traite pas seulement localement le malaise ou la maladie pour lesquels le malade est venu le consulter, mais prend en compte l'état général de celui-ci, qui est bien souvent à l'origine du développement du cas qui a provoqué la visite. Il s'agit donc, au départ, d'un diagnostic beaucoup plus complet, qui prend plus de temps que lors d'une consultation classique, ce pourquoi les honoraires sont plus élevés, d'où il résulte qu'ils n'appliquent pas les tarifs de la Convention de la Sécurité sociale (actuellement de 90 F). Ils sont donc « non conventionnés » et libres de leurs taux d'honoraires.

— *C'est-à-dire dont la salle d'attente est plus remplie que celle de ses confrères?*

— Il faut reconnaître que, neuf fois sur dix, la jalousie des autres confrères est à l'origine des différents conflits. C'est le point de départ non avoué et caché de situations conflictuelles qui, s'enclenchant sur des problèmes de thérapeutiques non conformes à celles qui sont habituellement employées par la plupart, aboutissent à un conflit avec le médecin-conseil de la Caisse. Ce n'est pas tant qu'il y ait une plainte d'un confrère — bien que cela arrive aussi —, mais le plus souvent, il s'agit de rumeurs, de « on dit », comme à l'époque la plus sombre de Vichy, qui attirent l'attention et c'est en cela que l'Association Montesquieu dérange, déstabilise les choses, puisque nous nous bagarrons sur le plan juridique : nos avocats connaissant les textes des lois, nous demandons communication des dossiers. On a, du reste, toujours beaucoup de mal à obtenir les lettres des détracteurs.

Le schéma d'agression d'un médecin, dans la plupart des cas, se développe ainsi : il n'y a aucune plainte de malade — il faut le préciser; c'est tout simplement le médecin-conseil de la Sécurité sociale qui, au mépris de la loi d'ailleurs, va dépasser ses prérogatives et demander au médecin de justifier l'intérêt de telle ou telle thérapeutique qu'il emploie, et dont lui, médecin-conseil, a eu connaissance en « interrogeant » les malades, notamment dans le cadre des expertises pour les fameuses A.L.D., c'est-à-dire les maladies de longue durée, et parfois en les menaçant de ne plus les rembourser s'ils ne répondent pas comme le voudrait le médecin de la caisse.

Beaucoup de médecins se font avoir à ce stade, et nous consacrons beaucoup d'énergie à prévenir nos adhérents de ce danger (moi, on a essayé « subornation de témoins » plusieurs fois déjà) car il débouche justement sur l'évaluation de la thérapeutique préconisée et amène à dire, au terme de l'expertise, si celle-ci est ou non « conforme aux données actuelles de la science »; ce qui, au demeurant, ne serait pas choquant si les experts n'étaient pas juge et partie.

— *Et ça, c'est la Sécurité sociale qui en décide? Ce n'est pas l'Ordre des Médecins?*

— Alors, attendez... En fait, la machine administrative est très perverse. C'est un engrenage provoqué. La plupart du temps, nos confrères, tout à fait confiants en leur pratique médicale, ne se méfient pas. Constatant que leurs malades vont mieux, ils essaient de prouver l'intérêt de leur attitude thérapeutique, puisqu'eux ont chaque jour la preuve, sur leurs patients, de par les résultats des analyses de laboratoire par lesquels ils les suivent, des bons résultats obtenus, quelle que soit la méthode employée — je n'ai pas, moi, à juger leur thérapeutique. Donc, ils essayent de se justifier.

Malheureusement, comme les gens qui sont en face d'eux sont à la fois juge et partie, le compte rendu de l'expertise dit « non conforme aux données actuelles de la science », ou « thérapeutique non suffisamment éprouvée ». Ce qui conduit irrémédiablement à une plainte pour charlatanisme.

A ce moment-là, entre en jeu le Code de déontologie médicale, il y a plainte déposée au Conseil de l'Ordre, l'affaire est enclenchée et suit son cours.

C'est dans le cadre de ce système que l'Association Montesquieu est arrivée et, à travers toutes les sources de renseignements que nous avons pu réunir, que nous intervenons pour dire à nos confrères : « Halte-là ! Vous n'avez nullement l'obligation de vous justifier sur vos thérapeutiques. En revanche, en fonction de tel ou tel article du Code de déontologie, il vous faut préciser qu'il y a immixion dans vos traitements de la part du médecin-conseil ». J'en suis déjà quant à moi à ma quatrième plainte auprès de médecins-conseils de ma Caisse.

Le problème c'est que, à chaque fois, vous êtes confronté avec des gens qui sont juge et partie, qui n'ont pas de compétence juridique. Il n'y a pas de publicité des débats, il n'y a pas de débats publics. Nous considérons, en fait, que ce sont de véritables tribunaux d'exception, dont les jugements peuvent avoir des conséquences dramatiques.

— *Est-ce que votre association a des avocats attitrés?*

— Nous avons trois avocats qui nous donnent totale satisfaction, sous réserve que les adhérents fassent réellement ce qu'on leur conseille : à Bordeaux, Me Jean-David Boerner, Me François de Contentin; à Paris, Me Frémaux, qui s'est formé en même temps que nous aux pratiques ordinales, que ne connaissent pas beaucoup d'avocats. Ils obtiennent d'excellents résultats. Voici un bref récapitulatif des différentes « affaires » qui sollicitent ou ont sollicité l'aide de l'association Montesquieu depuis sa création.

Dans le cadre de la rubrique « Tact et Mesure », ont été attaqués par la C.P.A.M.*, sur la base des articles 23 et 30 de la convention des médecins, concernant « une utilisation habituelle et fréquente

* Caisse Primaire d'Assurance Maladie.

d'honoraires dont le montant dépasse le double des tarifs conventionnels » : le Dr E., de Colmar; le Dr W., de Dormans; le Dr M., de Bordeaux; le Dr P., de Bordeaux; le Dr L., de Bordeaux; le Dr G., du Mans; le Dr B., de Mulhouse.

Au titre des « thérapeutiques non justifiées », le Dr B., de Saleux, a été attaqué par la C.P.A.M. sur la base de l'article 36 du Code de déontologie concernant la prescription systématique de certains procédés de diagnostic tels que les bilans C.E.I.A.; et le Dr L., de Marseille, pour le non-respect de l'article L. 162-4 du Code de la Sécurité sociale concernant l'économie et sa compatibilité avec l'efficacité du traitement, pour le non-respect de l'article 9 du Code de déontologie concernant l'abus de prescriptions (cf. utilisation de l'huile essentielle naturelle de rose et la poudre de presle).

Au titre des « Thérapeutiques inéprouvées », le Dr V. de Châteauroux et le Dr B. de Saleux, ont été attaqués par la C.P.A.M. sur la base de l'article 30 du Code de déontologie concernant les remèdes ou thérapeutiques non conformes aux données actuelles de la science (cf. clichés Kirlian, Musicothérapie, Bol d'Air Jacquier, 3 acides de Le Foll). Accusation principalement basée sur la notion de charlatanisme et de médecine foraine.

Au titre de « Publicité », le Dr W., de Dormans, a été attaqué par le Conseil départemental de l'Ordre des Médecins de la Marne pour participation à une campagne publicitaire en sa faveur, attitude prohibée par l'article 23 du Code de déontologie.

Enfin, les malades des Drs L. de Pont-Audemer; B. de l'Union, et du laboratoire V. de Bordeaux, se sont vu refuser le remboursement de leurs soins, ceux-ci étant « dépourvus de base scientifique », soins qui n'entrent pas dans les frais couverts par l'assurance maladie — article L. 321-1 du Code de Sécurité sociale.

Cela fait donc une quinzaine de procès et une montagne de courrier, d'énergie dépensée au dépens des patients. L'important est d'avoir affaire à des avocats qui ont bien compris le fonctionnement des structures juridiques ordinales. Si vous avez un avocat qui n'y est pas habitué et raisonne en fonction des structures juridiques habituelles, il réalisera trop tard que son client s'est fait avoir, parce qu'il croit qu'il suffit de procéder comme il en a l'habitude dans une affaire classique, et il aura, malheureusement, trop tendance à faire confiance à l'Ordre, en pensant qu'il va avoir devant lui des gens impartiaux, ce qui est généralement le contraire.

En réalité, ce qui est important, c'est la non-communication de renseignements qui peuvent se retourner contre vous. Ce qu'il faut savoir, quand l'affaire est lancée, c'est qu'on va vous convoquer au Conseil de l'Ordre en disant simplement : « C'est seulement pour information. » Le médecin téléphone, on le rassure : « Mais non, ne soyez pas inquiet, c'est juste pour une discussion informelle », et il se trouve, dès le départ, dans une situation d'accusé. C'est le cas classique. Par la suite, s'il fait l'objet d'une condamnation, et c'est ça qui est écœurant et est, d'ailleurs, non conforme à la législation de droit qui est que « non bis in idem », c'est-à-dire que l'on ne doit pas être jugé deux fois pour le même délit, eh bien, en médecine, c'est différent : pour la même affaire, il pourra être re-jugé devant le le Conseil de l'Ordre. Donc, il y a, en France, deux juridictions. C'est pourquoi, pour ma part, je compare le Conseil de l'Ordre, tel qu'il fonctionne actuellement, à la Sainte Inquisition d'autrefois. Je crois que, dans leur for intérieur, ses membres sont convaincus de la justesse de leur combat. Ils s'imaginent ainsi séparer le bon grain de l'ivraie, ils pensent épurer la profession. Mais lorsque la sanction va jusqu'à la suspension ou l'interdiction d'exercer, ils empêchent quelqu'un de vivre*.

— *Et de continuer à soigner ses malades...*

— De continuer à soigner ses malades. Aussi. Mais on l'empêche, lui, de manger.

Passes d'armes entre confrères

Afin de montrer jusqu'où peuvent aller les choses entre médecins, voici un exemple qui laisse pantois ceux qui ne sont pas les habitués des coulisses de la médecine et montrent le courage et la résolution qu'il faut à certains pour tenter de sauver, par des thérapeutiques non acceptées par les officiels, les malades qui leur sont confiés. Il s'agit, là, d'un enfant de 10 ans.

Documents 23

Centre Hospitalier Universitaire de ...
Service de pédiatrie *Le 11 décembre 1989*

Monsieur le Dr M.

Mon cher confrère,

Comme suite à la conversation téléphonique que mon collègue le Dr P. a eue avec vous, je vous prie de trouver ci-joint copie d'une lettre écrite à Mme le Dr A. qui nous avait confié initialement cet enfant.

---

* « Par contre, laisser se dérouler des essais thérapeutiques en phase IV (dans le but d'évaluer uniquement le seuil de toxicité d'un produit pharmaceutique nouveau, ce qui est très utilisé en cancérologie) chez des patients, en dehors de toute possibilité thérapeutique, ça ne les gêne plus... »

Je serais éventuellement heureux que vous me fassiez connaître votre point de vue si vous avez l'occasion de le voir.

Je vous prie de croire, Mon Cher Confrère, en l'assurance de mes sentiments les meilleurs.

Professeur X...

Lettre jointe :

le 11 décembre 1989

Mme le Dr A.

Madame et Cher Confrère,

En réponse à votre lettre du 24 novembre 1989, je vous confirme les termes de la conversation téléphonique que vous avez dû avoir avec mon collaborateur Yves P., qui, dans mon service, est responsable du département d'hémato-cancérologie infantile.

J. a été examiné par nos soins, en hospitalisation du 25 novembre au 30 novembre 1989 puis, après une brève « permission » à son domicile, d'abord du 3 au 7 décembre en service de chirurgie, puis du 7 au 9 décembre à nouveau dans notre service pour la mise en place du projet thérapeutique.

Son affection douloureuse du membre inférieur gauche paraissait avoir une assez grande ancienneté. En effet, il avait commencé deux ans environ auparavant à présenter une légère impotence fonctionnelle. Cela avait paru s'amender pendant quelques mois. Il y a environ un an, la symptomatologie était à nouveau la même sans facteur déclenchant évident. Les premières radiographies réalisées ont été interprétées comme normales. Il semble que les périodes douloureuses aient été depuis lors séparées par des intervalles de plus en plus brefs ainsi que me l'a confirmé personnellement la mère. Il s'agissait en fait de douleurs à la face intérieure de la cuisse, à peu près à la jonction du tiers inférieur et du tiers moyen du fémur. La douleur irradiait parfois au niveau du genou, et entraînait une discrète impotence fonctionnelle décrite par l'entourage.

Au moment où nous l'avons vu, dans le service, il s'agissait d'un enfant de 10 ans, en bon état général, bien coloré, présentant une minime rhinopharyngite, l'examen des différents appareils étant tout à fait normal à tous égards, à l'exception bien entendu du problème du membre inférieur gauche. Il n'y avait d'ailleurs à ce niveau ni douleur provoquée franche, ni douleur de repos.

Au niveau des examens complémentaires, on note que la scintigraphie osseuse avait bien entendu confirmé l'existence d'un problème au niveau du fémur gauche, l'hyperfixation localisée et isolée étant compatible avec une tumeur bénigne (de type ostéome ostéoïde ou autre). Sur le plan des radiographies standard, l'image était indiscutablement suspecte. Il y avait un effet de plage d'ostéolyse intéressant la face postérieure du col fémoral gauche, ostéolyse sans limites nettes, comportant de multiples ponctuations à sa périphérie avec une corticale postérieure du col détruite. *Il n'y avait pas de réaction périostée, pas d'atteinte évidente des parties molles adjacentes. Jusque-là, et avec les réserves habituelles, on pouvait penser, comme je m'en étais ouvert à la mère, que cet aspect correspondait à une lésion osseuse de caractère ostéolytique peut-être bénin (granulome éosinophile ou autre) mais il n'était pas possible naturellement d'éliminer de façon formelle une affection maligne. Nous avons fait un examen tomodensitométrique qui confirmait la* *lésion ostéolytique de la face postérieure du col fémoral gauche, avec d'ailleurs un processus lytique* paraissant assez rapidement évolutif au niveau de la corticale postérieure, moins rapidement évolutif au niveau du col lui-même. Ces aspects d'évolutivité assez rapide contrastant avec l'ancienneté des troubles cliniques. Toutes les hypothèses étaient possibles, mais tant notre radiologue que nous-mêmes pensions, compte tenu du long délai d'évolution, qu'il s'agirait tout de même d'une lésion bénigne. Après les examens d'usage portant sur l'excrétion de l'acide vanyl-mandélique (entre 3 et 4 mg selon nos prélèvements donc ne permettant pas de retenir l'hypothèse d'un neuroblastome ou autre), nous avons demandé à nos collègues chirurgiens de procéder à une biopsie osseuse. Le Dr P. est donc intervenu, a procédé à un prélèvement qui a été examiné par le service d'anatomo-pathologie du Centre B. Le diagnostic est formel : il s'agit d'un sarcome d'Ewing. Pour le moment, il paraît ne pas exister de diffusion de cette maladie dont vous connaissez l'extrême malignité, puisque l'échographie hépatique est normale, que les deux reins sont également normaux, et qu'encore une fois la scintigraphie n'avait pas montré d'autre anomalie.*

Mon collaborateur, le Dr Yves P. a donc très longuement rencontré tous les membres de la famille (le père, la mère, l'actuel conjoint de la mère). Il a clairement fait part du projet thérapeutique à savoir la nécessité absolue de l'implantation d'une chambre d'injection (ceci pour le traitement, mais également pour les complications éventuelles de ce dernier), et a indiqué aussi la mise en œuvre de la chimiothérapie. Comme vous le savez, peut-être, le département d'hémato-cancérologie du service adhère à la S.F.O.P. (Société Française d'Oncologie Pédiatrique), ce qui permet l'emploi des protocoles les plus actualisés dans ce domaine (en l'occurrence, il s'agit du protocole Ewing Memphis). Il nous semble en effet qu'en face de lésions de cette gravité, il faut donner à toute personne, fut-elle un enfant, le maximum possible de chances de guérison (nous avons eu nous-mêmes pour ce genre de problème, un certain nombre de guérisons durant ces dernières années depuis que le protocole indiqué est employé). Cela ne va pas sans difficultés, comme tous les traitements de chimiothérapie, mais il nous semble illusoire de vouloir s'adresser à des thérapeutiques mal éprouvées, ou en tous cas ne fournissant pas du tout les mêmes chances de guérison.

*Malgré les renseignements précis donnés par notre collaborateur à Mme B., celle-ci a jugé bon, contre notre avis, de retirer l'enfant « durant 36 heures », nous disait-elle, car elle avait promis de le ramener le lundi 11 décembre, date à laquelle nous devions précisément faire poser le port-à-cath** de façon à mettre en œuvre immédiatement le traitement. L'enfant n'est pas arrivé, et différentes conversations téléphoniques avec des confrères nous font penser que Mme B. recherche des solutions qui ne sont pas raisonnables dans l'état actuel de nos connaissances.*

Par ce même courrier, je préviens donc Mme B. que, conformément à la législation actuelle (limitant les droits des parents dans le cadre de la santé en

---

* Processus de destruction osseuse, d'ostéolyse.

** Implantation à demeure d'un catheter, c'est-à-dire d'une mince canule, dans une veine, pour éviter d'avoir à la piquer lors de chaque injection.

péril de leurs enfants), je préviens le Procureur de la République de son département qui, je pense, transmettra ma plainte auprès du Juge des Enfants du lieu dont dépend cette famille.

Bien entendu, je serais prêt à retirer immédiatement cette plainte si l'enfant est correctement traité selon les meilleurs protocoles actuels au sein d'une équipe habilitée à le faire, qu'il s'agisse de l'hôpital des enfants où nous avons déjà tous les détails de son état, soit de toute autre équipe spécialisée ici ou ailleurs.

Espérant toutefois que Mme B., après quelques jours de légitime émotion, choisira une solution qui soit conforme à l'intérêt de son enfant, je vous prie de croire en l'assurance de mes sentiments les meilleurs.

Pr X...

Dans cette lettre, tout est dit. Le médecin-chef du service hospitalier de pédiatrie sait qu'il a le droit légal de se substituer à la puissance parentale pour décider du sort d'un enfant (il n'est pas question ici de mettre en doute son dévouement à ses malades), et de lui appliquer le traitement qu'il a décidé. Or ce traitement — une chimiothérapie en l'occurrence — n'est pas sans risques, il le reconnaît. Enfin, il exclut d'emblée les thérapeutiques qui ne sont pas jugées par lui raisonnables « en l'état actuel de nos connaissances ». Alors, question : M. le P^r^ X est-il absolument certain d'être au courant de tout ce qui existe au monde en matière de thérapeutiques utilisables avec succès dans le Sarcome d'Ewing, maladie considérée généralement comme sans espoir et pourquoi ne cite-t-il pas le pourcentage de « guérisons » et le recul qu'il en a, lorsqu'il fait état de succès obtenus dans son service?

Réponse du Dr M. à ce courrier qui frisait l'ultimatum :

Document 24

D^r^ M.
Diplôme Universitaire Bordeaux II
en Gérontologie
Diplôme Universitaire Paris-Nord
en Cancérologie

Le 18 décembre 1989

M. le P^r^ X
Centre hospitalier Universitaire de ...
Service de Pédiatrie

Mon cher confrère,

J'ai vu en consultation, en date du 13 décembre 1989, sur la demande expresse de son médecin traitant le Dr A., de C., le jeune enfant B., patient né le 28 septembre 1979, et qui a été exploré dans votre service pour sarcome d'Ewing.

Le jour de la consultation, ses parents sont arrivés tout à fait traumatisés et dans l'obligation de se cacher, ce qui n'apporte pas l'état d'esprit serein qu'il convient au traitement d'un patient.

Je ne comprenais en aucune mesure cet affolement. Mais, lorsque j'ai pris connaissance du courrier en date du 11 décembre 1989, signé de votre main, et adressé au Dr A., j'ai été surpris de découvrir des propos plus que déconcertants de la part d'un médecin, propos qui menacent la maman de J. du dépôt de votre plainte auprès du Procureur de la République, afin de mettre cet enfant sous la tutelle de la D.D.A.S.S. et l'obliger ainsi à suivre les protocoles de chimiothérapie que vous voulez lui imposer.

Cette attitude me semble parfaitement contestable, tant au niveau de l'éthique médicale qu'au niveau du respect du Droit de l'Homme et du Citoyen.

Lorsque l'on consulte les données officielles, notamment la banque de données de l'A.R.C., ainsi que tous les résultats statistiques significatifs sur le sarcome d'Ewing publiés jusqu'alors, compte tenu de la localisation de sa maladie, en l'occurrence sur le col du fémur, les résultats montrent malheureusement, selon les essais cliniques, un taux de survie à cinq ans de 10 à 40 %...

*Par ailleurs, les protocoles thérapeutiques mis en œuvre actuellement, notamment celui que vous voulez appliquer (Protocole Ewing Memphis) sont uniquement des protocoles thérapeutiques d'*expérimentation et de recherche, *ce qui, sur le plan philosophique et médical, laisse matière à discussion et reste répréhensible sur le plan juridique (art. 318 du Code pénal)*.*

J'ai pris connaissance des radiographies du jeune B.; bien que la scintigraphie osseuse montre uniquement une hyperfixation sur le col du fémur, j'ai demandé un contôle radiologique complémentaire, car j'avais quelques doutes sur les vertèbres dorsales, ce qui, vous le savez bien, assombrirait le pronostic. Ce contrôle radiologique ne montre aucune lésion sur le rachis dorsal. Mais il existe effectivement un risque de fracture spontanée du col du fémur, non pas à cause de la lésion initiale, mais à cause essentiellement de la biopsie osseuse qui a été « plus que large » sur son col de fémur gauche.

Bien qu'ayant bénéficié d'une formation cancérologique récente sous la tutelle du Pr Lucien Israël, il peut me manquer des informations, aussi je vous demanderai de me confirmer par écrit et dans les plus brefs délais les résultats thérapeutiques précis qui pourraient être obtenus sur l'enfant B., compte tenu du protocole que vous avez choisi.

Si vous possédez la certitude de pouvoir guérir cet enfant, j'excuserai volontiers votre démarche et ferai alors tout mon possible afin de convaincre M. et Mme B. de suivre votre thérapeutique.

Dans votre courrier, vous précisez avoir eu un certain nombre de guérisons. Qu'entendez-vous par là? (Localisation identique? Nombre d'années de survie?)

Vous trouverez avec la présente le double du courrier que j'adresse immédiatement au Pr Lucien Israël, afin qu'il prenne en charge le plus rapidement possible cet enfant.

Dans l'immédiat, j'ai mis en route la thérapeutique urgente qui me semblait la plus adaptée pour ne pas laisser ce jeune patient sans traitement.

---

* Article 318 : « Administration de substances nuisibles à la santé : celui qui aura occasionné à autrui une maladie ou une incapacité de travail personnelle en lui administrant volontairement, de quelque manière que ce soit, des substances qui, sans être de nature à donner la mort, sont nuisibles à la santé, sera puni d'un emprisonnement d'un à 5 ans et d'une amende de 60 à 15 000 F.

J'attends donc une réponse écrite et rapide *de votre part, afin de proposer la thérapeutique la plus adaptée pour cet enfant, et avant de prendre les décisions qui pourraient s'imposer à votre encontre vis-à-vis du Conseil de l'Ordre des médecins et de la Ligue des Droits de l'Homme et du Citoyen.*

Je vous prie, mon cher confrère, d'agréer l'expression de mes sentiments les plus cordiaux.

Dr M.

Double adressé à mes conseils juridiques, M. Boerner Jean-David (adresse...) et Me Frémaux Christian (adresse...) et à l'Association Montesquieu (adresse...).

Voici une missive qui dit bien ce qu'elle veut dire. Elle est le fait d'un jeune médecin qui ne se laisse pas intimider par les titres de ses aînés et agit en responsable de la santé du malade qui a été confié à lui par la démarche des parents et, loin de prendre part aux menaces que fait peser sur ceux-ci le médecin-chef du service de pédiatrie, prend, vis-à-vis de ce dernier, une attitude délibérément personnelle et juridiquement avisée, qui donne toute sa stature à l'homme, et explique le changement de ton de la suite du courrier.

Document 25

Centre Hospitalier Universitaire de ...
Service de Pédiatrie

Le 6 mars 1990

M. le Dr M.

Mon cher confrère,

Comme suite à notre échange de lettres de décembre 1989 concernant le cas du jeune J., mon inquiétude demeure vive concernant les chances de guérison données à cet enfant par les choix thérapeutiques de son entourage familial .

Comme vous le savez, aucun de nous n'a la possibilité de promettre une guérison, mais par contre, nous nous devons d'appliquer le meilleur traitement possible compte tenu « des données actuelles de la science ».*

Conformément à votre suggestion de décembre, j'avais communiqué au Pr Israël, désigné par vos soins, le dossier de cet enfant et vous prie de trouver ci-joint copie de sa réponse au cas où elle ne vous serait pas parvenue directement de notre confrère.

---

* Alors que le Dr M., dans sa lettre, parlant de « thérapeutique la plus adaptée pour cet enfant » fait allusion à l'article 9 du Code de déontologie médicale : « Le médecin est libre de ses prescriptions qui seront celles qu'il estime les plus appropriées en la circonstance. Dans toute la mesure compatible avec l'efficacité des soins, et sans négliger son devoir d'assistance morale, il doit limiter ses prescriptions et ses actes à ce qui est nécessaire », le Pr X évoque l'article 30 selon lequel « Les médecins ne peuvent proposer aux malades ou à leur entourage comme salutaire et sans danger, un remède ou un procédé illusoire ou insuffisamment éprouvé ». C'est la réponse du berger à la bergère.

Vous m'aviez dit en décembre, mais sans précision, « mettre en route une thérapeutique urgente »; ignorant tout à fait la nature de cette thérapeutique, je vous communique ci-joint le projet aussi précis que possible de celle que nous avions envisagée et serais désireux que vous me communiquiez le détail du traitement que vous avez appliqué. Pour moi, il s'agit dans notre différend, d'être éclairé dans un cas où l'éthique est lourdement engagée (limites ou absence de limites au droit des parents ou des médecins d'appliquer à un mineur tel ou tel traitement dans une maladie grave). En cas de différend sérieux entre deux médecins, le Code de déontologie prévoit une possibilité de conciliation (ou d'arbitrage?) au niveau du Conseil de l'Ordre et je préférerais, avant tout cela, que vous vouliez bien répondre de la manière que vous jugerez possible à ma lettre actuelle de demande de renseignements.*

Je vous prie de croire, Mon Cher Confrère, en l'assurance de mes sentiments les meilleurs.

Pr X

Le médecin-chef du service de pédiatrie marque le coup : il a compris à qui il avait affaire, mais il tient à faire savoir qu'il sera coriace. Sa menace d'une intervention au Conseil de l'Ordre compense largement par les raisons de s'y référer qu'elle évoque, celle de la lettre du Dr M., mais propose une attitude plus nuancée. Il fait du reste suivre sa missive de l'explication détaillée du traitement envisagé pour l'enfant qui comprend, au point de vue chimiothérapie initiale, 5 cures identiques comportant l'administration d'Endoxan et d'Adriamycine (cures à J 1 — J 15 — J 29, J 50 et J 71); puis : bilan après chimiothérapie initiale; puis discussion d'éventuelle indication chirurgicale et de radiothérapie. Chimiothérapie d'entretien par 11 injections, hebdomadaires, de Vincristime et 6 injections d'Actinomycine tous les 15 jours en phase 1. En phase 2 : 6 cures d'Endoxan et d'Adriamycine selon le schéma de la chimiothérapie initiale, mais toutes les trois semaines.

Dans son accusé de réception, le Dr M. ne baisse pas sa garde et explique le pourquoi de son attitude.

* Art. 44 du Code de déontologie : « Le médecin doit être le défenseur de l'enfant malade, lorsqu'il estime que l'intérêt de la santé de celui-ci est mal compris ou mal servi par l'entourage. »

Document 26

Docteur M.
Diplôme Universitaire Bordeaux II
en Gérontologie
Diplôme Universitaire Paris-Nord
en Cancérologie

Le 16 mars 1990

Monsieur le Docteur X

Monsieur,

J'ai bien reçu votre courrier en date du 6 mars 1990, et je partage tout à fait votre inquiétude concernant le devenir du jeune J.

Je crois qu'il est temps de remettre les choses à leur juste place.

J'ai été très surpris par votre lettre qui laisse entendre qu'il existerait un différend sérieux entre nous.

Il me faut vous rappeler que l'enfant J. est venu me consulter sur la demande expresse de son médecin traitant, le Dr A., de C., et que jusqu'à preuve du contraire, c'est ce confrère qui est toujours le médecin traitant de cet enfant.

D'autre part, je tiens à vous préciser comme je l'ai déjà fait dans un courrier en date du 18 décembre 1989, que j'ai demandé à M. et Mme B., compte tenu de l'état émotionnel dans lequel votre attitude discutable les avait plongés, d'aller voir en consultation mon ancien Maître, le Pr Lucien Israël.

Jusqu'à présent, ils se sont refusés à faire ce déplacement, de même qu'ils se sont toujours opposés à la mise en route d'une chimiothérapie.

Jamais je n'ai empêché les parents de J. de choisir la chimiothérapie que vous vouliez imposer à leur enfant; ce sont uniquement eux et l'enfant qui refusent de subir votre traitement.

Néanmoins, toutes ces péripéties m'amènent à plusieurs réflexions :

Dans un courrier que vous avez adressé au Dr W., vous lui précisez avoir peu l'expérience du traitement de la pathologie concernée.

D'autre part, dans différents autres courriers, vous avez souligné que le protocole proposé par vos soins à J. ne pouvait en aucune mesure lui garantir la guérison.

Nous nous devons d'appliquer le meilleur traitement possible, compte tenu des « données actuelles de la science ». Par rapport à l'éthique professionnelle et juridique, le traitement que vous proposez à l'enfant B., comme vous le reconnaissez dans votre courrier en date du 11 décembre 1989, constitue un protocole expérimental, n'ayant par conséquent jamais fait la preuve de son efficacité.

Si l'on reprend à cet effet les résultats de la banque de données de l'A.R.C., les pourcentages de chance de guérison ou pour être plus exact, les pourcentages évalués en courbes de probabilité de survie (et non pas en durée de survie vraie) apportés par le protocole Ewing Memphis, prouvent le manque de fiabilité de celui-ci :

Sarcome de Ewing localisé à la hanche : 10 % à 40 % de probabilité de survie à cinq ans, donc 90 % à 60 % de risque de mortalité avant cinq ans.

Compte tenu de ces résultats, que vous connaissez tout aussi bien que moi, je vous laisse juge de l'application d'une thérapeutique qui en est exclusivement au stade expérimental, donc non éprouvée scientifiquement, et par conséquent en opposition formelle avec la loi.

Mon éthique professionnelle m'interdit, à titre personnel, de cautionner une telle attitude thérapeutique qui ferait courir, à mon sens, des risques trop importants à l'enfant.

J'essaie d'exercer le plus simplement du monde mon art médical, en utilisant les données actuelles et passées de la science, données qui me permettent, je l'espère, d'apporter le maximum de chances de guérison à mon jeune patient.

Plutôt que de devenir des médecins au sens noble du terme, de trop nombreux confrères sont malheureusement devenus des pseudo-techniciens de la médecine refusant de prendre des responsabilités individuelles, et se réfugiant derrière des protocoles élaborés par de soi-disant sociétés scientifiques ressemblant par certains côtés à la « Sainte Inquisition », oubliant ainsi malheureusement par cette attitude le vieil adage : « Primum Non Nocere », en permettant l'application de certaines thérapeutiques purement expérimentales, comme cela s'est dramatiquement produit lors de la Deuxième Guerre mondiale dans de nombreux camps de concentration.*

A l'heure où le mur de Berlin vient de s'effondrer, j'aurais honte du médecin qui, pour appliquer un protocole thérapeutique n'ayant pas fait la preuve de son effet bénéfique, n'ayant pas dépassé le stade expérimental et pouvant donc se révéler dangereux et mortel, n'hésiterait pas à mettre en route une procédure judiciaire pour obliger un enfant à subir une thérapeutique contre son gré et celui de sa famille.

Néanmoins, je tiens à vous le repréciser, cet enfant vient me consulter sur la demande exclusive du Dr A. et ses parents sont libres à tout moment de venir vous consulter et d'accepter vos thérapeutiques. Je vous autorise d'ailleurs à leur montrer ce courrier.

Puisque vous me demandez des nouvelles de J., par sentiment de confraternité et vu l'intérêt que vous portez à ce cas, alors que je ne suis pas obligé de vous les fournir, vous trouverez ci-joint le double des différents comptes rendus d'examens que j'ai fait pratiquer sur cet enfant, après qu'il ait bénéficié de trois mois de traitements.

Actuellement, il présente une échographie hépatique normale, une radiographie pulmonaire normale, un examen T.D.M. abdomino-pelvien strictement normal, et l'ensemble de ses marqueurs biologiques n'a pas bougé. Les clichés standards et tomographiques centrés sur la hanche gauche, montrent une stabilisation des lésions, avec un début de recalcification osseuse qui laisse présager une reconstruction osseuse.

Je n'entends pas crier victoire; mon expérience en oncologie m'a malheureusement appris, comme à vous-même je pense, à être des plus prudents concernant l'évolution de telles pathologies.

J'espère que ces différentes explications permettront d'aplanir le débat, et d'assurer la thérapeutique de cet enfant en toute sérénité.

---

* « D'abord ne pas nuire » : principe d'éthique énoncé par Hippocrate.

Si vous envisagiez de mettre en route une procédure juridique, et si vous continuiez à insinuer et à diffuser des propos diffamatoires et/ou délatoires à mon encontre, notamment par le biais de courriers similaires à ceux que vous avez déjà adressés au Dr W., je me verrais alors obligé de prendre les dispositions juridiques qui s'imposent à votre encontre, non pas devant la juridiction ordinale, mais devant la justice civile et pénale.

En tant que membre d'une association de défense des médecins qui se veut la garante de l'esprit des lois, comme le préconisait Montesquieu et comme le veut actuellement la majorité de l'Europe, où des glaives se lèvent un peu partout pour défendre la liberté de l'Homme et du Citoyen, je prendrais toutes les mesures nécessaires pour diffuser au niveau des médias ce que je jugerais être alors un abus de pouvoir et une grave atteinte à la défense de la liberté des Droits de l'Homme et du Citoyen.

Ceci bien entendu, exclusivement dans le cas où vous continueriez à vouloir contraindre M. et Mme B. à souscrire à votre projet thérapeutique.

Soyez assuré que je propose toujours à mes patients des thérapeutiques qui ont fait la preuve de leur efficacité, comme dans le cas de la jeune Emilie R., où j'ai toujours incité ses parents à poursuivre vos traitements.

Par ailleurs, bien qu'étant convaincu de l'efficacité de mes thérapeutiques, je suis surpris par l'évolution très satisfaisante de J., aussi je vous demanderais de bien vouloir faire relire les plaques de ce jeune patient par une équipe spécialisée, par exemple à Paris, afin de confirmer le diagnostic histologique.*

Dr M.

Copie transmise à mes conseils juridiques, Me Jean-David Boerner (adresse ...) et Me Christian Frémaux (adresse ...) et à l'Association Montesquieu (adresse ...).

S'il est donné une aussi grande importance à ce courrier d'un intérêt exceptionnel, c'est parce qu'il met en lumière les différences de base existant entre deux éthiques de praticiens poursuivant le même but, mais appartenant à deux mondes bien distincts : celui des médecins « de ville » (médecins traitants, médecins de famille), en particulier les généralistes, qui s'efforcent par tous moyens à leur connaissance de guérir leur malade et observent strictement les principes énoncés aux articles suivants du Code de déontologie : « Le médecin, au service de l'individu et de la Santé Publique exerce sa mission dans le respect de la vie et de la personne humaine » (article 2); « La volonté du malade doit toujours être respectée dans toute la mesure du possible... » (article 7); « Le médecin est libre de ses prescriptions qui seront celles qu'il estime le plus appropriées en la circonstance... » (article 9) — et celui des médecins hospitaliers.

---

* Examen des tissus osseux prélevés lors de la biopsie à l'origine du projet de protocole chimiothérapique envisagé par le Pr X.

Comme nous l'avons vu précédemment, pour avoir l'autorisation de mettre sur le marché un nouveau médicament, les laboratoires doivent faire faire un certain nombre de tests prouvant d'une part son innocuité, d'autre part son efficacité. Ces tests sont réalisés pour partie sur des animaux, dans des laboratoires spécialisés, puis, par la suite, sur l'être humain sain et malade. C'est alors qu'interviennent les essais en milieu hospitalier, sous la responsabilité d'experts désignés par le ministère de la Santé. Nous avons vu précédemment* comment se passaient les choses, et quels étaient les coûts, effarants, de la réalisation des tests.

Le généraliste qui exerce en ville est passé, durant ses études médicales, par ces services hospitaliers où il a fait ses stages. Il sait que, justement, les produits qui en sont au stade du test sont ceux qui sont « insuffisamment éprouvés », puisqu'ils sont en cours d'étude. Ce pourquoi l'inquiétude du praticien de ville soucieux de la santé de son malade peut s'expliquer, bien que, soulignons-le, tous les malades hospitalisés ne soient pas soumis à cette pratique, qui, soulignons-le encore, a pour but de faire avancer la science, mais est fortement contestée à différents échelons de la hiérarchie médicale, et d'année en année : on sent que, quelque part, le monde médical est gêné aux entournures.

C'est ainsi que, en 1985, Jean-Yves Nau signale, dans *Le Monde,* que, malgré l'avis du Comité National d'éthique, le gouvernement renonce à réglementer l'expérimentation des médicaments sur l'homme : « Après bien des atermoiements, le gouvernement a décidé, en définitive, de renoncer à réglementer l'expérimentation du médicament sur l'homme. Cette décision est contraire à tout ce qui avait été annoncé sur ce thème depuis 1981. Elle est aussi contraire à l'avis, émis il y a un an, par le Comité National d'éthique... L'affaire, pourtant, semblait sur le point d'aboutir. Au départ — avant 1981 — le constat est unanimement partagé. L'expérimentation des médicaments sur l'homme est, en France, totalement à revoir, notamment aux plans éthique et financier** »

Déjà, au cinquième Congrès des médecins de l'Industrie pharmaceutique qui s'était tenu à Munich, en 1984, l'utilité de ces tests en milieu hospitalier avait été mise en doute, l'expérience ayant bien souvent enseigné que la posologie initiale prévue, lors de ces expertises, devait être réajustée à la lumière de la pratique quotidienne***.

---

* Page 36.

** *Le Monde* du 13 décembre 1985.

*** *Le Quotien du Médecin* du 30 octobre 1984, article du Dr Catherine Krieps.

En 1988, ce sont les sénateurs qui examinent la loi sur l'expérimentation humaine. Une proposition de loi sur la « protection des personnes dans la recherche biomédicale » élaborée par M. Claude Huriet et trente-deux autres sénateurs, est examinée par le Sénat, le mercredi 12 octobre. « Ainsi, il sera bientôt mis un terme à la confusion et à l'incohérence qui prévalaient dans ce domaine. Concernant tout d'abord les essais médicamenteux réalisés sur l'homme, l'industrie pharmaceutique et les médecins étaient jusqu'à présent confrontés à un curieux paradoxe : pour qu'un nouveau médicament obtienne une autorisation de mise sur le marché, il était obligatoire, en vertu de la directive européenne du 20 mai 1975, de réaliser un certain nombre d'essais dits de phase, I, II, III ou IV... Mais tout obligatoires que soient ces essais, ils sont actuellement illicites, car non prévus par la loi (les promoteurs de l'expérimentation sont passibles, aux termes de l'article 318 du Code pénal, de sanctions pénales*.) »

C'est précisément de la menace d'application de cet article que s'est servi le Dr M. pour faire obstacle aux menaces d'essais thérapeutiques sur son jeune patient que faisait peser le médecin-chef du service de pédiatrie du Centre Hospitalier Universitaire.

« Ces essais, a déclaré M. Huriet, le 5 octobre, devant la commission des affaires sociales du Sénat, ne sont pas toujours menés de façon rigoureuse. Il importe qu'ils se déroulent avec le maximum de rigueur scientifique, afin d'éviter que les dérapages constatés aujourd'hui ne s'accentuent pas demain. » Conséquence : la loi imposera pour ces essais, qui, jusqu'à présent relevaient plus du marketing que de la recherche à proprement parler, des garanties scientifiques sûres, l'avis préalable du comité d'éthique et l'obligation faite au médecin d'en informer ses patients. Ce qui n'était guère le cas jusqu'à aujourd'hui. »

Une offensive généralisée

Ce qu'il y a d'étonnant en tout ceci, c'est que de tels risques soient imposés aux patients alors qu'existent bel et bien, avec les techniques de tests de compatibilité malade/médicament, la possibilité de les éviter. Et très facilement, comme nous le verrons par la suite**, grâce à des appareils sans états d'âme qui, par des mesures s'inscrivant sur un cadran, qui objectivent cette compatibilité du produit

* *Le Monde* du 13 octobre 1988, article de Franck Nouchi.

** Voir page 271.

avec « le » cas concerné, permettent de personnaliser au maximum le traitement.

Mais voilà : cette méthode est, pour l'instant, en France, soit totalement ignorée, notamment des instances ordinales, soit traitée par le mépris. Et, au lieu d'unir les efforts des uns et des autres dans la défense réelle des intérêts vitaux du malade, on en reste à la guéguerre du pot de terre (le médecin au courant de médecines nouvelles) contre le pot de fer des conventionnels.

C'est pourquoi l'information personnelle du médecin est si importante, et ceux qui, entièrement donnés à leur vocation de guérir leurs malades, ne se sont pas souciés en temps voulu des tenants et aboutissants de leur profession et des risques qu'ils encourent tout en l'exerçant de tout leur cœur, de toute leur compétence, de toute leur ouverture aux informations scientifiques et thérapeutiques nouvelles, sont particulièrement exposés aux ennuis ordinaux et juridiques.

Me Frémaux : Les affaires de poursuites contre les médecins pour utilisation de médecines dites « parallèles » ont commencé à prendre de l'ampleur il y a quatre ou cinq ans, donc dans les années 85/86. Elles se sont accentuées par des poursuites répressives à partir de 87, 88, 89 et, maintenant, j'ai à peu près, à titre personnel, si je compte les actions contre les non-médecins, 10 à 12 cas par an. Actuellement j'ai, environ, une vingtaine de dossiers qui sont soit achevés, soit en cours d'achèvement, ou bien pour lesquels de nouvelles poursuites sont engagées. Et je ne suis pas le seul à défendre des médecins. Mais, effectivement, il y a une offensive généralisée et voulue du Conseil de l'Ordre National contre l'ensemble de ces praticiens de médecines nouvelles*.

A titre d'exemple, voici quelques cas types que j'ai eu à défendre :

— Début avril 1989, dans la Marne, le Dr W., spécialisé dans le cancer, et utilisant des médecines dites naturelles, dont l'ozonothérapie et l'auriculothérapie, sur une plainte de la C.P.A.M. au Conseil de l'Ordre, est condamné à six semaines de suspension, puis est sanctionné d'un blâme.

— Le 16 mai 1989, le Dr B., de Paris, est jugé par le Conseil Régional de l'Ordre, sur plainte de la C.P.A.M. C'est un homéopathe, spécialisé en cancérologie. Il est relaxé aux motifs que les griefs formulés à son encontre ne sont pas fondés et que la plainte formulée par le Médecin-Conseil près la Caisse Primaire d'Assurance Maladie des Hauts-de-Seine doit être rejetée.

---

* Entretien du 12 janvier 1990.

— En novembre 1989, dans le Var, le Dr B., spécialiste de la méthode Kousmine*, est condamné à un mois de suspension. Il fait appel auprès du Conseil National... Affaire en cours.

Comme vous le voyez, c'est surtout le cancer qui focalise l'attention sur ceux qui pratiquent des médecines autres que tout à fait conventionnelles.

— *De l'Ordre des Médecins en particulier. Mais certains sont traduits en justice?*

— Oui. Il y a deux sortes de poursuites : celles-ci ont lieu soit devant les Conseils de l'Ordre des Médecins — donc audience disciplinaire; soit carrément devant la justice classique pénale, devant les tribunaux correctionnels.

— *Est-ce que vous avez des accusations qui sont hors médecines parallèles, ou bien celles-ci sont-elles l'objet de l'accusation?*

— Les poursuites sont beaucoup plus ambiguës, car, officiellement, ce n'est pas la médecine parallèle qui est visée. Les poursuites commencent toujours par un cas un peu particulier de la pratique du médecin; on lui reproche une faute déontologique par exemple, et, à travers un cas précis (et minime) qui ne mériterait pas une poursuite, on en profite pour voir quelle est sa pratique, et on s'oriente vers la médecine qui n'est pas orthodoxe. Je dis « pas orthodoxe » — car on ne vise jamais... on ne dit jamais qu'on est contre la médecine dite « parallèle » ou « nouvelle ». On parle de « thérapeutiques insuffisamment éprouvées ».

Le problème, pour poursuivre un médecin, c'est qu'il faut viser une infraction au Code de déontologie. Et le Code de déontologie permet de faire ce qu'on veut. Au départ, un principe est posé : c'est l'article 9, aux termes duquel le médecin a la liberté de sa thérapeutique. C'est-à-dire qu'il appartient au médecin, en fonction du cas du patient qu'il a en face de lui, de choisir la thérapeutique qui lui paraît la meilleure. Ça, c'est le principe. Or, il se fait que si l'on continue à lire le Code de déontologie, il y a des articles — notamment le fameux article 30, qui parle de « charlatanisme » — qui permettent au Conseil de l'Ordre de considérer que certaines pratiques médicales font partie des thérapeutiques non éprouvées. Et c'est *là* le problème. Car, dès qu'on dit : « non éprouvées », on peut tout mettre là-dessous, parce qu'il n'y a pas de définition de la thérapeutique « non éprouvée ». Pour les Conseils de l'Ordre, par exemple,

---

* Voir page 355.

c'est le fait d'utiliser un médicament qui n'a pas reçu d'A.M.M. Ça, c'est un point sur lequel les médecins sont souvent poursuivis, même si le « médicament » ou le produit utilisé est efficace de façon prouvée et que les patients en sont soulagés : dès qu'il n'y a pas le label officiel, le médecin peut être poursuivi. Et c'est à travers ce biais que, souvent, ils le sont.

— *Ceci dit, il existe maintenant un Code de déontologie européen et une Charte des droits du patient. Ont-ils ces mêmes inconvénients d'ambiguïté?*

— Non, parce qu'ils posent le principe de la liberté thérapeutique; comme ils s'adressent à l'ensemble des pays de la Communauté, et que dans certains de ceux-ci on peut utiliser des produits qui ne sont pas autorisés, par exemple, en France, normalement, et théoriquement, un médecin ne devrait pas pouvoir être poursuivi. Mais il y a, quand même, une réserve : dans l'état actuel de la législation, chaque Conseil de l'Ordre national a le droit d'édicter des règles qui ne sont pas tout à fait les mêmes que celles des autres pays de la C.E.E.

— *Avez-vous déjà eu l'opportunité d'aller pour les affaires que vous avez en charge jusqu'au stade européen et de voir comment les choses s'y passent?*

— Oui. Plusieurs affaires en sont à cet échelon, mais nous n'avons pas encore obtenu de décision définitive. Donc, pour l'instant, on ne peut pas savoir si la juridiction européenne va faire prévaloir les règles communautaires ou si elle va continuer à autoriser les pays à utiliser leur législation nationale, plus restrictive, ce qui est le cas, à l'heure actuelle.

— *Revenons à la France. D'après les cas que vous avez à défendre, quel est « le » point de départ le plus constant : est-ce une plainte d'un malade? d'un confrère? une plainte de la D.R.A.S.S.? de la Sécurité sociale?*

— Ce qui est paradoxal, c'est que, pratiquement dans tous mes dossiers, sans exception, il n'y a pas eu une seule plainte de patients. Les malades sont contents des soins qu'ils reçoivent : c'est un fait acquis. Parfois, ce sont les confrères qui signalent au Conseil de l'Ordre que la pratique de leur collègue leur paraît « douteuse ». Mais ce que l'on voit le plus fréquemment, c'est une plainte émanant de la Sécurité sociale ou des organismes sociaux, déposée à travers le médecin-conseil qui, dans le cadre du remboursement des visites ou des soins prescrits, fait venir les patients, leur pose des questions, les menace plus ou moins en disant : « Si vous ne dites pas que le Dr Untel fait ceci ou cela, vous ne serez plus remboursé. » En fait, c'est souvent comme cela que l'administration est à l'origine des plaintes.

Quant à la Direction des Affaires sanitaires et sociales, elle a des pouvoirs autonomes. Chaque caisse, chaque Direction régionale a la possibilité de se saisir d'un dossier — d'un dossier de médecin —, puisque son rôle est de « surveiller » ceux-ci. Mais, en général, c'est le ministère de la Santé qui donne les instructions, dans tel ou tel domaine, de poursuivre.

— *Dans un procès comme celui de Suzanne Besnard, qui, lui, a eu lieu au Tribunal, à la suite d'une plainte de l'Ordre des Pharmaciens, avez-vous l'impression que la Justice a été plus compréhensive que ne l'aurait été un Conseil de l'Ordre quel qu'il soit?*

— Mon sentiment est que la Justice a été plus indulgente qu'aurait pu l'être une instance ordinale. D'ailleurs, pour tous les dossiers de médecins que j'ai en charge, je souhaite, toujours, que l'inculpation soit devant le tribunal correctionnel. Pour, au moins, deux motifs. D'abord parce que, là, il y a une inculpation « officielle » que l'on peut discuter. Et, deuxièmement, parce que le débat est public. Ce qui n'est pas le cas devant les Conseils de l'Ordre, puisque, alors, on est devant des instances disciplinaires, où on plaide à huis clos, où tout peut se dire, rien ne filtre, et où on peut raconter n'importe quoi.

— *Une audience ordinale, ça se passe comment?*

— La plupart du temps, c'est un dimanche. Ou un samedi après-midi. En tout cas, un jour férié. Cela se passe donc à huis clos, dans une salle d'audience. Il n'y a que le médecin accusé, et son conseil (avocat ou médecin) et un tribunal — le président du Conseil Régional de l'Ordre, entouré de cinq, six, dix médecins, lesquels, quand ils veulent « impressionner », par exemple à Marseille, sont en robe noire et rouge. Comme les juges de la cour d'assises! Mais, d'habitude, ils sont en civil. Il y a un médecin désigné qui fait un rapport et poursuit le confrère, agissant un peu comme un procureur. Puis, la parole est donnée à l'avocat ou à l'accusé, pour qu'il s'explique — tout au moins quand on arrive à le faire, parce qu'il n'est pas facile de s'expliquer quand, quoiqu'on dise, on a le sentiment qu'on ne sera pas écouté, pas entendu. Ensuite, on se retire. Ces messieurs ou ces dames délibèrent, et on reçoit le résultat de leurs décisions un mois, deux mois, trois mois plus tard.

— *On peut faire appel?*

— On fait appel devant le Conseil National de l'Ordre. Le stade suivant est le pourvoi en cassation qui se fait devant le Conseil d'Etat — et non devant la cour de cassation. Là, on est devant des magistrats professionnels de l'Ordre administratif, présidés par un Conseiller d'Etat : c'est l'instance suprême, en France. Ce n'est qu'ensuite, après avoir ainsi épuisé toutes les instances nationales que l'on peut aller devant la Commission européenne des Droits de l'Homme, à Strasbourg. Là, on sort de France : on est dans le cadre communautaire. Mais pour en arriver à ce stade, il faut avoir, de toute façon, des années, voire 10 à 15 ans de procédure devant soi.

— *Mais pendant ce temps, le médecin peut-il continuer à exercer?*

— S'il est condamné, par exemple, à une peine de suspension de trois mois, par le Conseil Régional, et qu'il a fait appel, tant que la peine n'est pas définitive, il n'y a pas de problème. Elle ne devient exécutoire que si le Conseil National prononce la suspension. Là, le médecin est obligé de cesser d'exercer. Même s'il fait un pourvoi devant le Conseil d'Etat et s'il va devant la Cour européenne de Justice. Sauf si le Conseil d'Etat décide d'arrêter l'exécution de la peine. Ce qui est compliqué. Si ça ne marche pas, le médecin ne peut plus exercer.

— *Et tant pis pour ses malades... Avez-vous eu l'occasion d'avoir connaissance, et de faire état, de malades qui ont subi le contrecoup de ces arrêts d'exercice de leur médecin? C'est-à-dire de décès ou de rechutes?*

— Oui, bien sûr. J'ai des cas tout à fait concrets où, du fait, par exemple, de l'incarcération du médecin, ou du fait qu'il ne pouvait plus exercer d'une manière normale, les malades n'ont pas eu les soins appropriés ou le suivi qui leur était nécessaire, et, pour certains, sont décédés, ou ont rechuté. Cela, les associations pourraient le confirmer.

— *Est-ce que, dans les cas que vous avez défendus, il y avait toujours des associations auprès des médecins, ou des non-médecins, pour les défendre?*

— Oui et non. Ce que je constate depuis deux ou trois ans, c'est qu'il y a, effectivement, de plus en plus d'associations qui les soutiennent. Ce qui est très bien. De plus, les médecins eux-mêmes se sont groupés, et se tiennent les coudes. Ils sont de moins en moins isolés.

— *Avez-vous l'impression que les manifestations de malades sont prises en considération?*

— C'est le grand problème qui se pose. Je vous cite un exemple : celui de Marseille, où je vais souvent, parce que c'est un grand Conseil Régional. Dans un cas, le docteur en question était soutenu par une association qui avait fait venir de 500 à 1 000 personnes, lesquelles étaient dans la rue et manifestaient aux cris de « Pas de sanctions ». Naturellement, le Conseil de l'Ordre a commencé à dire : « C'est tout à fait inadmissible que des malades viennent dans la rue soutenir un médecin : cela prouve qu'il est coupable. »

Dans un autre cas, quinze jours, trois semaines après, je me suis présenté avec un autre médecin qui, lui, avait demandé, pour des raisons personnelles, que surtout personne ne vienne. Il était tout seul, devant le même Conseil Régional. La première chose qu'a dite, alors, le Président, c'est : « Ah, ah, on voit bien que vous êtes coupable. Il n'y a même pas un seul malade qui s'est dérangé. » Alors, on ne sait pas ce qu'il vaut mieux faire, les Conseils de l'Ordre n'étant jamais d'accord. Donc, moi, ce que je propose, c'est que les gens viennent.

Je crois que les malades et les associations ont intérêt à venir soutenir leur médecin, parce que cela prouve que celui-ci n'est pas isolé, et que les patients — qui sont tout de même le numéro un dans cette affaire —, sont satisfaits des soins qu'il leur a dispensés. Et cela doit poser un problème à ceux qui condamnent, et les inciter à être plus compréhensifs. Ça ne peut pas être négatif. Parce qu'il est évident que, lorsque le médecin est cité devant le Conseil de l'Ordre, il faut appeler les choses par leur nom, « on veut sa peau » : si on le poursuit, c'est pour le condamner. Et quand les malades viennent : c'est un témoignage. Ça aide. C'est pourquoi, moi, je trouve que c'est efficace. Mais cela peut, si ce n'est pas bien contrôlé, être à double tranchant.

Dans le cas du médecin dont j'ai parlé tout à l'heure, qui avait été soutenu par des associations de malades, des centaines de télégrammes ou de lettres avaient été envoyés, lesquels avaient été lus, d'ailleurs, en partie tout au moins, pendant la séance du Conseil de l'Ordre. La sanction ayant été très modérée (peut-être de ce fait), l'accusé bénéficia de l'amnistie. Les associations en ayant eu connaissance, celles-ci firent passer une lettre-circulaire qui donnait le compte rendu de la décision, à peu près en ces termes : « Le Dr X a comparu devant le Conseil de l'Ordre, et, parce qu'il n'avait rien fait de répréhensible, mais aussi grâce à notre soutien, il n'a été condamné qu'à une peine tout à fait relative. Le combat a été bien mené : bravo. » Texte auquel le médecin a ajouté, à la main, ne serait-ce que pour remercier ceux qui l'avaient soutenu dans sa lutte, un petit mot du style : « Bien à vous, je continue le combat. »

Eh bien, à cause de cette petite phrase, le Conseil de l'Ordre vient de réengager des poursuites contre lui, prétextant qu'il était inadmissible que le médecin poursuivi commente la décision de ces messieurs, et qu'il en profite pour se faire de la publicité personnelle, ce qui est interdit par le Code. Si le jugement avait été rendu par un tribunal correctionnel et que le condamné à trois mois de prison avait écrit pour dire à ceux qui l'avaient entouré : « Merci d'être venu me soutenir », il ne se serait rien passé de semblable.

En fait, tout est une question de dossier. Et, surtout, une question de considération locale. Si l'on prend l'exemple du procès de Mme Suzanne Besnard, effectivement, pour des raisons diverses, ce fut extrêmement digne : j'ai eu le sentiment que chacun faisait son métier. Le tribunal était là pour condamner : vu le cas, il ne pouvait faire autrement. Mais tout cela s'est passé dans des conditions tout à fait normales. Jusque-là : rien à dire. En revanche, à Nice, pour le Dr Lagarde, l'affaire a été extrêmement passionnée parce que celui-ci avait non seulement l'administration contre lui, mais également ses confrères de l'Ordre des Médecins qui poussaient à sa condamnation. Or, le comité de soutien qui avait été aussitôt créé pour le faire libérer était très actif et, bien évidemment, si, devant la Cour d'Aix-en-Provence, statuant sur la mise en liberté du médecin, les malades étaient venus hurler « A bas la justice », ou « Libérez-le », je crois que la justice n'aurait pas marché. Ce qui veut dire que, parfois, des manifestations peuvent gêner. Mais c'est exceptionnel.

— *Est-ce que vous pensez que le parquet peut être à l'origine des condamnations?*

— Ah, tout à fait! C'est le parquet qui fixe, dans une certaine mesure s'entend, la limite, haute ou basse, des condamnations. Si, pour Mme Besnard, le parquet s'était montré extrêmement sévère et avait demandé, par exemple, six mois de prison avec sursis, le tribunal n'aurait pas mis six mois avec sursis mais aurait pu mettre un mois sursis, par exemple. Ce qui n'était pas beaucoup en théorie, mais nous ouvrait la route de la cassation et de Strasbourg. En mettant la barre très basse, et la Cour descendant encore plus bas, on était coincé par l'amnistie. Je crois donc que c'est une volonté délibérée qui a dicté la peine en l'occurrence.

Il faut savoir, en effet, que, sur le plan de l'organisation judiciaire, il y a deux catégories de magistrats dans un tribunal : ceux qui dépendent directement du Ministre de la Justice, qui reçoivent des ordres — c'est ce qu'on appelle le parquet : les procureurs —; et puis ceux qui jugent, qui sont les magistrats « assis » sur le siège, et qui sont totalement indépendants, inamovibles, et ne jugent que selon leur conscience. Le représentant du parquet reçoit des ordres, directement, du Ministère. Dans les affaires importantes, le Ministre prend des réquisitions écrites, en disant : « Je veux que vous disiez ceci. » Bien sûr, à l'audience, le magistrat a la liberté de ne pas suivre les réquisitions écrites qui lui ont été envoyées. C'est-à-dire qu'il peut dire : « Je demande la condamnation de Mme Besnard parce que l'on me demande de le faire par écrit, mais, moi, à titre personnel, je ne demande pas sa condamnation. » Mais on voit mal un magistrat faire cela. Car l'ordre écrit vient directement du procureur général — donc du ministère de la Justice, autrement dit du Gouvernement, donc du ministère de la Santé, qui peut très bien demander dans telle affaire, qui met en cause, par exemple, les médecines dites parallèles, d'inciter le procureur, sur place, à prendre des réquisitions extrêmement sévères, ou, au contraire, de faire preuve d'indulgence. Et si ce procureur ne suit pas les instructions qu'il a reçues de sa voie hiérarchique, il prend un risque : il peut « sauter ». Alors que le tribunal, lui, fait ce qu'il veut, sans risques, car il est indépendant statutairement.

— *Revenons-en aux instances ordinales. Est-ce qu'un médecin, et surtout ses malades, qui vont subir les conséquences de son arrêt d'exercice de sa profession, peuvent déposer plainte contre l'Ordre des médecins qui l'a suspendu?*

— Non. Et c'est un grand problème. Nous avons essayé, mais nous nous sommes heurtés à un problème de droit qui est le suivant : de par une loi, datant de 1945*, le Conseil de l'Ordre des Médecins

---

* Créé sous l'Occupation, sous forme corporatiste, pour maintenir l'unité de la médecine française face au nazisme, l'Ordre des Médecins, dissous en 1944, fut remplacé (ordonnance du 24 septembre 1945) par l'organisme actuel, chargé « d'assurer la défense de l'honneur et de l'indépendance de la profession médicale, de veiller aux principes de moralité, de probité et de dévouement indispensables à l'exercice de la médecine ». En matière d'organisation professionnelle, le Gouvernement s'efface devant l'Ordre des Médecins, qui attribue ou ôte la patente médicale permettant au praticien d'exercer sa profession. Le Conseil de l'Ordre a tout pouvoir pour distribuer blâmes ou radiations, sans que le ministère de la Santé ait rien à dire. Cette radiation,

a été investi de fonctions et de pouvoirs. Ceux qui en font partie ne sont pas là à titre personnel, mais ès-qualité, en tant que représentants des autres médecins, pour juger. C'est la même chose, pour un tribunal : on ne peut pas attaquer les juges à titre personnel. Et, pour l'instant, attaquer les membres d'un Conseil Régional ou National est impossible, en France. Or, il n'y a pas encore de Conseil de l'Ordre des Médecins européen. Il existe, à ce sujet, une « recommandation » des instances communautaires. Mais, actuellement, chaque pays agit comme il l'entend.

— *Mais est-ce que ces textes prévoient qu'il doit y en avoir un?*

— Normalement : oui. Le problème qui se pose, c'est que, d'ici 1993, il va y avoir une harmonisation des législations. Ce qui veut dire que les Conseils de l'Ordre, par exemple, des Médecins, devraient être composés et agir de la même manière, dans tous les pays de la C.E.E. Alors, comment les choses se passent-elles? Il s'agit de l'élaboration de lois communautaires, dont les projets se construisent à Strasbourg et à Bruxelles, au Parlement européen. Donc, il faut que les associations interviennent à ce niveau-là, par le biais de représentants qui agiront dans le cadre d'une concertation qui va élaborer les lois. Il y a, du reste, déjà des représentants des consommateurs qui devraient prendre cela en mains. Il faut également intervenir auprès des parlementaires européens qui sont spécialisés dans tel ou tel domaine.

En France, le seul recours est le Tribunal administratif. C'est ainsi qu'une association française ayant voulu intervenir après que la fabrication des produits Solomidès ait été interdite en France, puisque, malgré les actions de manifestation des patients et leurs lettres au Ministre de la Santé aucune réponse n'avait été obtenue, nous avons changé de tactique.

Nous avons envoyé une requête, en la fondant sur des éléments de droit, et en demandant quelque chose de très précis — que les produits Solomidès soient autorisés —, adressée en recommandé avec accusé de réception au Ministre de la Santé. Ceci nous permettait d'avoir soit une réponse négative, soit une absence de réponse. C'est bien ce qui s'est passé. Le Ministre a retourné l'accusé de réception de la demande, mais n'y a pas répondu.

---

toujours suspendue comme une épée de Damoclès au-dessus de la tête du praticien français est une des raisons qui paralysent la médecine française, disent certains, de plus en plus nombreux à critiquer l'Ordre sous sa forme actuelle.

La requête avait été postée le 27 janvier 1989. Le Ministère avait un délai de quatre mois pour répondre, après quoi nous étions autorisés à le citer devant le tribunal administratif, ce que nous avons fait.

L'audience a eu lieu le 24 octobre 1991, et la requête a été rejetée en novembre. L'association ayant décidé de faire appel, l'affaire, aujourd'hui, suit son cours.

Avoir la peau d'un confrère

Voici maintenant un exemple de ce que peut la jalousie confraternelle.

Il s'agit d'un médecin parisien, titulaire d'un diplôme d'Université en cancérologie, très estimé, ce qui lui vaut une nombreuse clientèle; bien assuré, ce qui lui permet, pense-t-il, d'agir en toute tranquillité. Le « Sou Médical », auquel il a confié, depuis vingt ans qu'il exerce, avec un dévouement et une compétence reconnus de ses patients, sa passion de guérir, veille au grain : il peut toujours arriver un imprévu, et cette compagnie d'assurance médicale est là pour assister ses adhérents dans les cas classiques, aussi bien s'il s'agit de plainte d'un malade ou d'anicroche avec la Sécurité sociale que d'accident de voiture ou de problème au cabinet médical. Mais l'emploi des médecines dites « parallèles », n'entre pas en principe dans son panel de possibilités. Néanmoins, en ce qui concerne notre médecin parisien dont elle connaît de longue date la rigueur et les connaissances techniques avérées, la compagnie d'assurance fera une exception et sera, lorsqu'il lui demandera assistance dans la deuxième partie de son « aventure », à ses côtés.

Car l'affaire se déroule en deux temps. Alors, commençons par le commencement en écoutant l'intéressé* :

— Après avoir terminé mes études à la Faculté de Paris, j'ai fait des remplacements jusqu'en 1967 et me suis installé en 1970. Mon père était Président de Tribunal, ma mère musicienne : je crois que ces antécédents familiaux m'ont aidé à aborder cette profession difficile avec à la fois droiture et sensibilité. Le sujet de ma thèse a été : la médecine préventive. Et j'ai constaté que, pour aider les patients au point de vue préventif, de façon non agressive, il n'y avait pas de meilleure solution que de prescrire des médecines de terrain :

---

* Entretien du 24 mai 1990.

homéopathie, phytothérapie, acupuncture. J'ai donc étudié ces différentes médecines, les unes après les autres, pour essayer d'arriver à mieux gérer la santé de mes patients sans leur nuire.

— *Je crois que vous vous êtes intéressé aussi aux thérapeutiques « différentes? »*

— Oui. Parce que, depuis quelques années, la médecine, chimique notamment, montre ses limites, en particulier en matière de maladies graves. J'ai donc voulu élargir mon horizon en proposant, en plus de la chimiothérapie, quelque chose qui permette de mieux supporter les traitements lourds.

— *Donc vous n'êtes pas contre la médecine classique?*

— Absolument pas. Mais je suis quand même contre une certaine manipulation des médecins par les laboratoires. Vous connaissez certainement aussi bien que moi les pressions qui sont faites par les laboratoires sur les médecins, sur les partis politiques et autres. Et ça, dans mon éthique de justice, je ne peux pas l'admettre.

— *Vous avez des preuves de ces pressions?*

— Bien sûr. Du temps où je recevais... ou je voulais bien recevoir les délégués médicaux, c'était à celui qui ferait un geste pour qu'on prescrive son produit. Ça allait d'une bouteille de champagne ou d'un dîner, à des voyages ou à de l'argent, des commissions... Et ça, c'est insupportable car cela retire la liberté de prescription au médecin. Dès lors que vous avez accepté quelque chose, vous n'êtes plus libre. On m'a aussi proposé de faire de la dichotomie*. Bien sûr, je réprouve, puisque si c'est attrayant d'un point de vue strictement financier, ça ne l'est pas du tout sur celui des libertés. Bref, petit à petit, vous vous rendez compte que tout le monde essaye de vous retirer vos libertés de prescrire ce genre de médecine qui nous intéresse et qui m'a attiré les ennuis dont nous allons parler.

— *Alors, justement, cette médecine, vous en avez vérifié les résultats? Car vous ne faites pas ça pour le plaisir d'être mis en difficulté?*

---

* Partage illicite d'honoraires entre médecins. Par exemple, quand le médecin traitant envoie son patient chez un spécialiste.

Comment suivez-vous vos malades pour objectiver les résultats que vous obtenez?

— La première preuve d'efficacité, c'est la satisfaction des patients sur le plan clinique. Ça, ça dépasse toutes les autres vérifications, biologiques ou autres. Quand quelqu'un tousse depuis six mois et qu'après un traitement homéopathie/oligo-éléments, il ne tousse plus au bout de quelques semaines, et vient vous le dire : ses paroles sont de l'or. Ce n'est qu'un tout petit exemple. Mais pour les grands malades, toute la batterie des tests classiques, biologiques, radiologiques, échographiques font partie de mes prescriptions quotidiennes, et je m'aide avec des résultats biologiques précieux de surveillance du terrain, notamment les tests de Vernes-Augusti.

— *Alors, donc, vous avez pu, vous, sur les graphiques particuliers à cette méthode, vérifier le fait que les thérapeutiques « différentes » dont vous vous servez ont des effets prouvés?*

— Absolument.

— *Et pourtant vous avez eu des ennuis avec l'Ordre des Médecins?*

— Oui. Justement, l'Ordre des Médecins ayant appris que je prescrivais des produits qu'il nomme « insuffisamment éprouvés », a voulu m'en faire porter la responsabilité. Alors, la première chose à répondre, je crois, c'est de dire que, s'ils sont insuffisamment éprouvés, ce n'est pas au médecin à en porter la responsabilité. Il me semble qu'on ne peut pas m'accuser d'utiliser un produit dit « insuffisamment éprouvé » alors que, moi, j'ai la preuve qu'il n'est pas toxique et, de plus, qu'il agit favorablement sur l'état de mon malade. Dans le cas en question, par exemple, le jour du procès, j'ai présenté un dossier de malade guéri d'un cancer du poumon — image pulmonaire disparue, bronchoscopie, préalablement positive, négativée après deux mois de traitement —, et il y avait un pneumologue dans le jury, et, fait notable, qui ne dormait pas (parce qu'il y avait beaucoup de gens qui dormaient, dans le jury : c'était un dimanche, à 14 heures).

— *Et vous aviez combien de recul, en ce qui concerne vos résultats en cancérologie?*

— Cinq ans, environ, à cette époque.

— *Et comment les choses se sont-elles enclenchées?*

— C'était dans les années 84/85. J'ai reçu un papier me disant qu'un patient avait envoyé une ampoule d'un produit que j'avais prescrit, au Conseil de l'Ordre, demandant s'il pouvait le prendre sans danger. C'était une ampoule de Solomidès, P.S. 70, très exactement, ayant mauvaise réputation en France. La personne devait avoir été mise en garde par quelqu'un, qui lui avait conseillé cette démarche, et, bien sûr, le Conseil de l'Ordre régional a franchi le pas... en portant plainte pour charlatanisme. J'avais d'abord été convoqué auprès d'un médecin qui m'a reçu à son cabinet, et a écouté mes explications, en termes fort confraternels, et pas du tout en opposant. Mais son rapport, bien sûr, a été tout le contraire de ce que je pensais, et j'ai été convoqué pour le véritable procès au Conseil de l'Ordre, 60, rue de la Tour Maubourg. J'avais à mes côtés un avocat (qui n'était pas, alors, celui du « Sou médical »). C'était à huis clos : c'est-à-dire que personne ne peut venir témoigner en votre faveur. C'est pourquoi j'avais amené la preuve de guérison obtenue dans le cancer pulmonaire. Là, il s'agissait d'une malade atteinte, je crois, d'un cancer de l'ovaire. L'avocat m'a défendu en disant que j'avais employé un produit pas toxique, chez une patiente rejetée par les médecins parce qu'il n'y avait plus rien à faire, qu'elle était considérée comme perdue. Et c'était vrai. Et, moi, j'ai donné ce « plus » à la malade, sachant que je pouvais seulement l'aider à ralentir l'évolution de sa maladie, puisque j'en avais la preuve par d'autres dossiers. La malade, à qui le Conseil de l'Ordre avait demandé de porter plainte, n'était pas présente à l'audience. Ça a duré une demi-heure, on m'a posé quelques questions, écouté poliment, et puis je suis parti, sans rien savoir... Mais les choses sont perdues d'avance, dans ce genre d'affaires. Et puis, au bout d'un mois, j'ai reçu une missive m'avertissant que j'avais reçu un blâme pour charlatanisme.

J'ai fait appel, parce que je ne me sentais pas du tout blâmable. L'appel est passé un an après, un autre dimanche après-midi. Là, c'était devant le Conseil National, qui a reconnu qu'il n'y avait pas de charlatanisme, mais a maintenu que le produit étant insuffisamment éprouvé, je n'aurais pas dû l'employer. Ce qui annule, de ce fait, le fameux article du Code de déontologie selon lequel le médecin doit porter assistance à personne en danger, ne doit pas abandonner son malade, mais lui prescrire ce qu'il juge le mieux approprié à son cas. J'ai donc fait cassation.

Là, c'est le Conseil d'Etat qui juge. J'ai demandé à être blanchi, ou amnistié, car nous étions, maintenant, en 1988, et la loi d'amnistie consécutive à la réélection du Président de la République était intervenue. Et j'ai été amnistié car on a reconnu que je n'avais, effectivement, fait courir aucun risque à la patiente, et que j'avais bien fait de la secourir, ce qui n'était donc contraire ni à la probité ni à l'honneur.

J'ai, là, le compte rendu de la « Section disciplinaire du Conseil National de l'Ordre des Médecins ». Je vous le lis :

« Considérant que la décision en date du ... janvier 1987, pour laquelle la section disciplinaire du Conseil National de l'Ordre des médecins a infligé un blâme au Dr ... et fondé sur la faute commise par l'intéressé en prescrivant à une patiente une thérapeutique non éprouvée; qu'il ne ressort pas du dossier que, dans les circonstances de l'affaire, alors qu'il a recommandé à sa patiente de poursuivre le traitement entrepris par ailleurs, il n'a pas fait courir à celle-ci un risque injustifié *(sic...)*; que son comportement ne constitue pas un manquement à l'honneur, et qu'ainsi les faits sont couverts par l'amnistie, prévue par l'article 14 de la loi d'amnistie du 20 juillet 1988, il est constaté que le bénéfice de l'amnistie prévu par les dispositions de la loi du 20 juillet 1988 est acquis au Dr ... »

— *Alors, l'affaire est close?*

— Elle est close et retirée de mon dossier. Ça a pris trois ans, mais pendant ces trois années, je n'ai pas ralenti ni changé mes prescriptions.

C'est alors qu'intervient la deuxième affaire.

— *Toujours à Paris?*

— C'est un médecin de province qui porte plainte, parce qu'il a vu auprès d'un de ses patients, un produit dénommé « Anticarncerlin », tiré d'une plante chinoise, et qui a été prescrit par mes soins, a-t-il appris, dans un cas de cancer en période terminale, pour lequel j'avais été consulté. Il s'agissait de dragées. Il a dit : « C'est du charlatanisme. » Et, comme il était membre du Conseil de l'Ordre de sa région, c'est lui qui a porté plainte.

Du fait des études en cancérologie que j'ai faites, il me semble que j'en savais un peu plus que lui en matière de maladies graves et, de toute manière, même si on dit qu'il n'y a plus rien à faire, pour moi, il y a toujours quelque chose à faire tant qu'il y a une étincelle de vie, et les faits m'ont donné raison. Je dis au malade : « On va, ensemble, déjouer les statistiques. »

J'ai donc été à nouveau interpellé par le Conseil de l'Ordre de Paris, et, cette fois-ci, ça s'est un peu plus mal passé parce que j'étais récidiviste. Ils ont donc proposé six mois d'interdiction d'exercer, avec sursis. C'est-à-dire une sanction non applicable tant que la décision n'était pas définitive.

Il faut savoir que je ne faisais que prescrire à un malade moribond, qui avait tout eu de la médecine officielle, une plante chinoise susceptible de calmer ses douleurs, de ralentir l'évolution terminale, plante qui, de plus, avait l'autorisation légale d'importation du ministère de la Santé (je l'avais préalablement demandée et elle m'avait été accordée : je ne vois donc vraiment pas où était l'illégalité). Ils n'en ont pas tenu compte, et n'ont même pas argumenté : j'étais, encore, un « charlatan ».

Une fois de plus, j'ai été convoqué, avec, cette fois, l'avocat du « Sou Médical ». On m'a gentiment écouté, je ne sais pas si mes arguments ont été lus, car ils ne sont même pas mentionnés dans le compte rendu du procès, où il est dit que j'ai prescrit un produit qui n'existe pas en France, et je suis donc passible de six mois d'interdiction d'exercer.

Et cela avec une demi-heure seulement pour expliquer, montrer les recherches scientifiques (internationales) réalisées sur le médicament. De toute façon, c'est à chaque fois la même chose, parce qu'il y a d'autres confrères à juger qui attendent. On m'a même dit : « Dépêchez-vous de conclure, car vous pourriez aggraver votre cas... »

Chose étonnante, le document officiel de notification de jugement ne comporte pas de signature. Les noms de ceux dont il émane, avec leurs titres, sont tapés à la machine, mais de signature manuscrite : point. Cela a été les deux fois la même chose.

— *Votre deuxième affaire a débuté en quelle année?*

— Fin 1988. Ce n'était pas le patient qui portait plainte : lui, il m'a écrit des lettres prouvant sa satisfaction du traitement. C'était son médecin traitant, jaloux de mes prescriptions. Il était furieux que, sans le prévenir, son malade soit venu me consulter. Or, moi, je n'ai pas été chercher ce malade. Je lui ai même dit : « Surtout, vous continuez à prendre vos médicaments et à vous faire suivre par votre médecin, et si celui-ci veut avoir des informations sur ce que je vous ai prescrit, qu'il m'appelle. » Je n'ai donc pas rompu les ponts, mais essayé de faire ce que je fais toujours : établir une liaison avec mon confrère, comme je le fais avec chacun des patients.

— *Et vous en avez des centaines?*

— Oui. Mais je tiens à dire que, dans un cas semblable, un cancérologue très, très célèbre a, lui, pris son téléphone pour me demander ce qu'était l'Anticancerlin, et a ajouté, tout simplement : « J'en donne combien? »

— *Alors, pour cette deuxième affaire, actuellement, vous en êtes où?*

— En appel. L'avocat a fait valoir que le dossier d'accusation avait des défauts : le médecin traitant, par exemple, n'a pas prévenu la famille de son malade de l'action qu'il intentait contre moi. Et puis, il a trahi le secret médical en donnant le nom de celui-ci assorti du diagnostic de cancer. Mais, contre lui, on ne retiendra rien : il appartient au Conseil de l'Ordre...

Voici le jugement dont j'ai fait appel : « Le conseil départemental de la Ville de Paris ... Décide de ... infliger au Dr ... la sanction d'interdiction d'exercer la médecine pendant six mois; dit que cette sanction prendra effet du jour où la décision sera définitive... ». Donc, si je perds en appel, pendant six mois je ne pourrai plus exercer.

— *Que ferez-vous alors? Que font les médecins qui en sont passés par là?*

— Eh bien, ils n'exercent plus en tant que médecins. On peut tenir un hôtel, être boulanger, laver les pare-brises des voitures... être guérisseur...

— *Mais alors, dans ce cas, que deviennent vos malades?*

— Je ne sais pas... Vous posez là un problème d'éthique grave. Parce que la vie de certains est tributaire des traitements que je leur ai prescrits. Il serait temps que soient envisagées, par ceux qui les prennent, et avant toute chose, les conséquences qu'ont, sur la vie des malades, des décisions prises en toute ignorance des thérapeutiques qu'ils sanctionnent. Quand on a fermé l'Institut Solomidès, il y a eu des morts. Quand le Dr Lagarde a été emprisonné, pendant 45 jours, à la légère, il y en a eu aussi. Mais, que voulez-vous : au-dessus de la Médecine, il y a l'intérêt des médecins, de l'ordre établi.

— *Il y a, du reste, une chose qui choque les malades : c'est que, eux qui subissent les conséquences de ces jugements, n'aient pas la possibilité d'attaquer l'Ordre des Médecins, parce qu'il s'agit d'une organisation professionnelle.*

— Je comprends leur réaction. Et il faudrait que, sur ce point aussi, les choses changent. Parce qu'il faut bien le dire, à voir les choses de l'extérieur tout au moins : la santé des patients, on a l'impression que les gens du Conseil de l'Ordre, ils s'en foutent.

Moi, je suis sujet à avoir pas mal d'affaires, puisque je persévère. Très souvent, les gens qui viennent chez moi ont appris par le bouche à oreille que j'ai réussi à tirer d'affaire des malades qu'on disait perdus à brève échéance et qui sont toujours là, cinq ans après. Y compris appartenant à des familles de médecins, d'infirmières... Ce que n'aiment pas entendre, d'ailleurs, mes confrères du Conseil de l'Ordre.

— *Et vous ne pouvez pas faire déposer ces malades en votre faveur?*

— Selon la juridiction actuelle, je n'en ai pas le droit. C'est à huis clos : il n'y a pas de possibilité de faire entendre un témoin à décharge.

En gros, chaque accusé a trente minutes pour s'expliquer, ce qui est ridicule pour discuter d'affaires aussi importantes que la vie d'un patient et pour expliquer une thérapeutique inconnue de ceux qui vous jugent. C'est pourquoi je pense qu'il faudrait arriver à créer un point de rencontre, à faire converger les médecines classiques et les thérapeutiques « différentes ».

En fait, on a, pour le cancer, des protocoles trop rigides, alors qu'on sait très bien que ce qui convient à un malade n'est pas forcément valable pour un autre. Et je ne vois pas pourquoi moi, médecin français, je n'utiliserais pas un médicament qui a fait ses preuves en Chine, en Suisse, en Allemagne ou en Belgique. Je ne vois pas pourquoi j'interdirais à mes patients français de l'utiliser alors que cela peut leur apporter un plus, tandis que j'ai la possibilité de le prescrire à d'autres malades qui viennent me voir de l'étranger.

Les preuves sur dossier

De ce plus, le médecin me donne les preuves en me citant, résultats des examens de laboratoire à l'appui, quelques-uns des dossiers qu'il a sous les yeux.

Premier cas :

M. C. Michel, né en 1927, est atteint de mélanomes extensifs de diverses localisations, dont une à preuve histologique formelle de malignité, opérés le 29 juin 1983; 28 novembre 1983; 19 janvier 1984. Comme on propose au malade une nouvelle intervention, celui-ci se lasse, et vient consulter notre médecin le 14 février 1984. Les tests biologiques alors pratiqués (Fiche Réticulo-Endothéliale Différentielle d'Augusti) sont également en faveur d'un processus malin extensif. Traitement prescrit : Physiatrons synthétiques du Dr Solomidès* numéros 70, 80 et 410 auxquels on ajoute des Sérocytols** et de l'homéopathie. Dès le 4 juin 1984 — deuxième courbe Augusti —, le résultat positif du traitement s'objective. A la troisième (14 septembre 1984) la normalisation continue. Il en sera de même tout au long du traitement, qui sera allégé à partir de 1985 (suppression des Solomidès, maintien des Sérocytols, de l'homéopathie et oligo-éléments). Mise à jour au 15 septembre 1989 : aucune récidive. Mais il est noté que l'arrêt des P.S. a tendance à faire remonter les courbes d'Augusti. Donc rappels du traitement qui ne montre aucune toxicité.

Deuxième cas :

M. C. Patrick, né en 1958, a subi une castration haute gauche pour tumeur testiculaire (térato-carcinome le 19 décembre 1984) suivie de curage ganglionnaire lombo-aortique le 11 février 1985, au Centre Hospitalier Louise Michel à Courcouronnes. Le 28 mars 1985, on envisage une néphrectomie gauche pour nécrose par dévascularisation de l'uretère — complication liée à ce type d'opération. C'est alors que le malade, qui doit être opéré du rein fin mai et est d'une extrême fatigue, refuse l'opération et vient consulter le médecin parisien. Il sera suivi par la courbe de la Fiche Réticulo-Endothéliale Différentielle (F.R.E.D.) d'Augusti, qui, sous l'effet d'un traitement composé de Bétacomplex (genre P.S.), d'oligo-éléments (sélénium, cuivre, magnésium) et un accompagnement homéopathique, montre dès le 13 juin 1985 un retour vers la normale. Normale qui sera atteinte à l'examen du 13 août 1985. Le 7 août 1985 a eu lieu la désobturation, par sonde rétrograde de l'uretère, gauche, sous anesthésie et la sonde ôtée. Ainsi, le rein a pu être sauvé. Mise à jour du dossier le 15 juin 1989 : le malade, qui va très bien depuis et mène une vie normale, a eu un enfant (alors qu'on lui avait dit qu'il serait stérile). Les bilans biologiques continuent à être parfaits.

Troisième cas :

M. B. Marc, né en 1945, a été opéré en mars 1984 d'un cancer colique avec métastases hépatiques, et n'a subi aucun autre traitement lorsqu'il vient consulter en avril 1984. La F.R.E.D. est encore fortement perturbée, mais après un traitement rigoureusement suivi et surveillé, comprenant : P.S. Solomidès, Sérocytols, oligo-éléments

---

* Voir page 310.
** Voir page 337.

et homéopathie, elle redevient tout à fait normale à partir d'avril 1985 (tests du 18 avril 1985). Le malade ayant alors refusé de continuer à utiliser les suppositoires de Sérocytols, un nouveau traitement est prescrit à base de Bétacomplex et de Sélénium. En octobre 1985, le malade peut alors supporter sans dommage l'intervention chirurgicale qui s'est révélée nécessaire pour réduire l'éventration qui s'est créée à la suite de sa première opération abdominale. Revu le 10 février 1988, le patient va toujours bien et présente des examens de laboratoire normaux — notamment le très officiel test du CA 19 (marqueur du cancer digestif) qui est à 14,68. M. B. part, alors, vivre en Turquie. Selon sa famille, revue le 5 mars 1990, il se porte toujours parfaitement bien.

Le médecin me cite aussi des cas de sclérose en plaques*, de maladie de Hodgkin**, avec lesquels il a obtenu d'excellents résultats à la suite de traitements à base de P.S. Solomidès, Viscum album, S.L.P. (produit Tubéry), Sérocytols, etc., prescrits selon la réaction plus ou moins positive du malade à l'égard du traitement, en convergence avec les traitements officiels, quand ils étaient nécessaires.

Il est bien certain que cet éclectisme, dû à son ouverture aux découvertes non encore officiellement acceptées, qu'il utilise bien évidemment du fait qu'il en peut constater les effets positifs sur « le » malade concerné, objectivités par les tests de laboratoire, permet au médecin en question d'obtenir de meilleurs résultats que ceux de ses confrères qui prescrivent l'éventail somme toute réduit des médicaments officiels infiniment plus toxiques. Ce qui lui attire la jalousie et la vindicte de certains confrères. La question n'est pas nouvelle, et ne touche pas que les docteurs en médecine.

Un chirurgien-dentiste pas comme les autres

En 1984, à Nantes : procès du chirurgien-dentiste Jean Le Foll qui obtient des résultats parfois inespérés dans certains cancers et est traduit en justice sur plainte d'un médecin de Nancy. *Ouest France* en rend compte en ces termes :

Document 27

*Procès à Nantes pour exercice illégal de la médecine. Le dentiste affirme avoir guéri des cancers****.

---

* Affection du système nerveux se traduisant par de multiples foyers de sclérose de la substance blanche et entraînant une paralysie progressive.

** Lymphogranulomatose maligne, touchant les ganglions lymphatiques, la rate, puis les viscères.

*** Article du 19 janvier 1984.

NANTES. — « *J'ai sorti un gamin de la tombe. Au lieu de me donner une médaille de sauvetage, on veut me mettre en prison. C'est ahurissant ». Jean Le Foll (62 ans), chirurgien-dentiste et acupuncteur, n'en revient pas. Poursuivi pour « exercice illégal de la médecine », il comparaît aujourd'hui devant le tribunal correctionnel de Nantes.*

Jean Le Foll est un personnage. En 1949, il a été le premier en France à pratiquer l'acupuncture dans la médecine dentaire. « Sous les quolibets et les sarcasmes de mes collègues », dit-il. En 1952, il a traité son premier cancer buccal. Depuis, plus d'une centaine de malades — « des gens à la dernière extrémité » — se sont adressés à lui, pour toutes sortes de cancers. « Je ne possède pas de pourcentages, mais j'ai obtenu des résultats certains, alors qu'il s'agissait de cas désespérés. A la fois des rémissions et des guérisons totales », affirme-t-il.

Sa méthode? Une technique d'acupuncture originale à l'aide d'aiguilles creuses, plus un traitement de molécules appelées « les trois acides ».

C'est un médecin de Nancy qui a porté plainte contre lui, le Pr Olive. Cette praticienne a récemment fait parler d'elle pour avoir poursuivi les parents de Valérie, une jeune fille qui avait voulu quitter l'hôpital parce qu'elle ne supportait plus le traitement. Une émission de télévision a d'ailleurs été consacrée à cette affaire.

Dans le cas présent, elle reproche au dentiste nantais d'avoir soigné un de ses patients, le jeune Eric. Atteint d'un cancer de la colonne lombaire, ce Nancéen de 11 ans était paraplégique et totalement incontinent. Entre décembre 1981 et juillet 1982, sa mère l'a amené tous les lundis à Nantes chez Jean Le Foll. « Après 3 mois, il marchait avec des béquilles. En juillet, il faisait du vélo. Maintenant, il a 14 ans et je le considère comme guéri », assure-t-il.

Eric, sa mère et d'autres malades soignés par le Jean Le Foll devaient être présents à l'audience, cet après-midi. « Tout ça, commente le dentiste, est un bas problème de jalousie. Quand quelqu'un est condamné, on doit lui reconnaître le droit de chercher une autre méthode ».

Jean-Luc Pelliza

Document 28

« *Guérisseur » de cancers.*

Le dentiste nantais presque blanchi.*

NANTES. — *1 000 F d'amende avec sursis! Quasiment le minimum des minima. Tel est le jugement tout à fait bienveillant qu'a rendu la IIIe Chambre correctionnelle de Nantes à l'encontre de Jean Le Foll, ce chirurgien-dentiste et acupuncteur nantais poursuivi pour exercice illégal de la médecine qu'avaient convoqué à la barre la Direction de l'action sanitaire et sociale de Loire-Atlantique, le Conseil de l'Ordre du même département et le Pr Olive du C.H.R. de Nancy. Curieusement, pas un des plaignants n'avait jugé bon de se faire représenter par un avocat. « Quel courage que de traîner un homme à la barre et de ne pas venir s'expliquer », s'exclamera la défense.*

---

* Article du 20 janvier 1984.

C'est surtout le Pr Olive qui voulait les hostilités. Elle n'avait pas supporté qu'Eric, un enfant de 11 ans, soigné dans ses services pour un cancer de la colonne vertébrale, ait été soustrait par les parents pour être confié à l'acupuncteur nantais, non doté de diplômes normaux. « L'abandon d'une thérapeutique au profit d'une autre risque de faire perdre à cet enfant toute chance de guérison », assurait-elle. En fait de risque, ce fut plutôt, apparemment, une chance.

« Je l'avais reçu comme une larve humaine, squelettique, grabataire et chauve, raconte Jean Le Foll. Trois ans plus tard, il est guéri, il fait du vélo et de la nage plus qu'il n'en faut. Si je comprends bien, je suis impliqué dans un trafic de guérison, mais voyez-les, mes témoins, ils sont là. » Gros murmure d'approbation dans la salle petite où plus de 100 personnes sont tassées.

Avec conviction mais sans excès, le chirurgien-dentiste égrène la liste des « moribonds » qu'il a ressuscités grâce à l'acupuncture.*

*« Un cancer des maxillaires en 1952; l'homme est mort 26 ans plus tard, à 83 ans... Un cancer de la jambe : coupez, disaient les médecins : aujourd'hui, il marche... Plusieurs tumeurs cérébrales malignes. Aux U.S.A., les statistiques donnent 5 mois et demi à vivre au maximum; Mme D. survit depuis 5 ans; M. H. a repris son travail depuis 15 mois. M. L. est venu me voir aphasique**; le scanner avait décelé une tumeur volumineuse; maintenant ce monsieur fait les mots croisés. »*

La salle applaudit. Le Foll ponctue : « Il ne s'agit pas de narguer la loi mais d'admettre les résultats et la recherche qui y mène. »

Au fond, M. Varin, le procureur, n'est pas loin d'être d'accord. C'est comme à regret qu'il rappelle qu'il est là pour « faire respecter la loi » et « non pour en discuter le bien fondé ». C'est en toute sympathie qu'il requiert une simple peine de principe, à hauteur d'une amende de 1 000-1 500 F... sous la barre fixée par la loi (3 000 F). Il est vrai que M. Varin avoue lui-même qu'il lui est « arrivé à l'occasion de recourir à un confrère de M. Le Foll non inscrit au Conseil de l'Ordre! ».

Me Meyre a beau jeu dès lors d'enfoncer le clou de la défense. De se demander si l'on n'est pas revenu au temps de Galilée; de s'étonner qu'on ose « reprocher à Le Foll de ressusciter des gens à l'antichambre de la mort ».

En dix petites minutes de délibéré, le tribunal a donc tranché : le couperet de la clémence est tombé. »

P. B.

En 1984, on était donc, à Nantes, comme cela se répétera en 1988 à Châteauroux, au procès de Suzanne Besnard, devant une justice qui châtie ceux qui portent aide (et quelle aide essentielle, puisqu'elle permet de vivre à des malades condamnés!) à personne en danger, et qui se déclare obligée de le faire, en raison de lois qui prévalent sur

* Le traitement de Jean Le Foll comporte également une partie médicamenteuse dont il sera question, page 319.

** L'aphasie consiste en une perte de la parole ou de la compréhension du langage, consécutive à une lésion cérébrale.

ce fameux article 63 qui condamne ceux qui « ne portent pas assistance à personne en danger ». C'est-à-dire qu'on navigue en pleine incohérence, et qu'au long des années personne ne songe ou ne veut remédier à cette incohérence, qui devient meurtrière, car il est bien évident que devant une aussi criante injustice, une épreuve aussi imméritée, ceux qui sont prêts à la subir sont de moins en moins nombreux, quelqu'en soit le dommage pour les malades.

Mais la chasse aux sorcières n'est pas réservée à la France. Et le nom de Galilée va être également évoqué dans une procédure qui s'est déroulée outre-Atlantique.

De la France au Québec : l' « Affaire Naessens »

Il s'agit d'une « affaire » franco-québécoise. Elle se termine heureusement, en 1989, à Montréal, pour le produit incriminé et son découvreur, mais ses péripéties antérieures ont été itinérantes et longues.

Pour ma part, le lever de rideau a lieu fin 1982, lorsqu'une lectrice de *Vogue,* personnalité de haut niveau de l'élite internationale, qui réside à l'étranger, et est une fidèle de la rubrique « santé » du magazine, me demande de faire savoir au médecin parisien de grand renom qui la suit, ainsi que son mari, qu'une de ses amies new-yorkaise, atteinte d'un cancer, traitée par un médicament « parallèle » d'origine canadienne en a obtenu des résultats qui semblent remarquables. Nom du produit : 714-X.

Notre lectrice est très ouverte aux médecines « alternatives », son mari, que menaçait une pathologie grave, ayant vu le danger s'écarter après un traitement de base de P.S. Solomidès.

Pour plus de sûreté, elle double l'intervention qu'elle me demande de faire d'une démarche directe.

Début 1983, une seconde patiente du même médecin, celle-ci française, atteinte d'un cancer à l'œil, et qui a pris sur elle, ayant entendu parler du remède, de traverser l'Atlantique pour consulter le créateur du produit, informe son médecin-traitant français des bons résultats que, déjà, elle constate, et le presse de prendre contact avec Gaston Naessens, biologiste qui a mis au point la formule. Le médecin ne pouvant se déplacer à cette période de l'année — outre son importante clientèle, il est président de deux associations médicales dont une où est enseignée l'homéopathie, l'autre l'acupuncture — décide de déléguer, pour information, l'un de ses élèves en cette dernière discipline. L'acupuncture n'est pas le fait que des docteurs en médecine. Les praticiens de thérapies manuelles s'y intéressent aussi. Et son choix s'est porté sur un kinésithérapeute doué d'une adresse particulière, dont il m'a dit un jour : « Il a des mains de magicien », voulant par là vanter la subtilité et la dextérité de ses interventions acupuncturales, ce que m'a confirmé l'une de mes collègues qu'il lui avait adressée. Or nous savons que le 714-X s'administre par injections.

Le kinési part donc pour le Québec, en compagnie de la patiente française, en février, et rapporte documents et produit. Il a, sur place, été initié à la technique un peu spéciale d'injection dans les ganglions du système lymphatique préconisée par Gaston Naessens, ce pourquoi le médecin, qui a décidé de s'intéresser au 714-X, charge le kinési d'injecter lui-même le remède. Il s'ensuit une collaboration directe, le médecin faisant les diagnostics, décidant de l'opportunité et des conditions d'application du médicament, et continuant à suivre personnellement les malades, le kinésithérapeute faisant en quelque sorte fonction d'infirmière pour les injections que comporte le traitement.

Un certain nombre de malades ayant obtenu des résultats indéniablement positifs, la chose s'ébruite, et d'autres médecins, s'intéressant à la méthode, envoient leurs cancéreux au kinési-technicien. Celui-ci, du reste, a maintenant fort à faire. Car, le nombre des patients augmentant, il lui faut, en raison des restrictions à l'importation de ce type de produit en France, se déplacer lui-même pour aller chercher au Québec de quoi ravitailler les malades. Mais les résultats sont si encourageants, les constats si indiscutables qu'il n'est pas question de ralentir l'effort d'utilisation et de suivi des cas ainsi traités.

Le 3 juin 1983, je décide d'aller voir sur place en quoi consistent exactement les découvertes de Naessens. La journaliste que je suis, intriguée par les descriptions que lui a faites le kinési d'un microscope d'une qualité exceptionnelle qui permet de discerner dans le sang de non moins exceptionnelles entités dont personne n'a jamais parlé et qui sont en rapport, me dit-il, avec l'état immunitaire du patient, demande à voir.

Je fais donc partie d'un des voyages du kinési qu'accompagne cette fois le médecin parisien, et auquel s'est jointe une maman et sa fille atteinte de crises d'épilepsie jusqu'ici incurables.

Voyage sur Air-Canada. Arrivée à Montréal à 13 h 10. L'aéroport de Mirabel est à 60 km de la capitale, elle-même à 130 km de Sherbrooke, où habitent les Naessens, soit plus de deux heures trente de route.

Nous arrivons donc au milieu de l'après-midi, et commence, tout de suite, l'examen de la petite fille. Ce n'est que plus tard que nous aurons tout le loisir nécessaire pour prendre connaissance du détail des inventions de Gaston Naessens.

L'homme est grand, cheveux blancs, yeux brun clair, fin, sensible, réservé. Sa femme, Françoise, est une Québécoise chaleureuse, qui prend part à tous ses travaux.

Français, né à Roubaix, ayant fait à l'Université de Lille des études de biologie, il a, en 1964, nous dit-il, été accusé d'exercice illégal de la médecine, parce qu'un produit qu'il avait mis au point, l'Anablast, ayant eu des effets positifs sur des cas de cancers et la chose s'étant sue, des malades étaient accourus en Corse, où il s'était installé, non seulement du continent, mais encore de plusieurs pays étrangers — ce qui avait attiré l'attention de l'Ordre des Médecins. D'où la venue, pour enquête sur la valeur du produit, du Pr D. éminent cancérologue de Villejuif, lequel en quelques instants et sur place avait conclu que celui-ci était sans intérêt. Ce qui avait enclenché le procès et le départ précipité pour le Canada de Gaston Naessens, réalisé grâce à l'aide d'un membre de la Sûreté Nationale dont il avait guéri l'épouse.

Au Québec, il rencontre Françoise Bonin, en charge d'un laboratoire dans un hôpital de Montréal et il l'épouse en 1976. Ils vivent, depuis, à « Rock Forest », aux environs de Sherbrooke, dans une jolie maison au bord d'une rivière, le sous-sol abritant le laboratoire où trône le microscope, unique en son genre, dont m'a parlé le kinési — invention de Gaston Naessens.

Je suis venue pour voir? — Je vais voir. Je mets donc mon œil à l'oculaire. Sous mon regard : le rouge intense d'un sang frais, prélevé au bout d'un de mes doigts, examiné sans coloration, entre lame et lamelle, où l'on distingue très bien, outre les globules rouges tellement agrandis qu'ils me semblent avoir la taille d'une assiette, ainsi que diverses sortes de globules blancs, de minuscules entités qui s'entre-repoussent en un mouvement inlassable. C'est ce que Naessens nomme les « somatides » — pour : « petits corps », du grec « soma » (corps) —, dont il est le premier a avoir révélé l'existence : nuages de poussières scintillantes.

Les heures passant, notre conversation va se continuer au restaurant « Le Provençal », qui nous réunit tous pour le dîner. Nous y parlons plus en détail du 714-X, tout à fait différent de l'Anablast mis au point en France.

En fait, le chercheur franco-québécois, dès la fin de ses études et dans le but d'améliorer les découvertes existantes, a songé à créer un microscope plus performant que ceux existant alors. Il a eu le sentiment que mieux voir, c'est découvrir davantage de choses*.

---

* Petite anecdote qui montre combien sont risqués les refus des découvertes nouvelles : un jour, j'assiste à une rencontre entre médecins et scientifiques de générations différentes. L'un d'eux, ancien directeur de l'Institut Pasteur, à la retraite,

« Mais ce qui fait », me dit-il, « que je n'ai pu déposer de brevet, c'est que le principe de base de ce microscope ne répond pas aux règles de la physique conventionnelle et que les constantes mathématiques n'ont pas encore été établies. »

Quant à l'Anablast, il s'agissait d'une sérothérapie. Il précise : ayant dû, bien malgré lui, s'aventurer « dans le monde interdit de la maladie cancéreuse », en raison de l'aide à apporter à un membre de sa famille atteint d'un cancer de l'estomac en phase terminale, et qui fut complètement rétabli grâce à un traitement mis au point sous le nom de GN-24 (GN, pour ses initiales, 24 pour l'année de sa naissance), Naessens qui a traité bien d'autres malades de cette manière, a cherché une arme plus spécifique contre le cancer dans la sérothérapie, en créant donc cet Anablast (de « ana », « sans », et « blast », « cellule cancéreuse ») qui lui vaudra ses ennuis avec la justice française.

Puis, il en vient à mettre au point le 714-X, composé d'une molécule d'azote qu'il accroche à une molécule de camphre, le traitement se composant de 21 injections (une par jour), dans les ganglions lympathiques de l'aine — technique dont il est également l'initiateur (elle sera reprise par la suite pour d'autres thérapeutiques, notamment ces dernières années, par des médecins pour le traitement du Sida).

Ses observations au microscope et le suivi des malades traités avec le 714-X lui permettent aujourd'hui de dire que l'administration du produit, lorsque la cancérisation du sujet est en cours, peut stopper le facteur co-cancérigène et permet de restituer la primauté aux défenses immunitaires naturelles de l'organisme.

Nous avons encore longuement parlé de la possibilité de forces électro-magnétiques intervenant dans le cancer et il est tout à fait persuadé, de même, du rôle du psychisme. Il me dit, entre autres, que ce que son microscope lui a permis de découvrir, et dont les prémices remontent à 1950, ouvre des perspectives extraordinaires à un monde de recherches nouvelles, à une « Nouvelle biologie »...

Nous repartons pour Paris le lendemain matin.

---

déclare, d'emblée, péremptoire : « Nous autres, biologistes, nous ne croyons que ce que nous voyons. » « Nous aussi, Monsieur le Professeur », dit un jeune confrère « mais avec les nouveaux microscopes, nous voyons beaucoup plus de choses que vous n'en pouviez voir à votre époque. Et pourtant, ces choses, elles étaient déjà là, sous vos yeux, mais vous ne pouviez pas les voir. » Le Professeur est resté coi.

A Paris : le brutal coup de frein

Les aller et retour du kiné continuent, les traitements poursuivent leur cours à la satisfaction de malades dont je reçois certains échos, bref tout baigne dans l'huile...

Et puis, le 27 mars 1984, un médecin de la région parisienne adresse au kinésithérapeute une petite fille qui est dans un état désespéré. Celle-ci, de l'âge de bébé à l'âge de dix ans, a subi six hospitalisations dans le service de pédiatrie du même hôpital. A la suite d'une chute, l'un des médecins a déclaré que l'enfant « fait du cinéma ». Ultérieurement, un examen au scanner mettra en évidence une tumeur du tronc cérébral. Un traitement de 36 séances de radiothérapie est prescrit, en dépit duquel l'état de la malade se dégrade de jour en jour. En août 1983, le Professeur qui dirige le service de pédiatrie de l'Institut Gustave Roussy, à Villejuif, a précisé, au chef du service qui lui a adressé l'enfant : « Nous avons irradié en juin votre petite malade pour sa tumeur du tronc cérébral... Son état s'est considérablement aggravé et elle est maintenant grabataire... Elle présente un état comateux... J'ai essayé de dissuader les parents d'aller consulter le Pr..., excellent neuro-chirurgien, mais qui ne peut rien pour leur fille. » Et c'est à la suite de tous ces traitements et avis décourageants que les parents, guidés par leur médecin traitant, amènent la pauvre enfant au kinésithérapeute. Celui-ci jugeant le cas pratiquement sans espoir, fait signer à la mère un document, dans lequel elle reconnaît qu'il ne s'engage à aucun résultat positif, et lui a communiqué la documentation concernant le 714-X. Elle donne donc son accord pour l'administration du produit en toute connaissance de cause. Et le traitement commence. Mais elle a parlé de sa démarche au médecin-chef du service de l'hôpital de la région parisienne où l'enfant avait primitivement été hospitalisée, lequel a aussitôt déclaré qu'il s'agissait d'un « escroc qu'il ferait mettre en prison ». Très impressionnée par tout ce que lui dit ce médecin hospitalier, la mère décide, le 26 avril, d'interrompre le traitement au 714. L'enfant décède le 8 mai.

Le 12 mai, violente attaque contre le kinési, à la télévision, par un grand patron de Villejuif qui parle des « charlatans du cancer ». Le 14, *France-Soir* entame une série d'articles annonçant le dépôt de plaintes de plusieurs familles et qualifiant le kinési d'assassin, d'escroc et de charlatan. Le 15, la mère de l'enfant porte plainte. Le 16 mai, le kinésithérapeute est arrêté juste avant qu'ait lieu la conférence de presse que celui-ci a annoncée et au cours de laquelle il doit faire état d'une dizaine de cas graves traités avec succès à l'Hôpital de Montréal par le 714-X. Le 23 mai, *Le Quotidien du*

Médecin entre en lice avec un titre en couverture et trois pleines pages de texte, ciblés sur Naessens, qui rappellent qu'une « affaire Naessens » s'est déroulée, en 1963, en Corse, avec des guérisons de malades leucémiques et cancéreux, contestées par les autorités ministérielles. Le tout aboutissant à une convocation à Paris, par un juge d'instruction et au départ pour le Canada du chercheur déjà aux prises avec la justice.

Mais justement, en même temps que cette évocation des raisons du départ de Gaston Naessens au Québec, me téléphone d'outre-Atlantique, l'écrivain américain Christopher Bird, pour me signaler que plusieurs de ses amis, aux Etats-Unis, ont été traités avec succès par le 714-X : il me cite un pilote, un ambassadeur, etc. Là-bas, il bat le rappel et, dans les semaines suivantes, quelque 200 télégrammes vont arriver au domicile de la malade parisienne qui fut l'accompagnatrice du premier voyage, à Montréal, de celui qui est maintenant en prison. D'autres journaux en France ont repris le relais, et, le 14 juin, *Spécial Dernière* qui, dans son édition du 25 mai avait proclamé : « *Spécial Dernière* a gagné : le kinési escroc du cancer a enfin été mis hors d'état de nuire... deux semaines de suite nous avons fait la « Une » de cette affaire... Aucun journaliste ne se vantera jamais d'avoir fait envoyer un homme en prison, mais, dans ce cas précis, il y avait urgence et nous n'avions pas d'autre choix », publie un encadré avec photo d'une actrice qui, se disant solidaire des « mères désemparées » anime une association qui s'est portée partie civile, pour faire « inculper l'escroc de coups et blessures à enfants de moins de 15 ans, ayant entraîné la mort sans intention de la donner ».

En parallèle, en juillet 1984 se crée une autre association (« Le libre choix ») formée des patients du kinésithérapeute qui prennent sa défense. Elle comprend environ 200 membres, dont ceux traités avec succès par le 714-X, qui n'admettent pas qu'on les prive d'un remède qui leur a si bien réussi dans leur lutte contre le cancer. Ils indiquent que leurs lettres de soutien au kinésithérapeute envoyées à la presse n'ont pas été publiées, que leurs appels téléphoniques à la télévision leur ont été « raccrochés au nez », qu'il n'a pas été donné suite, par le magistrat instructeur, à leur appel pour demander que le traitement puisse leur être continué, et ils s'insurgent contre le fait que leur thérapeute continue a être incarcéré alors que d'autres condamnés pour exercice illégal de la médecine n'ont jamais été emprisonnés. L'association est assiégée d'appels de malades dont la santé, vu l'arrêt brutal de ravitaillement en produit, commence à décliner. Et il y aura des morts. Car le kinésithérapeute ne sera libéré que le 8 octobre. Et dans des conditions sévères.

« Libéré le 8 octobre 1984, j'ai dû verser une caution de 400 000 F, que je n'ai toujours pas récupérée à ce jour*. Et j'ai été sous contrôle judiciaire pendant 5 ans. D'abord toutes les semaines, puis tous les 15 jours, puis à nouveau toutes les semaines, puis tous les mois... Quant au procès, il n'a jamais eu lieu. Je n'ai jamais été entendu par le juge d'instruction sur le fond de l'affaire. Je l'ai vu, en tout, deux fois : la première, le jour de l'incarcération, quand on m'a dit d'emblée : “ On vous met sous écrou ”, et la deuxième, au cours de ma détention, où il m'a simplement montré des papiers à signer. C'était pour me faire reconnaître que tout ce qu'on avait saisi à mon cabinet de kinésithérapeute, c'était bien à moi. Et puis, c'est tout.

Jusqu'à présent, hors mon poste de télévision et quelques affaires personnelles, tous mes papiers, tout mon fichier de malades, tout est resté entre les mains de la police. Quand je suis sorti de prison, j'ai dû repartir à zéro : je n'avais plus l'adresse de mes patients. Je n'ai jamais rien récupéré, malgré plusieurs demandes : j'ai dû refaire totalement une clientèle.

Durant toutes ces années, le juge d'instruction a, paraît-il, demandé successivement à différents experts d'analyser le 714. Ils s'y sont toujours refusés. Systématiquement. Et puis on m'a notifié, il y a environ un an, donc au bout de six ans, que le résultat de l'expertise avait prouvé que le produit qu'on avait saisi à mon cabinet était bien du 714. Point à la ligne.

D'après mes avocats, le fait qu'ils aient nommé des experts fait poursuivre l'instruction. Mais, dans une instruction, l'accusé doit être entendu. Or je n'ai jamais été entendu. Mais, pendant ce temps, les choses ont avancé, au Québec, et, dans la presse médicale française, on en parle et il s'avère que le produit est, maintenant, officiellement prescrit par les médecins qui en font la demande à la Direction générale de la protection de la Santé à Ottawa, pour tout le Canada. »

Et nous voici arrivés au troisième épisode de l'affaire. Car, après la Corse et le procès français, pour lequel Gaston Naessens est revenu, en 1965, en France, voici l'inventeur-découvreur qui renoue avec la justice, mais cette fois c'est au Québec.

* Entretien du 20 septembre 1991.

Procès de Gaston Naessens à Sherbrooke

Le journaliste et écrivain, Christopher Bird, a publié un passionnant ouvrage qui relate en détail les trois semaines de procès qui, en décembre 1989, vont aboutir à la victoire de Naessens. Il a suivi les débats de bout en bout. C'est à ce livre que nous allons emprunter de quoi résumer ici l'essentiel de l'affaire. Ce compte rendu commence en ces termes :

« Tôt, le matin du 27 juin 1989, un biologiste d'origine française, d'allure aristocratique, grand, svelte, le crâne dégarni, pénètre dans le Palais de Justice de Sherbrooke, au Québec, pour assister à l'audience qui fixera la date de son procès. A son passage, plus d'une centaine de personnes rassemblées devant l'édifice l'ovationnent chaleureusement.

Les manifestants, armés d'une véritable petite forêt de pancartes et de bannières de fortune, l'acclament. On peut lire des slogans, dont les plus percutants proclament : « Liberté de parole, liberté de traitement, liberté au Canada! » « Vive la vraie médecine, non au pouvoir des médecins! » « L'incarcération d'un authentique savant permet au CANCER et au SIDA de continuer leurs ravages! » « Merci Gaston, tu m'as sauvé la vie! ». Et une autre pancarte réclame tout simplement : « Justice pour Naessens! »*

De fait, sur la page suivante, nous voyons les photos des porteurs de pancartes, lesquelles nous rappellent étrangement, mais des textes anglais se mêlant ici à ceux en français, les photos prises à Nice, en 1988, lors des manifestations soutenant le Dr Lagarde. Christopher Bird continue :

« Environ un mois plus tôt, en début d'après-midi, Gaston Naessens, rentrant chez lui, a la surprise de découvrir toute une nuée de journalistes envahissant les abords de sa résidence à Rock Forest, un petit hameau où il a installé son laboratoire au sous-sol de la maison familiale. Les journalistes avaient été prévenus d'avance, peut-être même illégalement, par des agents de la Sûreté du Québec (police provinciale), qui s'empressaient de venir exécuter leur mandat.

---

* Christopher Bird, *La vie et les tribulations de Gaston Naessens, le Galilée du microscope,* éditions « Les presses de l'Université de la Personne Inc. ». Traduction française de Roxane Delongchamps. Christopher Bird est diplômé de l'Université de Harvard (baccalauréat en biologie) et de l'American University de Washington D.C. (maîtrise en Etudes de l'Europe de l'Est et de l'Union soviétique).

Version anglaise : « The Persecution and Trial of Gaston Naessens, The true Story of the Efforts to Suppress an Alternative Treatment for Cancer, AIDS, and Other Immunologically Based Diseases », éditeur : H. J. Kramer Inc P.O. Box 1082, Tiburon, CA 94920.

Sous la mitraille des appareils photo et des caméras, Naessens est conduit jusqu'à la prison de Sherbrooke dans une voiture de police. En attendant l'audience préliminaire, il doit passer les vingt-quatre prochaines heures dans une cellule exiguë, dans des conditions d'insalubrité inimaginables. Cet homme de science distingué est contraint de dormir sur un lit de camp entaché d'excréments humains. Après sa relaxation, moyennant une caution de 10 mille dollars, ses vêtements empestent tellement que sa femme les brûle. »

L'irrespect pour ceux qui réussissent à soulager les malades là où d'autres ont échoué est donc le même quelles que soient les longitudes.

Mais tout de suite, évoquant les possibilités du microscope inventé par Naessens, lequel est le seul existant actuellement qui permette de visualiser des entités vivantes de loin plus petites que celles vues par les microscopes courants, l'auteur nous donne les références scientifiques qui, l'enquête prenant corps, viennent apporter leur caution à l'inventeur franco-québécois. En voici deux :

« Vous n'avez pas à me croire sur parole », dit Christopher Bird, « lisez plutôt les commentaires apportés par Rolf Wieland, un expert sénior en microscopie de la firme d'optique allemande bien connue Carl Zeiss, dans une lettre officielle qu'il écrivit le 6 septembre 1989 :

" Ce que j'ai vu représente un progrès remarquable pour la microscopie... Il semble qu'il y a là une piste prometteuse pour l'avancement de la science. "

« Dans une autre lettre, en date du 12 octobre 1989, le Dr Thomas G. Tornabene, Directeur de l'Ecole de Biologie appliquée (School for Applied Biology) de l'Institut de technologie de Georgie (Georgia Institute of Technology, connu sous le surnom de " Georgia Tech ") écrit, après s'être rendu au laboratoire de Naessens, pour y étudier le microscope :

« Que Naessens puisse ainsi observer des prélèvements biologiques frais est une chose vraiment impressionnante... Les différences les plus étonnantes sont celles que l'on peut immédiatement déceler entre les prélèvements de sang de personnes malades ou saines. Les particularités que l'on voit dans le sang des sidéens sont surprenantes. Le microscope et l'expertise de Naessens pourraient être d'une immense valeur pour de nombreux recherchistes » *(sic)*.

C'est ce remarquable appareil qui a permis à Naessens non seulement de révéler ces entités infimes qu'il a nommées « somatides », mais encore de découvrir qu'elles sont sujettes à une évolution cyclique. Au cours de celle-ci, leur forme change : de sporulée, elle devient bactérienne, puis mycobactérienne, puis levure, ascospore, mycélienne, etc. En tout, seize formes distinctes que Naessens a filmées et fixées sur diapositives.

C'est grâce à l'étude du cycle de ces seize étapes dans le sang d'humains atteints de maladies dégénératives telles la polyarthrite évolutive, la sclérose en plaques, le lupus, le cancer, le Sida, qu'il a pu associer à ces maladies évolutives les différentes formes observées et en avoir ainsi la preuve que le diagnostic de celles-ci est possible bien avant la manifestation de leurs symptômes médicaux. Il en a également fait le constat que ces manifestations pathologiques ont un principe de fonctionnement commun, étant inter-reliées entre elles de par un processus d'évolution identique — contrevenant ainsi au credo des autorités médicales orthodoxes.

Mais revenons au texte de Bird :

« Après avoir établi le cycle complet de la somatide, Naessens, par toute une série d'expériences brillantes, réussit à mettre au point une thérapeutique pour stimuler le système immunitaire. Ce produit est dérivé du camphre, substance organique provenant du camphrier, un arbre de l'Est de l'Asie. Contrairement à la plupart des médicaments, il est injecté dans le corps par voie intralymphatique, et non par injection intramusculaire ou veineuse; il passe donc directement dans le système lymphatique, via un ganglion inguinal.

En passant, nous devons signaler que la confrérie médicale soutient que toute l'approche de Naessens est fausse, principalement parce que ses membres croient et affirment qu'il est impossible de faire une injection intralymphatique. En réalité, cette technique est non seulement possible, mais relativement simple. La plupart des gens n'ont aucune difficulté à l'exécuter lorsqu'on leur indique comment localiser le ganglion. Les médecins n'apprennent pas cette technique pendant leurs études médicales, mais on peut l'enseigner même aux profanes, en l'espace de quelques heures.

Ce produit a été baptisé " 714-X ", le sept et le quatorze font référence à la septième lettre de l'alphabet (G) et la quatorzième (N), c'est-à-dire aux initiales du prénom et du nom de famille de Naessens, tandis que le X, vingt-quatrième lettre de l'alphabet, désigne l'année de sa naissance (1924). Le 714-X a restabilisé, fortifié et accru les capacités du système immunitaire dans 75 % des cas injectés correctement, permettant ainsi à l'organisme d'exécuter sa mission qui consiste à débarrasser le corps de la maladie. »

Les données de base étant ainsi posées, en quoi consiste exactement l' « affaire Naessens », côté Québec?

Une certaine Mme Langlais, atteinte d'un cancer du sein, a été adressée par le médecin traitant qui l'a diagnostiqué, à un éminent chirurgien québécois spécialisé en cancérologie. Une intervention chirurgicale a aussitôt été décidée, mais, à la surprise du chirurgien, la malade ne s'est pas présentée au jour convenu en salle d'opération.

Au procès, lors de son interrogatoire, le chirurgien précisera : « Souvent, nous envoyons la police chercher les patients hésitants... » La déclaration de son mari, faite à l'instigation de la Corporation des médecins, sera très claire à ce sujet : Mme Langlais n'avait jamais eu l'intention de subir l'opération proposée : « Elle avait trop peur des hôpitaux et de ce type " d'opération ". C'est pour cela qu'elle s'en était remise au traitement de Naessens. » Mais elle s'est adressée à celui-ci trop tard (cancer déjà métastasé) et, malgré son traitement, décède.

Il s'ensuit un procès à la diligence du Procureur de la Couronne* et de la Corporation des médecins du Québec, Naessens étant inculpé à la fois de négligence criminelle et fraude, deux crimes majeurs entraînant des peines de prison, procès au cours duquel les qualifications de « charlatan » et d'escroc ne manqueront pas d'être proférées.

Nous allons voir, au cours des débats dont mon confrère américain nous donne une vision si vivante, s'engager des discusions sans fin et, pourrait-on dire, moliéresques, sur la valeur d'un appareil et d'un produit dont ceux qui les critiquent ignorent tout, et dans lesquelles des « experts » qui n'ont aucune expérience en la matière, puisqu'il s'agit en quelque sorte de prototypes, apportent leur jugement péremptoire en vertu de leurs connaissances, obsolètes par rapport aux innovations dont ils ont à évaluer l'intérêt. Il est évident qu'en toute honnêteté, ils devraient se récuser. Mais a-t-on jamais vu un expert désigné pour donner son avis dans une affaire avouer son incompétence?

Un des points les plus positifs de l'ouvrage en faveur de la thérapeutique Naessens, ce sont, bien sûr, les témoignages de malades, au cours des audiences du procès. Celui-ci a commencé par l'interrogatoire du membre de la Sûreté qui, accompagné de deux commissaires enquêteurs, a procédé à la perquisition, au laboratoire de Naessens, au cours de laquelle ont été saisis cent cinquante dossiers de malades et cinq fioles de 714-X. Notez bien sa date : 13 décembre 1984. Et cette perquisition fait suite, et est destinée à étayer, nous dit Bird, « une déclaration de huit pages soutirée le 12 novembre 1984 à M. Langlais à l'instigation de la Corporation médicale ». Le relais avec l' « affaire parisienne » a été pris avec célérité...

Sur les cent cinquante dossiers saisis, cent quarante-huit seront rendus au biologiste, deux seulement étant considérés par la justice comme intéressants, et parmi ceux-ci celui de Mme Langlais. Et

---

* Le Canada est membre du Commonwealth, dont le Souverain britannique est le chef.

signalons tout de suite que, lors des dépositions, celle du médecin qui a autopsié le corps de celle-ci a confirmé qu'étaient atteints le système lymphatique, le foie, les poumons, les os.

Notons aussi que les étiquettes des fioles de 714-X, portaient très clairement : « Chlorure de Camphorimine — pour injection intra-lymphatique seulement. PRODUIT EXPERIMENTAL à l'usage exclusif du corps médical. EXPORTATION. »

Et de fait, les témoignages de médecins et de malades prouveront que le produit est utilisé bien au-delà des frontières du Canada. Citons quelques exemples.

De Belgique, de France, des médecins sont venus soutenir Naessens, tant au Palais de Justice qu'au cours des manifestations précédemment organisées — le Dr Raymond Keith Brown, médecin généraliste new-yorkais, qui a travaillé au très célèbre Institut américain Sloan Kettering, en cancérologie, déclarant « être persuadé que Naessens, dont il étudie les découvertes depuis 1975, est un génie », et faisant référence à l'un de ses patients, atteint d'un cancer du pancréas, qui, aucun traitement conventionnel ne donnant d'effets positifs, avait très bien répondu au 714-X.

Quant aux malades... quelques cas parmi d'autres (je cite les noms, puisque Christopher Bird les a indiqués) :

— Roland Caty, chargé de la construction d'une université au Rwanda, en Afrique, atteint d'un adénocarcinome (tumeur maligne) de la prostate, en 1976 est un des premiers à avoir profité du traitement au 714-X. Aujourd'hui, il va bien.

— Helmut Walleczek, ingénieur en textile, de la province de Vorarlberg (Autriche), raconte qu'en 1978 on lui a découvert une tumeur cancéreuse à un rein, et qu'en dépit de doses massives de rayons, des métastases au foie se sont développées ensuite. Ayant appris par son frère l'existence de Gaston Naessens, il a pris l'avion pour venir au Québec suivre le traitement. Depuis, il est en parfaite santé. Il remet au tribunal un rapport écrit de son médecin généraliste qui prouve que les spécialistes du cancer autrichiens n'ont dépisté aucune métastase après l'avoir soumis à toute une série de tests et doivent admettre qu'il est guéri.

— Gary Diamond, fils de médecin, homme d'affaires de trente et un ans, vivant en Californie, apprend, en 1981, qu'il a contracté une forme particulièrement virulente de maladie de Hodgkin, lymphogranulomatose maligne touchant les ganglions et suscitant des tumeurs dans d'autres organes. Il est opéré puis traité par chimiothérapie et rayons. Selon ses médecins, il lui reste environ deux ans à vivre. Avant la fin de son traitement chimio, un scientifique canadien lui suggère une thérapeutique alternative qui n'est autre que le 714-X. Il suit le traitement à partir de 1983, et arrête en août 1983, sur le conseil de ce même scientifique, sa chimiothérapie. Il dit au procès, avec une légère ironie : « Je suppose que je suis guéri puisqu'on a bien voulu m'accorder une police d'assurance-vie au taux des primes normales! » (Quatre compagnies d'assurance se sont mises sur les rangs pour lui offrir une couverture complète.)

— Marcel Caron, Québécois, ex-directeur des ventes d'une firme commerciale, est atteint, en 1981, de polypes au niveau du sigmoïde, qui, une fois excisés, sont reconnus cancéreux. Ses médecins lui recommandent l'ablation immédiate d'une bonne partie de son intestin. Ce qu'il refuse, son frère, qui a eu la même chose, en 1970, et a été opéré, étant décédé six mois plus tard dans d'atroces souffrances. Fort heureusement, son épouse ayant eu un cancer du sein traité avec succès par le 714-X, il sera soigné par Naessens avec un résultat aussi favorable. Il termine son témoignage en indiquant qu'il n'est pas venu seulement parler de sa guérison : « Je ne suis pas ici pour juger des bénéfices de la médecine alternative par rapport à la médecine orthodoxe, mais pour dire que j'ai le droit — nous avons tous le droit — de choisir le genre de traitement que nous jugeons bon. »

D'autres témoignages se succèdent dont l'avocat de Gaston Naessens, Me Chapdelaine, sait remarquablement tirer parti.

Et nous en arrivons aux conclusions du 30 novembre 1989, que décrit magistralement dans ce livre qu'il faut, absolument, lire, mon confrère Christopher Bird :

« En énonçant les " points de droit " essentiels aux jurés, le juge Péloquin commença par dire, sur un ton calme et mesuré, que l'on n'avait pas fait le procès d'une forme de médecine alternative, mais d'une personne accusée, par la Couronne, d'avoir contribué, par négligence criminelle, à la mort d'une patiente en lui faisant une fausse promesse de guérison... *

Ces remarques, qui semblaient appuyer la thèse du procureur plutôt que celle de la défense, nous bouleversèrent profondément. Cependant, au fur et à mesure que se déroulait l'écheveau du président de la Cour, il devenait clair, je dirais, clair comme du cristal, que, pour convaincre Naessens de délits aussi graves, il devenait d'une importance capitale que chacun des jurés, femme et homme puisse, " en son âme et conscience " passer à travers cinq étapes, c'est-à-dire affronter un combat en cinq " rounds " ou encore participer à une course à cinq obstacles. Lentement, il dicta ce que les cinq obstacles représentaient, tandis que chaque membre du jury, appliqué comme un étudiant devant son pupitre, transcrivait scrupuleusement chaque mot de la dictée. »

---

* Tous les témoins traités par Naessens ont au contraire indiqué que jamais il ne leur avait promis la guérison.

Et voici ce que dicte le juge :

Document 29

« Premièrement, vous devrez être convaincus (début de phrase suivi des mots forts impressionnants) ... EN DEHORS DE TOUT DOUTE RAISONNABLE... » que, lorsque la patiente s'est rendue au laboratoire de Naessens, à Rock Forest, elle avait encore une chance raisonnable de guérison complète en suivant un traitement orthodoxe, et vous devrez évaluer les témoignages des experts médicaux de la poursuite à cet égard. »*

« Deuxièmement, si vous franchissez cet obstacle, vous devrez ensuite être convaincus (et de nouveau résonne le gong frémissant)... EN DEHORS DE TOUT DOUTE RAISONNABLE... que Gaston Naessens a véritablement promis à la patiente et à son mari que vingt et une injections de 714-X la guériraient entièrement d'un cancer du sein métastasé aux ganglions lymphatiques. »

« Troisièmement, si, à ce point, vous êtes toujours convaincus de la culpabilité de l'accusé, vous devrez passer à l'étape trois, où vous devrez être convaincus (en ajoutant d'une voix sonore)... EN DEHORS DE TOUT DOUTE RAISONNABLE... que la promesse était fausse, que l'accusé savait qu'elle était fausse, ou tout au moins le présumait-il. »

« Quatrièmement, même si vous franchissez les trois premiers obstacles, vous devrez encore décider, à la quatrième étape si (toujours)... EN DEHORS DE TOUT DOUTE RAISONNABLE... Naessens a fait preuve d'une " insouciance déréglée et téméraire " par rapport à la vie de la patiente. »

« Finalement, vous devrez franchir un cinquième et dernier obstacle : vous devrez être convaincus... EN DEHORS DE TOUT DOUTE RAISONNABLE... que c'était bien cette fausse promesse de guérison qui a empêché la patiente d'accepter des traitements orthodoxes. »

En conclusion, le juge ajouta : « Si vous êtes certains d'avoir franchi les cinq obstacles, vous devrez rendre le verdict : coupable ! »

Le procès était terminé : cinq hommes et six femmes, jurés assermentés, se retirèrent alors pour délibérer. Cela fut long. S'étant interrompus pour dîner, et malgré une reprise en nocturne, ce n'est que le lendemain matin que le verdict fut rendu. Tous les jurés étaient d'accord, et la présidente du jury répondit au nom de tous : Non coupable cinq fois — à chaque chef d'accusation.

On était le 1er décembre 1989. Naessens était acquitté.**

---

* Christopher Bird, en bon journaliste américain précis, indique, en note, que, « Aux Etats-Unis, le mot " tout " n'est pas utilisé. On s'y contente du simple " En dehors d'un doute raisonnable " ».

** Voir page 334 les informations techniques sur le microscope et le 714-X de Gaston Naessens.

Revenons en France : le procès d'octobre 1992

Voici donc le 714 X innocenté. Mais, en France, l' «affaire» n'est pas réglée. Le médecin qui l'a prescrit et le kiné qui est allé chercher le produit au Québec et a fait les injections intra-lymphatiques aux malades sont traduits en justice — huit ans après les faits ! — sous l'inculpation d'exercice illégal de la médecin et de la pharmacie et escroquerie, pour le kinésithérapeute, et de complicité d'exercice illégal de la médecine, pour le médecin.

Ainsi, la chronologie des faits a été inversée. Car, en fait, le médecin a exercé une activité parfaitement conforme à son droit de médecin cherchant à s'informer en demandant, le premier, au kinési d'aller lui chercher, après de Gaston Naessens, les renseignements nécessaires et de rapporter des ampoules de 714 X, et s'il s'est adressé à celui-ci pour faire les injonctions c'est parce que la technique intra-lymphatique était totalement inconnue en France et que le kinési était donc le seul, dans notre pays, à l'époque, à savoir s'y prendre pour le faire comme le lui avait enseigné sur place Naessens, — d'autant qu'il faut, pour cela, un repérage anatomique précis que les kinésithérapeutes sont plus à même que quiconque de faire. Le médecin s'adressait donc, en lui, à la seule personne ayant les qualités et les connaissances requises, alors, pour ne pas faire courir de risques au malade. Ce qui était non seulement son droit, mais son devoir.

Quant au kinésithérapeute, s'il avait refusé au médecin de lui apporter l'aide de son savoir acquis auprès de Gaston Naessens en ce qui concerne cette technique qui, redisons-le encore, si elle a été utilisée par d'autres, aux Etats-Unis en particulier par la suite, était, en 1984, absolument inconnue en France, il aurait été passible de l'application de l'article 63 du Code pénal, si un malade l'avait estimé responsable de non-assistance à personne en danger.

L'accusation d'escroquerie, elle, provient du fait que les plaignants n'ont pas compris ou pas accepté que le prix des produits soit fortement majoré par le coût des importants frais d'aller et retour et de séjour au Québec engagés par le kinési, qui allait chercher lui-même les boîtes de 714 X par quantités assez minimes pour être contenues dans son attaché-case, — afin de passer la douane sans éveiller l'attention, l'importation du produit n'étant pas autorisée, en France, selon les lois de l'époque. Ce qui l'obligea à multiplier les voyages (60 malades environ ont été traités en 16 mois).

Il n'en est pas moins vrai que, lors du procès qui a eu lieu devant la 16e chambre correctionnelle de Paris, les 26, 27 et 28 octobre 1992, il a été demandé une peine de 2 ans de prison avec sursis, pour le médecin, et 3 ans de prison ferme pour le kinésithérapeute.

Au moment où j'écris ces lignes, le jugement n'est pas encore rendu. Affaire à suivre.

En Autriche, l'« Affaire Hamer »

Le Dr Hamer a, lui aussi, fait une étonnante découverte. D'un tout autre ordre, cependant.

Cancérologue ayant eu le malheur de perdre brutalement son fils de manière particulièrement tragique, le Dr Geerd Hamer a développé, lui-même, un cancer qui, au terme de longues recherches effectuées dans différentes cliniques universitaires où il dirigeait les services de médecine interne, l'ont amené à faire d'intéressants constats. Constats si nombreux et si constants qu'il a résumé ceux-ci sous la forme d'une loi qu'il a nommée : « La loi d'Airain du Cancer ».

Selon lui, ce qu'il a constaté pour les maladies cancéreuses paraît avoir trait à toute pathologie qui n'est pas d'origine infectieuse. « J'avais cherché le cancer dans la cellule, et je l'ai trouvé dans une erreur de codage du cerveau », dit-il.

La théorie du Dr Hamer est qu'il y a un synchronisme constant entre le corps, le psychisme et le cerveau. Il en a fait l'exposé dans un livre de 500 pages, bourré d'exemples concrets et d'images d'encéphalographies qui, sous le titre : « Fondements d'une médecine nouvelle » a été traduit en français, et publié par les soins de l'Association Stop au Cancer, qui, en France, soutient son action.* En voici quelques extraits.

Document 30

*A partir de mon expérience personnelle et de celle de centaines de patients dont je me suis occupé en tant que chef de service interne dans nombre de cliniques universitaires allemandes, j'ai pu établir que tout cancer débute par un choc psychique brutal**, un conflit dramatique vécu dans l'isolement et j'ai donné à ce virulent conflit initial le nom de Dirk-Hamer-Syndrom (D.H.S) du nom de mon fils Dirk, dont la mort tragique fut à l'origine de mon propre cancer. Les centaines de milliers de cas examinés depuis m'ont amené à formuler ce que j'ai appelé la Loi d'Airain du cancer. Loi d'Airain, parce qu'elle n'a jamais été contredite et s'est toujours vérifiée dans chacun des milliers de cas de cancer que j'ai suivis ces dernières années.*

......

Tous les processus et phénomènes psychiques sont reliés et coordonnés par le cerveau, qui est en quelque sorte le grand ordinateur de notre organisme. Le psychisme en est le programmateur, tandis que le corps et le psychisme constituent ensemble l'organe cible.

.....

---

* A.S.A.C. (Association Stop au Cancer, 29, Bd Gambetta, 73000 Chambéry).

** Le Dr Arthur Vernes disait que l'origine de tout cancer était un choc physique ou psychique.

La teneur objective du conflit, c'est-à-dire la manière dont le patient le ressent, le jour sous lequel il se présente à lui au moment du coup de massue, détermine à la fois la localisation du cancer dans l'organisme et celle de la rupture de champ, du court-circuit qui se produit au niveau du cerveau, le foyer Hamer.

.....

Il y a corrélation exacte entre l'évolution du conflit, celle du cancer dans l'organisme et celle du foyer Hamer.

......

La carte topographique du cerveau, que j'ai dressée pour la première fois en août-septembre 1983, indique pour chaque aire cérébrale l'organe correspondant dans le corps et elle précise la nature, la teneur du conflit correspondant à chaque organe...

Cette théorie audacieuse va déclencher une violente polémique de la part de la hiérarchie médicale classique au milieu de laquelle évolue le Dr Hamer. Et l'on ira jusqu'à dire qu'il a perdu l'esprit.

J'ai pourtant rencontré un groupe de médecins belges qui m'a dit avoir contrôlé, sur des scanners du cerveau, l'exactitude de ses observations. Mais d'autres sont d'un avis contraire. Voilà une information à pousser plus avant.

DEUXIÈME PARTIE

LES ASSOCIATIONS DE MALADES

« *Chaque maladie est une prison particulière à laquelle il faut trouver la bonne clef.* »

Jean-Paul Dommangeau
Président de « Santé-Liberté-Entraide ».

UN BUT : LA DÉFENSE DES MALADES

Nous venons de voir une association « dans l'exercice de ses fonctions », puisqu'elle édite les œuvres du médecin contesté dont elle prend part à la défense et pour lequel elle milite activement afin que ses travaux soient reconnus : c'est, en effet, l'un des résultats de la marginalisation, voire des persécutions qui sont réservées par l'orthodoxie aux novateurs qui la dérangent que de susciter la création de groupes de malades qui se réunissent pour défendre leur santé.

Dans 99 % des cas, il s'agit de patients pour lesquels ont d'abord été utilisées les thérapeutiques classiques. Et c'est devant l'échec de celles-ci que le malade ou sa famille, à la suite du conseil d'un proche ou d'un médecin plus attentif que ses confrères aux échos qui lui en parviennent, en arrivent à s'adresser à « autre chose », afin de tout tenter pour avoir le plus de chances possibles de vaincre le mal.

Ces associations, qui vont de quelques centaines à quelques milliers d'adhérents, sont donc le lieu de rencontre de ceux dont l'expérience exclut la fantaisie et les phantasmes. A eux, on n'en conte pas. Quand une mère voit son enfant ramené de l'hôpital chez elle, pour y mourir et qu'en changeant de thérapeutique il sort peu à peu du néant, puis, par la suite, est guéri durablement, il est difficile de lui faire admettre que le produit utilisé est un placebo. Ça ne marche pas. Et quand, dans les réunions d'associations, un malade rencontre un autre malade, comme dans la chanson, qu'est-ce qu'ils se disent : leur histoire de malade. On a, alors, des confrontations d'expériences des plus intéressantes qu'il est bien dommage que les responsables de la santé ne prennent pas en considération. S'ils y étaient plus attentifs, voici ce qu'ils pourraient entendre.

LE POURQUOI D'UNE ASSOCIATION

— *Madame, vous êtes la présidente d'une association dénommée* « Fondation pour la Vie », *qui compte des centaines d'adhérents. Quelles sont les raisons qui vous ont amenée à vous occuper des grands malades cancéreux traités par les médecines « différentes », auxquels elle se dévoue?*

— Je me suis mariée à 23 ans. J'ai eu deux enfants et j'ai, maintenant, des petits-enfants. Mais auparavant, à 18 ans, j'ai été atteinte d'une tuberculose gravissime pour laquelle le traitement proposé était : l'ablation du poumon gauche, un pneumothorax du poumon droit et le sanatorium. J'ai tout refusé, car j'avais le sentiment que cela n'aboutirait à rien. J'habitais le Haut-Doubs, un petit village à la frontière suisse : dans les forêts de sapins et la montagne : alors pourquoi aller en sanatorium?*

— *Et comment vous en êtes-vous sortie?*

— D'une façon très positive, qui m'a valu cinq ans de traitement, avec le consentement et le grand savoir d'un médecin de Lyon, dont nous avions eu l'adresse par une très chère cousine. Et mes parents, que j'avais suppliés de ne pas m'envoyer en sanatorium, ont choisi cette thérapeutique qui était déjà pour le Dr F. — c'était en 1949 ou 1950 —, la cause de problèmes semblables à ceux que connaissent aujourd'hui ceux qui pratiquent les médecines dites parallèles. Le traitement a consisté en l'administration du vaccin Marbet, qui était similaire au vaccin Friedmann dont on parlait alors beaucoup, et qui est toujours utilisé par certains, du reste. Et j'ai gardé mes deux poumons.

— *Donc vous vous mariez à 23 ans, guérie?*

— J'étais encore en traitement. Je quitte mes montagnes pour Toulon, puis la Tunisie. Là, traitement terminé, je vais très bien. Premier enfant à 26 ans, c'est une fille. A 29 ans, naît notre fils. Pendant notre séjour en Tunisie, nous étions souvent fatigués et lorsque mon mari, qui était dans la marine, a été nommé de nouveau à Toulon, nous avons été amenés à consulter, pour des problèmes intestinaux, un naturopathe, lequel nous a appris comment nous bien nourrir. Il nous a appris à avoir une vie plus saine, plus équilibrée.

* Entretien du 25 février 1990.

Notre fils est né à ce moment-là, fin 1960. Nous avons eu très vite des problèmes avec lui : notre fille ayant attrapé la coqueluche, le pédiatre a absolument voulu vacciner son frère. Celui-ci avait un mois et demi : alors que c'était un bébé de très bonne venue, à la suite de cette vaccination, il n'a plus du tout supporté le lait. Aucun lait. Cela a été dramatique, jusqu'au jour où notre naturopathe nous a indiqué un lait de soja, qui a très bien marché. Et, jusqu'à l'âge de 10 ans, notre fils a été un enfant qui n'avait jamais aucune maladie. Les maladies d'enfance (rougeole, oreillons) que sa sœur avait avec des complications, lui, il les avait d'une façon tout à fait bénigne. Il était très énergique, était très bon élève.

— *Puisque tout allait bien, qu'est-ce qui a interrompu cette période d'euphorie?*

— Notre fils faisait beaucoup de sport. Un jour : il se casse une cheville. Hôpital : on le plâtre — cela dure de trois semaines à un mois. Il va quand même en classe. Ensuite : rééducation. Puis, à nouveau, il se tord la cheville et, là, on diagnostique une foulure. Cheville enflée. Et puis une deuxième foulure. Et une troisième. Je commence à m'inquiéter. En 1973, je le trouve très pâle, ce qui m'inquiète encore davantage; nous allons donc voir un médecin, ami de la famille : il me dit que je suis une mère poule, que mon fils va très bien et me recommande de « lui ficher la paix ».

Chaque année, j'amenais mes enfants chez le médecin, avant la rentrée des classes, pour une visite générale...

— *On leur faisait une numération globulaire?*

— Non. Le médecin auquel je l'avais demandé m'avait dit : « Laissez-le tranquille, il n'en a pas besoin. » Et puis, deux ou trois jours avant les vacances de Noël, il fait un 40° de température. Le médecin lui donne des oligo-éléments : la fièvre disparaît. Mais, par la suite, notre enfant ne cesse de me dire qu'il est très, très fatigué. En janvier, il se plaint d'avoir mal à la gorge. Je regarde : pas de gorge rouge, pas de petits points blancs; rien qui annonce une angine. Le lendemain, il me dit : « Maman, regarde : le ganglion que j'avais hier a grossi. » Je regarde à nouveau sa gorge et toujours pas de gorge rouge. Je trouve alors que ce n'est pas normal et téléphone à notre médecin qui me dit : « Qu'est-ce que vous avez encore bien pu trouver? » Je crois qu'il me prenait un peu pour une illuminée. Mais il me donne rendez-vous pour la semaine suivante. Alors, j'insiste sur l'urgence, vu le volume qu'a pris le ganglion et nous le voyons le soir même.

Dès que la porte s'est ouverte, il a froncé le sourcil, et nous a dit : « Effectivement, il y a quelque chose de grave; on va faire une ponction. » Trois jours après : ponction, à l'Hôpital Sainte-Anne. Dans le service O.R.L., puisqu'il s'agissait de la gorge. Et l'on nous convoque trois jours après, en nous disant qu'il faudra faire une biopsie car l'examen a démontré qu'il s'agissait d'un état cancéreux.

L'O.R.L., qui était quelqu'un de très humain, n'avait pas voulu donner le diagnostic devant notre fils auquel il avait demandé de sortir. Il avait des enfants et comprenait tout ce que cela pouvait représenter pour des parents. Le jour même, sans nous laisser le temps d'aller chercher un pyjama à la maison, on me l'hospitalise dans un autre service. Nous étions alors le 26 ou le 27 janvier 1974.

Dans ce nouveau service, on lui a fait des radiographies et toutes sortes d'examens : lymphographie et autres choses barbares, pendant une quinzaine de jours. Et c'est là que, le 13 février, après tous ces examens, on nous a dit : « Votre fils est perdu — trois mois de survie au plus, et l'on n'a aucun moyen de le sauver, car la maladie est déjà généralisée : aucune radiothérapie n'est donc possible. On peut tout juste essayer une chimiothérapie, mais à fortes doses, ce qui n'est pas évident sur un enfant de 13 ans. Cela va être très, très difficile.

— *Quel était exactement le diagnostic?*

— Un réticulo-sarcome dictiocytaire, stade IV, c'est-à-dire, nous a-t-on dit, en phase terminale. C'est une forme de cancer, cousine germaine de la leucémie, extrêmement rare chez un enfant.

— *Donc, c'est ça qui vous arrive, à vous. Vous vous êtes battue comment? Par des médecines « différentes »?*

— Notre fils a été hospitalisé dans le service du Pr H., chef du service de médecine générale — le mot cancérologie n'était pas employé. Lorsqu'il nous a reçus, mon mari et moi, en dehors de notre enfant, bien sûr, il nous a dit que le cancer était d'autant plus virulent qu'il s'était déclaré à l'âge de la croissance. « On va utiliser le protocole H 67 du Pr Jean Bernard », nous dit-il, « qui est une chimiothérapie intensive. Nous avons préparé un protocole qui s'établit en 9 séries, basées chacune sur six semaines de perfusions, à raison d'une perfusion par semaine, avec, en complément, de la cortisone à forte dose. Votre fils sera hospitalisé tout ce temps-là. » Lorsque nous avons entendu cela, nous étions atterrés. Maintenant, j'arrive à en parler, mais j'ai été longtemps sans pouvoir le faire. Le Pr H. nous a tracé un tableau si dramatique que mon réflexe, étant donné mon passé personnel, a été de lui dire : « Mais je ne laisserai pas mourir mon enfant. Pour le sauver, j'irai au bout du monde... » A cela, il m'a répondu : « Eh bien, Madame, partez tout de suite : vous pouvez aller au bout du monde. Jamais vous ne guérirez votre enfant. »

A partir de là, il m'avait dit quelque chose qui dépassait tout ce que je pouvais accepter. Et, en moi, il s'est créé quelque chose que je ne peux expliquer. Je me suis senti une force qui me disait : mais *si,* tu le sauveras, tu le sauveras, et tu le sauveras. Et je crois que, ce qui a été fantastique, c'est que, à partir de ce moment-là, je n'ai rencontré que des gens qui nous ont aidés. C'était par des choses, en fait, très anodines. Mon mari, ayant quitté la marine, était alors gérant d'un Club de Tennis. Il venait là beaucoup de médecins, de gens qui travaillaient dans des laboratoires. Dans un premier temps, je m'étais dit : « Notre malheur n'intéresse que nous : nous n'en parlerons pas. » Et puis j'ai pensé : « Ils sont dans le médical, ils doivent bien savoir des choses intéressantes. » J'ai donc parlé de la maladie de notre enfant. Et ces gens m'écoutaient avec beaucoup de respect, beaucoup de gentillesse. Mais, bon, ils étaient comme le Pr H., complètement dépourvus des connaissances autres que tout à fait classiques. Et, en fait, ce n'est pas un médecin qui nous a apporté la bonne étoile.

— *Je voudrais que vous précisiez, pour qu'on comprenne bien, ce qui s'est passé avec l'hôpital.*

— Notre fils, à partir du 13 février, a été hospitalisé, et a subi des séries d'examens, après quoi, autour du 25 février, a été commencée sa chimiothérapie. Donc, pendant six semaines, il ne peut revenir à la maison. Il devait y avoir un traitement de neuf fois six semaines, c'est-à-dire six perfusions en six semaines, avec la cortisone par voie buccale, après quoi, entre deux séries, on lui permettait de revenir à la maison. Mais le Pr H. m'avait prévenue : « Nous avons, en principe, prévu ces dix-huit mois de traitement, mais soyez compréhensifs : il nous est impossible de le sauver, comme nous vous l'avons dit, donc il aura peut-être une ou deux séries. Pas davantage. »

Après la première série, donc, notre fils revient chez nous. Sa sœur, qui a toujours été très proche de lui (tous deux font beaucoup de musique ensemble), a été, dès qu'il fut malade, son soutien essentiel, lui faisant la lecture, lui passant des disques. Notre ami médecin est toujours avec nous. Lui, n'a rien à proposer, ou tout au moins n'ose rien proposer bien qu'il sache l'existence de traitements autres. Il connaît en Suisse, dit-il, des médecins qui utilisent des thérapeutiques différentes, au niveau du cancer, mais que l'on ne peut introduire à l'hôpital. Donc on les utilisera lorsqu'il sera à la maison. En revanche, ce qu'on peut faire à l'hôpital, pour l'aider à supporter le choc de la chimiothérapie intensive, qui est terrible, c'est de préparer son organisme, ce qu'on ne fait jamais dans les hôpitaux : trois jours avant la série de perfusions, on va mettre son organisme complètement au repos, en lui faisant cesser toute nourriture de l'hôpital, et en y substituant un amalgame de fruits et de légumes à base uniquement de jus, lui apportant toutes les protéines et vitamines nécessaires, avec lait d'amandes et jus de carottes en particulier. L'enfant s'est très bien prêté à tout cela.

A chaque repas, je venais donc à l'hôpital avec un grand sac en plastique, où je mettais la nourriture de l'hôpital, que j'emportais sans qu'il l'ait consommée, et il prenait ce que je lui apportais. Donc, trois jours avant son traitement, il avait uniquement cela. Du reste, il n'avait pas faim, et ne pouvait pas voir la nourriture hospitalière. Pendant toute la durée du séjour qu'il y a fait, il n'en a pas mangé une seule fois.

Dès la première série de chimiothérapie, nous avions donc procédé ainsi. Le jour de la première perfusion, les médecins qui, très gentiment, nous avaient autorisés à venir voir notre fils lorsque nous le voulions, m'ont demandé à ce que je reste toute la journée auprès de mon petit malade. J'ai donc quitté mon travail pour être près de lui tout le temps afin de surveiller ses réactions. Le médecin nous avait dit : « Dès demain, votre fils va commencer à perdre ses cheveux, et peut-être même dès aujourd'hui : ne soyez pas impressionnés. Il va beaucoup vomir : ce sont des réactions classiques avec la chimiothérapie. » En prévision de tout cela, nous avions à portée de la main des cuvettes. Au lieu de cela, il a dormi toute la journée de cette première perfusion. Tellement intensément que, de temps en temps, je le touchais pour voir s'il était encore bien vivant.

Le médecin est venu plusieurs fois : « Il a vomi combien de fois? » — Moi : « Il n'a pas vomi. » Et, très tard, le soir, les infirmières se succédaient, même la nuit. « Combien de fois a-t-il vomi? » demandaient-elles. — « Il n'a pas vomi. » Alors, là, on voyait qu'il y avait une certaine interrogation de leur part.

Le lendemain matin, le Professeur arrive avec tout un groupe d'internes auxquels il a expliqué le cas de notre malade, en termes tout de même voilés, car l'enfant était très interrogateur et avait toute sa lucidité. Puis, quand tout le groupe est reparti dans le couloir, il est revenu près de celui-ci et lui a pris les cheveux, en les lui tirant un peu, pensant qu'il allait en récupérer une touffe. Mais rien n'est venu. Alors, il a dit, en le regardant : « Ah bon, tu ne perds pas tes cheveux... Ah ça, c'est très bien... » Et pendant trois jours, il venait et lui tirait les cheveux pour voir si... Et jamais notre enfant n'a vomi, ni perdu ses cheveux.

— *Combien de fois votre fils a-t-il subi le protocole en question?*

— Les choses se sont passées de la façon suivante. Par l'un des membres du Club de Tennis, nous avons eu l'adresse d'une personne dont le petit garçon avait eu un cancer. Celui-ci avait subi, à Lyon, l'ablation de la rate. Et comme les complications se succédaient, les parents l'ont mis entre les mains d'un médecin qui pratiquait un traitement mis au point par le Dr Solomidès. Le même jour, ma fille qui allait chez un kinésithérapeute, fils de notre naturopathe, très fatiguée, éclata en sanglots, et fut ainsi amenée à expliquer ce qui arrivait à son frère. Le naturopathe aussitôt prévenu vint nous voir le jour même et nous parla de médecins, à Lausanne, auxquels il nous conseilla de téléphoner. Nous écrivîmes donc à la personne dont l'enfant avait eu un cancer, et téléphonâmes aux médecins de Lausanne, et il s'avéra par la suite que les adresses des médecins en question étaient les mêmes.

Les deux docteurs helvétiques me dirent la même chose, à savoir que notre fils était certainement très difficilement transportable, et que, par ailleurs, nous avions, en France, des médecins très au courant de ce traitement. Ils me donnèrent deux adresses : le Dr Jean V., à Paris, et le Dr K., à Grenoble. Il s'est trouvé que notre naturopathe était l'ami du Dr K. Il téléphona à ce dernier afin que, dès la fin des six semaines du premier protocole, je puisse lui emmener l'enfant. Entre-temps, j'ai reçu la réponse de la maman du jeune malade traité par Solomidès, et ça a été vraiment fantastique. Dès lors, l'espoir renaît — il y avait donc, quand même, des possibilités. Et je me suis souvenue, à ce moment-là, de tout ce qui s'était passé au moment de ma propre maladie, où, moi-même, j'avais rencontré cette cousine très chère, alors que je sortais de chez le médecin, laquelle nous avait permis d'orienter autrement mon cheminement vers la recherche de la santé. J'ai fait le rapprochement. De toutes ces personnes qu'on venait, en peu de temps, de rencontrer et qui nous apportaient des renseignements, ou des espoirs. Et, bien sûr, j'ai eu tout de suite l'envie d'aller vers ces espoirs, et je sentais bien que c'était ça, la bonne voie. Alors, j'en ai parlé à notre fils. Parce que, toujours, bien qu'il ne sache pas exactement ce qu'il avait, nous lui parlions de tout ce qui se passait, et décidions ensemble.

— *Il ne savait pas qu'il avait un cancer?*

— Il ne posait jamais de questions. Et pour nous c'était un grand dilemme. Notre fille nous disait : « Ne lui dites pas. Parce que si, moi, à mon âge — elle avait 17 ans —, on me disait aujourd'hui " tu as un cancer ", je crois bien que je ne serais pas capable de l'accepter et d'aller dans le bon sens pour être positive. S'il ne pose pas de question, on ne doit pas le lui dire. » Alors, c'était un pacte entre nous : tout au cours de leur enfance, nous n'avions jamais menti à nos enfants; quand ils posaient des questions, quelles qu'elles soient, nous leur répondions. Donc nous avons dit : « S'il nous pose la question, on lui dira — avec ménagements, mais on lui dira la vérité. Mais s'il ne demande rien, eh bien, on attendra. »

Un jour, bien que ne posant pas directement la question, il m'a seulement dit, quand il a eu cette chimiothérapie, qui était si difficile : « Maman, est-ce que je vais mourir? » Alors, je lui ai dit : « Tu peux mourir, effectivement, c'est excessivement grave, mais on va t'aider et tu vivras. »

A la fin de sa chimio, pour mettre tous les atouts de notre côté, croyant être dans un climat compréhensif, je demande un rendez-vous au Pr H. pour qu'il nous fasse le bilan de ce premier protocole. Effectivement, les défenses immunitaires sont excessivement basses, mais c'est le fait de la chimiotérapie, dit-il, et il ne faut pas trop s'en inquiéter : il y a de l'espoir. Alors, croyant être en confiance avec lui, et puisque je sais par lui qu'il ne peut apporter autre chose qu'une petite rémission, lui rappelant mes paroles, selon lesquelles j'irais au bout du monde... je lui dis que, sans aller « au bout du monde », nous avons trouvé « des possiblités qui vont pouvoir nous aider ». Je n'ai pas eu le temps de prononcer le mot de "médecin " qu'il se met à me dire d'un ton que, aujourd'hui encore, je n'ai pas oublié : " Comment osez-vous emmener votre fils chez un charlatan... " J'étais assise. Mais, là, j'ai fait un bond sur ma chaise et je lui dis : " Mais de quel droit vous permettez-vous de traiter cette personne dont je ne vous ai même pas donné le titre, de charlatan, alors qu'il s'agit de quelqu'un qui est médecin, au même titre que vous? Vous êtes odieux... " Et alors, à ce moment-là (la porte est ouverte : il y a des personnes dans la salle d'attente), tout le monde s'est levé et je vous assure que j'ai cru que j'allais le giffler. C'était atroce.

Le lendemain : je pars pour Grenoble. Tout avait été organisé par notre naturopathe. A l'arrivée du train, son ami nous attend avec une voiture, nous accompagne à l'hôtel, et le lendemain matin nous sommes reçus par le Dr K. Celui-ci prête une grande attention à notre malade, jusque dans les détails. Je lui avais glissé un petit mot, à l'arrivée, lui disant : « Mon fils ne sait pas exactement le nom de sa maladie. » Et puis j'ai dit : « Nous allons reprendre le train, si vous le permettez, docteur, il pourrait peut-être profiter de vos toilettes...? » Ceci pour pouvoir, pendant ce temps, dire au médecin : « A votre avis qu'est-ce qu'on peut faire et qu'est-ce qu'il faut faire? ».

Alors, il dit — mais il attend que mon fils revienne : il a tout compris —, s'adressant à lui : « Bien sûr, mon petit, ta maladie, c'est très grave, tu le sais. Mais il y a une possibilité. Il y en a même deux. Vous avez un médicament, en Suisse, qui s'appelle l'Iscador*. Et vous avez, en France, un traitement qui s'appelle le traitement Solomidès. J'ai de très bons échos des deux. Je vais vous donner quelques articles de journaux où il y a des témoignages de malades où vous pourrez juger vous-même et prendre votre décision. La possibilité que j'ai, moi, c'est de vous dire qu'ils existent, de vous donner les adresses adéquates, et de vous faire, si vous le souhaitez, une lettre d'accompagnement. C'est à vous de choisir si vous devez l'envoyer ou ne pas l'envoyer. Moi : je vous donne les possibilités. La contre-partie, c'est de ne jamais donner mon nom. » C'est ce que nous avons fait. Tant que le docteur en question n'a pas été à la retraite, je n'ai jamais divulgué son nom.

Le médecin ajouta : « Le temps que vous preniez contact avec le Dr Solomidès, il va passer des jours. Votre fils est de nouveau dans la période où il doit avoir son deuxième protocole : à mon avis, vu son état, vous ne pouvez pas vous permettre de rester un laps de temps plus grand sans médicament : faites-lui faire ce deuxième protocole. Au pire, la chimiothérapie est encore, en attendant, le mieux. Donc, laissez votre fils retourner à l'hôpital.

— *Il va y faire son second protocole?*

— Oui. Mais l'entente avec le Pr H. n'est plus du tout la même. Je n'ai plus jamais pu le rencontrer. Mon fils n'a plus, comme la première fois, de chambre individuelle. On le met dans une chambre où l'autre malade fume à longueur de journée. Il doit être à un régime sans sel : il a régulièrement des plats salés, que je porte chaque fois sur le bureau du Pr H. pour qu'il puisse le constater. Cela durant dix jours, pendant lesquels on refait une série d'examens. Tous les jours, je suis là, à l'heure des repas, tous les jours je goûte les plats, et tous les jours j'apporte à mon fils, de chez moi, la nourriture.

Pendant ce temps, nous avons pris contact avec le Dr Solomidès qui, tout de suite nous a répondu en nous disant : « Effectivement, le cas est très grave. Je n'ai pas encore eu vraiment de cas semblables. Mais je pense que mon remède peut intervenir, aider et guérir. Ce sera long, mais c'est possible. »

---

* Voir page 345.

— *Mais quel remède? Je crois qu'il y a une dizaine de formules différentes de Solomidès?*

— Il propose des ampoules du numéro 80, en buvable, au départ — puisque notre malade est hospitalisé. Mon mari, ma fille et moi les lui apportons trois fois par jour et il les boit en cachette.

En fait, comme seul renseignement sur le traitement Solomidès, nous avons, outre les dires du Dr K., la lettre de cette maman qui, il y a cinq ans, a soigné son enfant atteint d'une maladie de Hodgkin avec ce même traitement. L'enfant va très bien, au bout de ces cinq années, et il y a même une guérison à peu près certaine, ce qui est pour nous un espoir fantastique. Mais, malgré tout, cela comporte pour nous une certaine incertitude puisque, cette thérapeutique n'étant pas autorisée officiellement, il va donc falloir en assumer tous les frais, et trouver un médecin qui veuille bien faire ce traitement et puisse le suivre de façon tout à fait correcte, dans ce cas très précis.

Par ailleurs, mon mari est très perplexe vis-à-vis du fait de faire traiter notre fils en dehors de l'hôpital. L'hôpital, c'est une certaine garantie de mesures d'hygiène et de précautions que l'on n'a pas forcément dans une maison; on est entouré de scientifiques, ce qui n'est pas le cas en famille. Donc il hésite beaucoup avant de décider que nous allons opter pour le traitement Solomidès.

Il se fait alors que j'ai entendu, entre-temps à la télévision le Pr Jean Bernard dire, au cours d'un exposé sur les cancers des enfants, qu'il y a tout intérêt, pour activer leur guérison, à laisser ceux-ci dans leur milieu familial, et que, lui, insistait beaucoup pour que le protocole soit réalisé de façon journalière, l'enfant arrivant pour la perfusion, et rentrant chez lui une fois celle-ci terminée. Me prévalant de cette recommandation de l'éminent cancérologue, je demande donc et obtiens que notre fils sorte enfin de l'hôpital et ne soit obligé d'y revenir que le jour de la perfusion.

Mais il est de jour en jour plus fatigué. Il a du mal à se tenir sur ses jambes. Nous voyons son état se dégrader. Il n'arrive plus à tenir sa tête droite, il règne même une certaine odeur autour de lui et les analyses montrent que son état est de plus en plus mauvais. Il a des métastases. Après la sixième perfusion du deuxième protocole, son état est catastrophique. Un jour, au moment d'un examen, il a un grand malaise : il faut trois quarts d'heure pour le ranimer. Et, là, j'apprends qu'en fait on s'est trompé dans la préparation de la perfusion et qu'on lui a administré une dose d'adulte. Cela nous détermine, alors, à ce qu'il quitte l'hôpital. Cette fois, la décision est prise.

— *Cela se passe quand, exactement?*

— C'est le 27 juillet qu'il s'en va. Les dernières analyses montrent des métastases, très mauvaises. Il va très mal, ne marche plus du tout. Le 29, il a sa première piqûre intraveineuse, faite par un médecin, avec des ampoules que nous a envoyées le Dr Solomidès. Et cela se passe très bien, à la maison. Dès lors, toutes les semaines, nous faisons contrôler, en laboratoire, avec des analyses précises qui nous sont indiquées, l'évolution de la maladie. Nous les faisons faire à nos frais, car, à partir de là, toutes les visites, tous les frais, sont à notre charge : nous n'avons plus aucune assistance de la Sécurité sociale.

— *Ces tests permettent de suivre l'évolution de la maladie sur des graphiques?*

— Oui. Il y avait des graphiques. Donc, chaque semaine, nous surveillons étroitement les résultats, et je dois dire que c'est absolument spectaculaire — le mot n'est pas exagéré. Et notre fils, le 15 septembre, rentre en classe, au lycée, cartable à la main.

Ce qu'il y a de remarquable c'est que, alors que les dernières analyses de l'hôpital, fin juillet, sont catastrophiques, déjà, le 15 août, à la troisième analyse que nous faisons faire nous-même, on constate une nette amélioration. Cette amélioration, ensuite, continue à progresser. Et ce n'est pas quelque chose qui est dans notre tête, ce n'est pas de l'imagination : c'est en noir sur le papier blanc, scientifiquement prouvé, puisque nous avons tous les résultats des analyses. Et je les ai gardés.

— *Ce que je crois important — parce qu'on va nous dire que ce mieux vient des deux séries de perfusions faites à l'hôpital avec la chimiothérapie, c'est de dire, comme vous me l'avez signalé par ailleurs, que votre enfant a rechuté quand même, en tout cas a eu des périodes où il allait moins bien, au fil du temps.*

— On ne peut pas dire qu'il a rechuté. Ce qu'on peut dire, c'est qu'il y a eu des événements qui l'ont perturbé. Ce qu'on peut dire de la chimiothérapie, en toute objectivité, parce qu'il faut l'être, c'est très important et, moi, j'y tiens beaucoup (il faut laisser à chaque chose ses bienfaits), c'est que le ganglion volumineux qu'avait mon petit malade s'est résorbé au bout des deux chimiothérapies, la deuxième étant complétée par le traitement buvable Solomidès. Il y a quand même eu un bienfait de la chimiothérapie, je pense, mais je crois qu'il a eu la bonne dose : il n'en fallait pas plus.

— *Pendant combien de temps votre fils a-t-il été traité avec les produits Solomidès?*

— De 1974 à 1977, il a eu, tous les jours, une piqûre de 410, qui se composait de deux ampoules, et, c'est important, avec le produit pur, non dilué. Lui, reste convaincu que c'est ça qui est capital.

— *Cela ne lui a pas esquinté les veines?*

— Non. Nous préparions le bras, avant et après l'intraveineuse, avec des compresses d'eau chaude et d'arnica : cela ramollissait bien la veine. La seringue était munie d'une petite aiguille à intradermique, le liquide passait très, très bien, l'infirmière était remarquable. Lui est un malade absolument exemplaire.

— *Est-ce qu'il sait, enfin, à ce moment-là, qu'il a un cancer?*

— Toujours pas. Il pose toujours la même question : « Est-ce grave? » Mais jamais il ne prononce le mot « cancer ». Jamais. Et nous, nous lui disons toujours que c'est extrêmement grave, et qu'il faut, surtout, qu'il accepte tout. De toute façon, il ne se plaint pas. Il faut dire qu'il se passe quelque chose d'extraordinaire. Naturellement, sa sœur est toujours près de lui, fait toujours avec lui beaucoup de musique. Mais, au lycée, ses camarades qui savent de quoi il est atteint, et tous ses professeurs, à tour de rôle, viennent le voir à l'hôpital, lui apportent les devoirs et les font avec lui. Il y a une chaîne de solidarité avec les enfants, qui est absolument merveilleuse, et avec les professeurs qui viennent lui faire réciter ses leçons, et ça, c'est vraiment, pour lui, inoubliable.

— *Même pendant ses séries de chimiothérapie?*

— Même pendant ses séries de chimiothérapie. Et cela a été très important pour lui. Et puis, lorsqu'il quitte l'hôpital, il se passe quelque chose de capital, au point de vue affectif. Il avait toujours eu envie d'avoir, à la maison, un petit orgue. Lorsqu'on sait qu'il va sortir de l'hôpital, sa maîtresse d'école maternelle, ses professeurss et les élèves font une chaîne de solidarité avec sa sœur, et quand il rentre à la maison... il y a l'orgue qu'il convoitait depuis des années. Et ça, ça a une importance énorme pour la suite : il passe ses après-midi à faire de la musique.

Rencontre historique avec le Dr Solomidès

— *C'est sa sœur qui lui a annoncé qu'il avait un cancer?*

— Non. C'est nous. Lorsque nous sommes venus à Paris, parce que ma fille a passé son bac et continue ses études.

— *Vous étiez venus voir le Dr Solomidès précédemment?*

— La première rencontre avec le Dr Solomidès a été peut-on dire, « historique ». Nous nous trouvons, un jour, chez le Dr S., le médecin de Toulon qui avait pris notre fils en charge, lorsque celui-ci reçoit un appel téléphonique : c'est le Dr Solomidès. A ce moment-là, mon enfant dit : « Docteur, je vous en supplie, je veux le connaître. » Il se trouve que le Dr Solomidès avait une résidence à Beaulieu-sur-Mer. Et, au cours de ce téléphone, le Dr S. est invité à y venir pour rencontrer celui-ci. Il accepte donc cette invitation pour le dimanche suivant, et mon fils lui dit : « Comment allons-nous faire, nous, pour le voir? » Réponse du Dr S. : « Il vient là pour se reposer, se réfugier, s'évader : il n'en peut plus tellement il voit de malades. Si je lui dis : " Je vous amène un malade ", il est possible qu'il n'accepte pas. Venez à Beaulieu. Lorsque vous arriverez, vous téléphonerez et vous direz que vous êtes là, et, à ce moment-là, moi, j'arrangerai le rendez-vous pour que vous puissiez le voir. »

Ça s'est passé comme ça, et alors, là, ça été, vraiment, le coup de foudre entre mon fils et le Dr Solomidès. Dès ce jour-là, il lui a dit : « Mon petit, je te guérirai. » Et mon enfant, est parti en disant : « Maman, je sais qu'il va me guérir. »

— *A ce moment-là il savait ou ne savait pas ce qu'il avait?*

— Il ne savait toujours pas. 1974 se passe comme ça. En 1975, ma fille ayant passé son bac, le dilemme se pose : elle doit continuer ses études à la Fac de Nice, et, là, nous fait carrément une dépression : elle ne veut pas quitter son frère, parce qu'on ne sait pas encore si la guérison est certaine. Elle veut, à tout prix, ne pas quitter son frère, mais, pourtant, elle doit continuer ses études. C'est alors que nous décidons de saisir l'occasion qui nous est donnée de venir habiter la région parisienne. A partir de là, régulièrement, c'est le Dr Solomidès qui va s'occuper de notre fils. Il entre au lycée… Sa sœur est à Chaptal, où elle poursuit des études de lettres. Et nous organisons notre vie à partir de là. Moi, je suis le chauffeur. J'emmène mon garçon tous les jours au lycée : matin, midi et soir. L'infirmière vient tous les jours à domicile, en dehors des heures de classe. Mais notre malade a subi le contre-coup de notre départ de Toulon : là-bas, il faisait beaucoup de sport, beaucoup d'activités de mer, du bateau, il avait ses amis, participait à de multiples occupations : tennis, musique. Et ici, tout d'un coup : plus rien. Ça a été terrible. Il nous a fait un zona. Alors le Dr Solomidès a prescrit, en complément de ses intraveineuses, des suppositoires d'un de ses produits. Et notre naturopathe, immédiatement contacté, a donné des extraits de plantes, et tout s'est très bien passé.

Nous étions arrivés en février 1975. En février 1976, il nous fait une grippe Victoria, cette fameuse très mauvaise grippe qui a fait des victimes. Il a eu 40 pendant une semaine. Alors, là, on a eu très, très peur. Mais le Dr Solomidès a renforcé le traitement par voie buccale, et aussi, toujours avec les fameux suppositoires 222. Un mois après : tout va bien. Et l'année s'écoule sans autre problème — intraveineuse tous les jours, et lycée. Notre fils prépare son bac, a beaucoup d'amis et fait toujours beaucoup de musique. Mis à part le moment des piqûres, on ne pourrait même pas soupçonner qu'il est malade, bien qu'il soit un peu maigrichon.

1977 : je vais participer en Belgique, au Palais des Congrès, à un colloque organisé par le Dr Clerckx en faveur du Dr Solomidès pour témoigner, devant 5 000 personnes, en mars/avril. La revue qu'éditait le laboratoire Solomidès, *Remèdes,* paraît en juin. Elle se trouve sur la table de la salle d'attente du cabinet du docteur le jour où nous avons rendez-vous. Mon fils ouvre le magazine, et voit, tout à coup, le compte-rendu de mon témoignage. A ce moment-là, il ne savait toujours pas qu'il avait un cancer. Mais, là, il voit des initiales et un âge, 14 ans, accompagnant mon témoignage. Alors il dit : « Mais c'est moi — c'est mon histoire. Mais alors, j'ai eu une leucémie? C'était aussi grave que ça? » J'ai répondu : « Non, ce n'était pas une leucémie. » Juste à ce moment-là, le docteur nous appelle...

Les jours où nous allions chez le Dr Solomidès, c'était, pour nous, des jours de fête. Mon fils avait un contact incroyable avec lui. Ouvrons une parenthèse : le docteur était un grand ami du médecin lyonnais qui m'avait guérie de la tuberculose... Cela aussi nous rapprochait.

Sur le chemin du retour, dans le métro, mon enfant revient sur la question : « Alors, maman, ce n'est pas une leucémie que j'ai eue? » « Non, ce n'est pas une leucémie. » « Ah bon... » Point. La conversation s'arrête là. Je peux vous dire qu'à ce moment-là, je tremblais en moi-même. J'ai passé là des minutes, très, très difficiles.

Je rentre à la maison, et je raconte l'histoire, en cachette, à ma fille et à mon mari. Et ma fille me dit : « Maintenant, je pense que le temps approche. Il va sûrement nous poser la question. Mais je crois que, même s'il ne la pose pas, il faut la provoquer. » Mon frère étant psychologue-sociologue, je l'appelle. Sa réponse : « Je pense, oui, qu'il est maintenant bien préparé. Et puis il a presque une certitude de guérison. Donc on peut lui dire. Mais attendez tout de même le moment opportun. »

Le lendemain, à la télévision, on faisait campagne pour la quête, sur la voie publique, d'une association de défense contre le cancer. Nous étions à table. Notre fils dit : « Eh bien, moi, si j'avais un cancer, je ne supporterais pas qu'on fasse la quête pour moi. » A ce moment-là, je lui dis : « Eh bien, c'est un cancer que tu as eu. » Alors, lui : « J'ai eu un cancer? Mais alors, c'est merveilleux; c'est fantastique : personne n'a eu pitié de moi. » Ce furent ses premières paroles. Et ça, je ne l'oublierai jamais. A ce moment-là, il a commencé à nous questionner : « Et un tel, et un tel : ils savaient? Ah, bien, les gens ont été merveilleux. » Pour lui, c'était la découverte. Il ne s'est pas du tout apitoyé sur son sort, sur sa maladie, mais s'est émerveillé de la réaction de son entourage, de ses amis, sur tout ce que les gens avaient été et avaient fait pour lui à partir de cette maladie. En fait, on ne l'avait pas considéré comme un pauvre malheureux qui n'avait pas de chance, mais au contraire on l'avait traité comme tout le monde. On avait préservé sa dignité.

— *Tout cela est passionnant, mais, pendant ce temps-là, le Dr Solomidès avait des procès?*

— Des procès en permanence.

— *Il est mort en 1979?*

— Son dernier procès a eu lieu le 18 décembre 1978. Nous y assistions. Il lui était intenté par l'Ordre des Pharmaciens. C'est de là qu'est parti le C.D.I.C*.

— *Qui a été fondé par qui, et quand?*

— L'association a été fondée à la sortie de l'audience. Le Dr Solomidès complètement accablé de tout ce qui y a été dit, de tout ce qu'il a vu, n'a plus, visiblement, de ressources physiques pour lutter contre toute cette injustice. Parce qu'il a été éprouvant pour lui d'être debout, devant le juge, en ayant à côté de lui le monstrueux

* Comité de Défense et d'Information sur le Cancer.

bonhomme qui représentait l'Ordre des Pharmaciens et a été absolument odieux, et d'entendre le Pr Jean B. contre lequel j'ai ressenti alors une rancœur profonde, qui a osé dire (et l'on nous a interdit de soulever la moindre protestation) qu'il ne connaissait aucun malade qui ait eu la moindre amélioration à la suite d'un traitement Solomidès.

A la base de la création de l'association : une inacceptable injustice

— *Comment les choses se sont-elles passées?*

— Nous avions vu le docteur qui, au départ, était debout, quand on l'avait appelé à la barre, s'effondrer peu à peu, comme si quelque chose l'oppressait. Quand il est sorti, nous l'avons soutenu; il était complètement accablé... Il y avait, présents : Mme I., M. Conord, mon fils et moi, et quelques autres malades, mais qui se sont dispersés, quand ils ont vu dans quel état étaient le Dr et Mme Solomidès. Alors, nous quatre, les avons invités à venir prendre quelque chose avec nous, pour les réconforter. En plus, il faisait très froid, ce jour-là.

C'était le 18 décembre, au sortir du Tribunal de Paris, à la Cité, et, donc, nous avons traversé le pont, et on a pris un pot, enfin un thé, un café, quelque chose pour les réconforter. Et là, nous avons dit : « Ce n'est pas possible : nous n'allons pas vous laisser accabler par des choses aussi injustes. Il faut qu'on fonde quelque chose. » Alors, M. Conord est intervenu pour proposer de créer une association. Mme I. étant d'accord, et nous aussi, nous avons eu l'assentiment des Solomidès. C'était un vendredi, je crois. Le samedi et le dimanche, nous nous sommes réunis pour voir comment nous y prendre. Et, très vite, le C.D.I.C. a été mis sur pied, le 19 décembre.

— *Mais la L.A.P.A.* existait déjà?*

— La L.A.P.A. existait déjà depuis de nombreuses années. Cette association avait été créée parce que le Dr Solomidès, qui, en tant qu'étranger, n'avait, à la fin de ses études de médecine en France, bénéficié que d'un diplôme d'Université, et non d'un diplôme d'Etat (réservé aux Français)**, pas le droit de percevoir d'honoraires. Les choses se passaient alors par le biais de cette association. Lorsque

---

* Ligue pour l'Application de l'article 63 du Code pénal aux malades en péril.
** Voir en quoi consiste le distinguo, page 307.

vous arriviez à son cabinet, ce que l'on vous demandait, c'était de vous abonner à *Remèdes,* le magazine qui était patronné par la L.A.P.A.

— *On m'a dit qu'à ce moment-là, il y avait 10 000 adhérents, donc 10 000 personnes traitées?*

— Je pense qu'il y avait des traités, et des compatissants, c'est-à-dire ceux qui avaient été traités et prouvaient ainsi leur reconnaissance. Le C.D.I.C. est très différent de la L.A.P.A. : il est là, en fait, pour diffuser l'information. C'est un soutien supplémentaire au Dr Solomidès, dont, très vite, la santé se dégrade. Il mourra le 28 mai 1979.

Ce que l'on pouvait regretter de son vivant, c'est le manque d'informations qu'il donnait à son entourage, et si le Dr T. et le Dr Clerckx n'avaient pas été aussi curieux, ils n'auraient pas été aussi bien au courant des traitements Solomidès.

A partir du moment où le Docteur est parti, il y a eu un grand désarroi chez les malades. La mort du Dr Solomidès a été pour notre fils comme si c'était son deuxième père qui le quittait...

— *Mais on continuait la fabrication, au laboratoire?*

— Oui. Mais il n'y avait pas que cela. Le Dr Solomidès était un humaniste, c'est quelqu'un qui avait une aura. Quand on le rencontrait, il vous dispensait des forces intérieures. Il avait quelque chose d'indescriptible qui faisait que, chaque fois que nous le rencontrions, aussi bien mon fils que moi, nous en ressortions transformés. Quand il est parti, nous avons eu le sentiment de tomber au fond de l'abîme.

— *Tandis que moi, quand je l'ai interviewé, en 1978, j'ai vu un homme qui paraissait avoir 85 ans, tellement il était fatigué, alors qu'il en avait environ 68. Je l'ai ressenti comme un homme qui n'avait plus envie de vivre, un homme en fin de parcours... Evidemment, c'était au moment de son procès...*

— En revanche, quand il rencontrait ses malades, comme dans le cas de mon fils — il savait qu'il l'avait tiré de l'abîme —, c'était, pour lui, quelque chose de tellement réconfortant qu'il irradiait...

Donc, surmontant ce désarroi, beaucoup de malades et d'anciens malades, ou de parents de malades se groupent dans un grand élan. Pour informer. Et, en septembre 1980, à Lyon, a lieu un colloque qui réunit 126 médecins.

— *Vous avez été présidente, à un moment donné, du C.D.I.C.?*

— Non : jamais. André Conord l'a été jusqu'en 1982, lui a succédé quelqu'un qui n'était pas très au courant de l'ampleur du problème, puis la présidence est reprise par le Dr L., et mon fils en devient vice-président, et, à un moment donné, j'ai repris son poste. Ensuite, la présidence a été assurée, et est encore assurée aujourd'hui, par Mme Josiane Mignot.

— *Alors pourquoi avez-vous créé la Fondation pour la Vie?*

— La Fondation pour la Vie a été créée le 22 janvier 1985 lorsqu'est intervenue la fermeture du laboratoire de Sceaux, où étaient fabriqués les produits, ordonnée par le ministère de la Santé. A ce moment-là, les malades n'ont plus pu se procurer les remèdes dont ils avaient besoin pour continuer leurs traitements, puisque, brutalement, tout avait été saisi : produits et matériels de fabrication. Pendant deux ou trois mois, il y a eu un manque d'approvisionnement très préjudiciable à la santé des malades.

— *Et le C.D.I.C., lui, ne pouvait rien?*

— Le C.D.I.C. avait pour but d'informer, non de distribuer des produits. Il pensait qu'il fallait créer une autre association qui serait soutenue par le C.D.I.C., mais que, lui, ne pouvait pas faire les deux choses. L'impulsion pour cette nouvelle association fut donnée par M. Pierre-Marie C. qui était un grand malade — tumeur très importante au niveau de la cuisse —, qui avait absolument besoin de produits pour ne pas interrompre son traitement; il a été parmi les nombreux malades, complètement désorientés par cette descente de police au laboratoire, qui ont participé à la manifestation du 26 janvier, à Paris, au terme de laquelle a eu lieu une réunion où il fut décidé de constituer une nouvelle association qui, elle, aurait pour but de distribuer les produits, afin de se substituer au laboratoire pour pallier ce manque. Il fallait donc trouver le laboratoire qui voudrait bien fabriquer ces médicaments. Avec tous les ennuis, prévisibles, que cela pouvait comporter. Il y a eu deux ou trois mois de flottement, pendant lesquels certains malades, complètement paniqués en ont subi les conséquences. Des gens ont écrit en disant que leur frère, ou leur tante, etc., était décédé à la suite de l'arrêt brutal du traitement, ou avait rechuté; leur maladie avait galopé, à partir du moment où ils avaient appris qu'il n'y avait plus de produits. C'est alors qu'un accord a été fait avec un laboratoire de Belgique.

— *On allait chercher les produits en Belgique?*

— L'organisation était la suivante : il avait été décidé que la distribution ne serait faite que par des malades, ou d'anciens malades, à titre tout à fait bénévole. Les produits étaient donc fabriqués par un laboratoire déjà existant, près de Liège, et conditionnés sur place. Et il a été créé un réseau de distribution. L'un des parents de malades a ouvert sa maison, pendant des mois, à la réception du courrier et des produits, et en a assuré la distribution : il fallait voir les queues sans fin de malades attendant leurs médicaments à sa porte. D'autres écrivaient de province, et il fallait assurer les expéditions. Cela comportait un secrétariat, l'installation de téléphones, il fallait recevoir les malades — enfin, c'était toute une organisation qui n'était pas simple.

Pendant quatre mois, Pierre-Marie C. a pu y faire face. Mais sa maladie était quand même là et il a dû abandonner parce qu'il était trop fatigué. C'est à ce moment-là que j'ai pris la suite. Je faisais partie du conseil d'administration de l'association depuis le début, étant donné que j'avais l'expérience due à mon appartenance au C.D.I.C., et que j'étais un peu, quand même, au cœur du problème au niveau des produits Solomidès. Je n'étais pas très chaude quand, en fin 1985, on m'a demandé de prendre la présidence. Mais, à ce moment-là, il y avait une demande très forte : on distribuait jusqu'à 220 000 ampoules par mois — et 2 700 adhérents.

— *Presque tous des malades?*

— C'étaient *tous* des malades.

— *Il y avait une tolérance douanière?*

— Il y a eu une tolérance ministérielle. Nous n'avons pas eu, à proprement parler, une tolérance douanière : nous avons utilisé un procédé qui nous avait été conseillé pour passer la frontière; on utilisait un tarif douanier qui était celui d'un produit « organique ». C'est-à-dire d'un composé de végétaux. Donc, nous avons pu fonctionner ainsi, avec tous les aléas que cela comporte, jusqu'en 1986. Sans problème majeur.

Là : changement de gouvernement. Mme Barzach arrive au ministère de la Santé : les difficultés commencent, sous forme de questionnaires douaniers. Les autorités douanières, à la frontière, nous demandent quel est le contenu des ampoules et à quoi servent les produits. Nous répondons, bien entendu, en disant qu'ils sont destinés à des malades gravement atteints, dont la vie serait menacée s'ils ne pouvaient se les procurer. Mais nous n'utilisons jamais le mot « médicament ». Ceci se passe en avril 1986. Jusqu'en juin, nous n'avons pas trop d'ennuis. Un jour, l'une des trois associations qui distribuent les produits en France (et qui, à elles trois, totalisent environ 7 000 malades) a son président qui est convoqué. On lui pose des questions, de vive voix. Nous, c'est par téléphone, d'abord, puis par lettre, que nous avons dû répondre à un questionnaire. Nous commençons à avoir des ennuis à la mi-juillet : mais, dès mars, Mme Besnard avait eu la visite de la D.D.R.A.S.S., chez elle.

A partir de là : tout se complique. Jusqu'au mois de novembre où on nous confisque, carrément, la dernière expédition envoyée de Belgique. Le 14 novembre, nous recevons un télégramme du transitaire nous faisant savoir que l'expédition est bloquée, que nous allons avoir une descente de police. Je dois dire que, là encore, une chaîne de solidarité a fonctionné. C'est là qu'intervient le Dr M. qui a un ami bien placé au service des douanes, au ministère des Finances, lequel a été soigné par ces produits. Il arrange un peu les choses. Ce fameux soir, à 22 heures, le transitaire m'appelle : « Attendez-vous à une descente de police qui va certainement vous amener au poste. » Je n'ai pas du tout paniqué. Mais le téléphone a fonctionné. Chacun a été à la hauteur des circonstances. Tous les produits ont été enlevés de la réserve, on a seulement laissé deux ou trois boîtes de chaque remède. L'une de nos adhérentes a tout hébergé chez elle.

C'est comme cela que nous avons été obligés de cesser la distribution de produits aux malades, quand ce petit stock a été épuisé.

C'est dans ce contexte que, par la suite, nous avons été amenés à citer le ministre de la Santé devant le tribunal administratif.

Le relais judiciaire

Lorsqu'auront été tentées et se seront révélées vaines toutes les manifestations et démarches visant, d'une part, à rappeler au chef de l'Etat ses promesses de candidat, non tenues par la suite, concernant les produits Solomidès, de l'autre à attirer l'attention du ministre concerné sur la « non-assistance à personne en danger » que constitue le fait de priver les malades des remèdes qui leur sont nécessaires, la Fondation pour la Vie, changeant de tactique, songera à s'adresser à la Commission des Droits de l'Homme de Strasbourg, pensant pouvoir ainsi, à l'échelon européen, arriver à faire reconnaître le droit des malades.

Mais celle-ci ne peut être saisie directement d'un problème national. On ne peut pas lui écrire : « Je vous signale un problème important qui ... » Pour l'atteindre, il faut passer par un tribunal.

L'association, guidée par son conseil, Me Frémaux, se résout donc à utiliser la voie judiciaire. Alors, autre obstacle : le principe du droit français est qu'avant d'aller devant le tribunal administratif, il faut obtenir une décision relative à la demande formulée. Le ministre a quatre mois pour répondre. Après quoi, le demandeur est habilité à citer le ministre devant le tribunal.

La Fondation pour la Vie envoie donc, le 27 janvier 1989, en recommandé avec accusé de réception, au Ministre de la Solidarité, de la Santé et de la Protection sociale, la requête exposant sa demande d'autorisation de remise à la disposition des malades des produits Solomidès, et si celle-ci est refusée, de lui indiquer pourquoi ils ne sont pas autorisés et sur quels textes il s'appuie pour ce faire.

Copie en est envoyée au Premier Ministre, M. Michel Rocard. Le 18 mai 1989, le chef de cabinet de celui-ci fait parvenir à la présidente de l'association la réponse suivante :

Document 34

Premier Ministre
Le chef de cabinet
Références à rappeler :
CAB III/2 - HM/GS
RII4419.
Madame la Présidente,

Le Premier Ministre a bien reçu le courrier ainsi que le document que vous lui avez adressés. Il vous en remercie.

Soyez assurée que les questions graves que vous évoquez ont retenu son attention et que M. Michel Rocard a pris connaissance avec le plus grand intérêt des activités et des initiatives de votre association.

J'ai rappelé votre correspondance à M. Claude Evin, Ministre de la Solidarité, de la Santé et de la Protection sociale, en lui demandant d'en prescrire un examen attentif.

Je vous prie d'accepter, Madame la Présidente, mes respectueux hommages.

Jean-Claude Petitdemande

Lettre passe-partout, d'un style auquel sont très habituées les associations, sachant d'avance, par expérience, qu'elles n'auront aucune suite positive.

En revanche : pas du tout de réponse du ministre dans les délais légaux. Donc : citation de celui-ci devant le tribunal administratif de Paris, sur plainte argumentée par Me Frémaux. Ce n'est que le 3 janvier 1990 que Claude Evin dictera la lettre suivante, à l'adresse de la Fondation pour la Vie :

Document 35

République Française

Le Ministre de la Solidarité de la Santé
et de la Protection sociale

Paris, le 3 janvier 1990

Madame la Présidente,

Vous avez appelé mon attention sur le cas de malades appartenent à votre association, désireux d'utiliser des médicaments ne se trouvant pas dans les officines de pharmacie française, puisque n'ayant pu obtenir l'autorisation de mise sur le marché nécessaire à leur commercialisation.

Je vous rappelle qu'aucune spécialité pharmaceutique ne peut être débitée à titre gratuit ou onéreux sans avoir au préalable reçu une autorisation de mise sur le marché délivrée par le ministre chargé de la Santé (art. L. 601 du C.S.P.).*

Une telle disposition existe aussi en droit communautaire (Directives n° 65/65 du 26 janvier 1975 n° 75/318 et 75/319 du 20 mai 1975).

Ces mêmes directives fixent les normes et protocoles analytiques, toxico-pharmaceutiques et cliniques en matières d'essais des spécialités pharmaceutiques.

Les produits du Dr Solomidès que vous évoquez dans votre courrier n'ont pas obtenu d'autorisation de mise sur le marché : ils ne peuvent donc pas être commercialisés.

Veuillez agréer, Madame la Présidente, l'expression de ma considération distinguée.

Claude Evin.

Là encore, comme précédemment du temps de Georgina Dufoix : désolé, la loi c'est la loi. Et si les êtres que vous aimez en meurent : on s'en fout. Qu'on se le dise. Rompez!

Et c'est l'homme qui est chargé de défendre la santé des citoyens français qui signe.

Et, à la même date, est envoyée par le Ministère au Président du tribunal administratif de Paris la réponse au recours formé par l'association Fondation pour la Vie, laquelle sera répercutée sur celle-ci le 12 janvier 1990 et communiquée à son avocat. En voici les points essentiels.

Document 36

...

Moyens du recours :

L'association requérante soutient :

— que le rejet de sa demande se caractérise par une violation de la loi et un

---

* Code de la Santé publique.

non-respect des principes généraux du droit contenue dans le préambule de la constitution de 1958;*

— que la liberté des citoyens, notamment lorsqu'il s'agit de la santé, ne peut se trouver limitée par une autorité administrative agissant par des procédés obscurs et occultes afin d'interdire la diffusion sur le territoire de certains remèdes, dont l'efficacité a été prouvée et dont l'utilisation n'exclut pas l'emploi de thérapeutiques ou méthodes classiques;

— qu'en ce qui concerne les produits du Dr Solomidès, l'existence d'un danger pour l'individu n'a jamais été démontrée, ceux-ci n'ayant jamais fait l'objet d'expertises contradictoires ou d'examen de dossier dans le cadre de l'Autorisation de Mise sur le Marché;

— que l'impossibilité pour les malades de se procurer les remèdes nécessaires qu'ils ont choisis leur cause un préjudice très grave et qu'il n'y a donc aucune raison objective de les priver d'une chance de guérison.

Discussion

Sur le moyen tiré d'une prétendue violation de la loi et des principes généraux du droit contenus dans le préambule de la constitution de 1958.

L'association Fondation pour la Vie ne saurait reprocher au Ministre chargé de la Santé une quelconque violation de la loi et des principes généraux du droit dans cette affaire. En effet, tout médicament tel qu'il résulte de la définition posée par l'article L. 511 du Code de la Santé publique ne peut être commercialisé et délivré au public que s'il a bénéficié d'une autorisation administrative de mise sur le marché accordée par décision du Ministre chargé de la Santé, dans les conditions prévues par l'article L. 601 du Code de la Santé publique. Or, il n'est pas contesté par la Fondation pour la Vie que les « Physiatrons Synthétiques » du Dr Solomidès n'ont jamais bénéficié d'une telle autorisation.

Sur le moyen d'une prétendue atteinte à la liberté individuelle au droit à la santé.

L'association Fondation pour la Vie ne peut pas soutenir comme elle le fait que l'autorité administrative a agi par des procédés obscurs et occultes afin d'interdire la diffusion sur le territoire de certains remèdes, notamment des Physiatrons Synthétiques.

Les produits dont il s'agit n'ayant pas obtenu d'autorisation de mise sur le marché en France, le Ministre chargé de la Santé ne pouvait, a fortiori, en autoriser l'importation sans danger pour la santé publique, le fabricant n'étant

* La déclaration universelle des Droits de l'Homme (art. 3) rappelle : « ... Tout individu a DROIT à la vie, à la liberté, et à la sûreté de sa personne. » Le préambule de la Constitution de 1958 affirme : « Le peuple français proclame solennellement son attachement aux Droits de l'Homme... tels qu'ils ont été définis par la Déclaration de 1789.

pas en mesure d'apporter de justification de l'innocuité du produit et de son intérêt thérapeutique.*

Vôtre tribunal ne pourra que constater que les promoteurs des Physiatrons Synthétiques n'ont jamais répondu aux exigences légales et scientifiques requises et que la situation qui en découle peut favoriser des détournements thérapeutiques qui peuvent être préjudiciables à la santé des malades que le Ministre de la Santé a le devoir de protéger.

Sur le moyen tiré de ce que l'Administration n'a jamais démontré l'existence d'un danger en ce qui concerne les produits du Dr Solomidès.

*Il convient de rappeler que c'est au promoteur d'une nouvelle thérapeutique d'apporter par l'expérimentation les preuves scientifiques de l'innocuité des produits selon les critères déterminés par les textes en vigueur et largement reconnus par la communauté scientifique et les autorités internationales. Le dossier qui a été déposé à la Direction de la Pharmacie et du Médicament par la veuve et le fils du Dr Solomidès, il y a quelques années**, concernait une seule formule. Il a été soumis à l'examen de rapporteurs et d'experts de la Commission d'autorisation de mise sur le marché qui ont estimé qu'il ne permettait en aucun cas d'apprécier la qualité, l'innocuité et l'efficacité des diverses préparations distribuées sous le nom de Physiatrons. De plus, ils estimaient que la présence d'uréthane nécessitait une mise en garde sévère.*

*Cette substance qui a été utilisée dans le passé comme anticancéreux a d'ailleurs été abandonnée en raison de son efficacité faible et aléatoire ainsi que de ses dangers***.*

*Aucun élément susceptible de modifier le caractère défavorable de cette expertise n'a été porté depuis à la connaissance des autorités sanitaires****.*

Sur l'impossibilité pour les malades de se procurer les remèdes nécessaires qu'ils ont choisis et le préjudice très grave qui leur serait causé en les privant d'une chance de guérison.

---

* La signataire de cette lettre paraît ignorer la Directive administrative du 25 novembre 1988 et celle du 31 mai 1989, parues au *Journal Officiel des douanes* qui autorisent l'importation de médicaments en provenance de l'Europe, puis du monde entier, dont il sera question plus loin.

** Le produit de base des formules Solomidès a obtenu son A.M.M. en 1952, donc du vivant du Dr Solomidès, et a figuré au « Vidal » jusqu'en 1984, ce que semble ignorer l'auteur de la lettre. Voir annexes.

*** Le Directeur de la Pharmacie et du Médicament paraît ignorer que l'uréthane est toujours, actuellement, autorisé pour les préparations magistrales réalisées en pharmacie et qu'il a été autorisé pour la préparation en ampoules de 1952 à 1984 dans le Citral-Uréthane Solomidès, qui avait son A.M.M. Alors, est-il vraiment si dangereux?

**** Mme Marie-Thérèse Funel semble ignorer que des dossiers prouvant les résultats obtenus ont été donnés lors de la Concertation Nationale sur le Cancer, qui s'est déroulée en 1982/83, à l'initiative de M. Jack Ralite, alors Ministre de la Santé.

Les pouvoirs publics sont sensibles à l'attente et au désarroi manifestés par certains malades et leurs familles confrontés aux souffrances et aux angoisses occasionnées par les maladies graves (cancer, sclérose en plaques, etc.). Ils sont ouverts à toute démarche qui mettrait en lumière de manière rigoureuse les bienfaits de toute thérapeutique nouvelle. Toutefois, ils ont le devoir de protéger le malade, de contrôler la fabrication des substances qui peuvent s'avérer dangereuses pour la santé publique et de ne pas laisser persister une espérance illusoire de guérison chez les malades. Ces considérations expliquent l'attitude de principe constante du ministre chargé de la Santé de ne pas autoriser la commercialisation en France des produits Solomidès.

Pour ces motifs et tous autres à déduire ou suppléer, je prie votre tribunal de bien vouloir rejeter la requête de la Fondation pour la Vie la déclarant mal fondée en tous chefs.

Le Directeur de la Pharmacie et du Médicament,
Marie-Thérèse Funel

Une fois de plus, on a l'impression d'un dialogue de sourds où celui qui invoque les raisons humanitaires du droit à la vie s'adresse à un mur de béton mental, totalement étranger à ce genre de préoccupations, et qui veut le rester.

Dans son « Mémoire de réponse », adressé le 7 mars 1990 au Ministre, Me Christian Frémaux n'y va pas par quatre chemins.

« Préalablement », écrit-il, « il est rappelé que l'Association Fondation pour la Vie regroupe de nombreux malades qui, privés de moyens de se soigner, voient leur état de santé se dégrader, leur moral s'affaiblir, et ainsi leur chance de *vivre* dignement s'amoindrir de jour en jour.

Au-delà des règles administratives et du DROIT, il s'agit d'un problème de *société,* de liberté et de choix personnel.

L'Etat doit, certes, protéger la santé publique, mais doit aussi encourager ceux qui cherchent et trouvent surtout quand ils ne bénéficient pas de moyens financiers considérables.

La recherche privée ne doit pas être sacrifiée au profit de groupes puissants, et le rôle de l'Etat devrait être de promouvoir toute initiative, même individuelle, en lui permettant de faire la preuve de son efficacité, et en procédant aux vérifications, expertises, expérimentations diverses et nécessaires aux frais des pouvoirs publics.

La santé vaut bien qu'on y consacre des fonds publics, en faisant confiance aux chercheurs. Ceci éviterait, par ailleurs, des polémiques inutiles, des poursuites inopportunes, et rassurerait les malades qui sauraient si l'on doit persévérer ou non. »

Après ces réflexions liminaires, l'avocat réfute point par point l'argumentation employée par le Ministre pour justifier son refus, pour en arriver aux conclusions suivantes, après avoir rappelé les propositions qui avaient été faites à ce sujet par la F.A.P.E.S.*, le 12 février 1986, au Parlement européen, lesquelles avaient fait l'objet d'un amendement favorable, voté le 7 mai 1986, et dit que ce qui est admis à l'étranger doit l'être en France :

Document 37

En conclusion

Il ressort des pièces versées aux débats :

— que le Ministre de la Santé oppose une argumentation « subjective » non prouvée scientifiquement, pour prendre des mesures discriminatoires et illégales;

— que l'intérêt des malades n'est pas pris en compte;

— que la santé publique n'est pas protégée par une telle attitude;

— que la liberté individuelle est bafouée.

Le tribunal administratif ne pourra que sanctionner une telle attitude, portant grief à l'ensemble des adhérents de l'Association « Fondation pour la Vie ».

Par ces motifs

Il est demandé au tribunal de faire droit à l'ensemble des écritures de l'Association « Fondation pour la Vie ».

Le 5 juin 1990, l'avocat récidive en complétant son mémoire de recours, par les précisions ci-après :

« Le *Journal Officiel des Douanes,* texte n° 89-72 D.A. du 31 mai 1989; Bureau D/3; Santé Publique; référence D.A. n° 88-238 du 25 novembre 1988, a publié la circulaire suivante :

« ... Les médicaments non classés comme stupéfiants, quel que soit le pays de provenance des intéressés et leur lieu d'arrivée en France, peuvent désormais être importés librement au titre des prohibitions d'ordre public si la quantité ne dépasse pas 1 mois de traitement. »

Ce texte confirme que « l'interdiction » émise par le ministère de la Santé est ILLEGALE, et qu'elle doit être annulée.

Par ces motifs

Il est demandé au tribunal : de faire droit à l'ensemble des écritures de la « Fondation pour la Vie ».

La suite? Eh bien, nous allons la vivre lors de l'audience du procès qui va se dérouler devant le tribunal administratif de Paris en son charmant petit hôtel particulier du Marais, 7, rue de Jouy, le 15 octobre 1991.

---

* Fédération des Associations pour une Ecologie de la Santé.

Nous allons y entendre, après la plaidoirie de Me Frémaux, rappelant une fois de plus le droit à la vie des malades, le commissaire du gouvernement, s'adressant au Tribunal, dire aux juges qu'en définitive, cette histoire ne les concerne pas, étant donné que le Ministre est doté de « pouvoirs discrétionnaires ». Donc qu'ils doivent rejeter la requête.

Alors, pour clarifier nos idées, ouvrons le dictionnaire. Nous y lisons : « Pouvoir discrétionnaire : faculté laissée à l'Administration de prendre l'initiative de certaines mesures. »

Vous voici tout à fait informés : votre vie, celle de vos enfants, ne dépendent ni de vous, ni du médecin que vous avez choisi, mais de décisions prises par le pouvoir administratif en toute ignorance, en toute indifférence de l'incidence que celles-ci peuvent avoir sur votre santé.

Par des lois et décrets que nul n'a l'intention, apparemment, de modifier, le plus innocent des citoyens peut être ainsi condamné à la mort, sans que lui ni les siens ne puissent accuser personne : le Ministre est couvert — il a le DROIT pour lui...

Au moment où j'écris ces lignes, le jugement du tribunal administratif vient de tomber : le 21 janvier 1992, la requête a été rejetée. La Fondation pour la Vie a deux mois pour faire appel. Ce sera chose faite en mars, dans les délais requis. Affaire à suivre.

Comme au temps de la Résistance...

Pour les rescapés de ce système inhumain, contre lequel la poursuite d'une situation officielle s'étend sur des années, il a bien fallu trouver une solution intermédiaire. Elle est passée par la clandestinité, et, encore une fois, par l'étranger — mais, cette fois, par un étranger « hors communauté européenne », afin de limiter les risques d'interférences négatives, comme il arriva précédemment, avec pour conséquence la fermeture du laboratoire de Belgique.

Alors, comme du temps de l'Occupation ennemie, on se passe des renseignements et des adresses; on s'aide et on s'entraide, en déplorant d'être obligés, en France, à notre époque, de se cacher, et de tricher avec des lois inadaptées à la réalité pour continuer à vivre, ou pour sauver les siens.

Certains, pourtant, ont pu totalement s'affranchir de ces problèmes, leur guérison confirmée. C'est le cas du jeune malade de Toulon qui, en dépit des prévisions mortelles qu'avaient faites les « officiels », a poursuivi de brillantes études et est maintenant marié et père de famille.

Mais la bataille a duré cinq ans, laboratoire, médecin, médicaments étant totalement à la charge de ses parents, sans espoir de remboursement par la Sécurité sociale, alors que, dans le même temps, étaient prélevés sur leurs salaires les cotisations habituelles.

Aidé par ses intraveineuses quotidiennes de produits Solomidès, il a fait ses études au lycée Romain Rolland d'Argenteuil, puis passé son bac C, son D.E.U.G. de maths-physique, sa licence de psychologie, celle d'informatique, sa maîtrise de psychologie et celle d'informatique, son D.E.E.S.S. de psychologie. Pas mal, n'est-ce pas, pour l'enfant qui devait mourir dans les trois mois?*.

Mais, pour la psychologie, il devait faire des stages en milieu hospitalier. Ayant participé à des émissions de télévision, par deux fois il fut reconnu, et, désormais traité en hors-la-loi**. Que ce soit au C.H.U. Gustave Roussy, ou à Necker, il fut prié, sans ambages, de ne plus remettre les pieds dans le service...

---

* Le réticulosarcome dont a été atteint, en 1974, le jeune toulonnais a été décrit dans « l'Abrégé d'hématologie à l'usage des Etudiants du 2e Cycle et du C.E.S. d'Hématologie » de J. Bousser - G. Bilski-Pasquier - R. Zittoun - M. Samana et A. Bernadou, remis à jour, en 1974, avec le concours des Prs agrégés J. Diebold, A. Laugier, R. Rettori et des Drs M. Cadiou, J.-P. Camilleri, J. Conard, C. Dao, B. Weill (5e édition). Il y est dit que le réticulosarcome est d'un pronostic très sévère. Il n'y est pas fait état de guérisons.

** C'est cette raison qui m'a fait respecter le complet anonymat demandé par les parents, tout au long de ces pages.

L'ABOUTISSEMENT D'UNE CONVICTION

Nous avons vu comment la révolte d'une maman devant la mort prédite de son enfant avait pu influencer le cours des choses, et aboutir à un esprit de lutte contre l'inacceptable, dans le sens de l'aide aux autres malades.

Nous allons voir un autre cheminement mener à cette même option, au travers à la fois de l'information, puis du choix d'une action effective.

Il n'est pas aussi simple qu'on peut le croire d'agir selon sa conscience et, d'abord, de voir clair dans le décours d'une vie de grand malade, auquel on assiste, impuissant, pense-t-on ; pas évident, non plus, de discerner ce qui aurait pu être fait pour le sauver, et ne l'a pas été — ce qui mérite, alors, d'être étudié et doit l'être, quoiqu'il en advienne.

Le C.D.I.C. : nous venons d'en parler. Son actuelle présidente est Josiane Mignot. Voici quel fut son parcours*.

— *Le titre complet que couvre le sigle C.D.I.C. est, maintenant : « Centre de Documentation, d'Information et de Contact pour la prévention et le traitement du cancer et des maladies graves ». L'association avait été créée dans le but d'informer sur différentes thérapeutiques qui pouvaient avoir une action sur le cancer, mais, à l'heure actuelle, elle s'étend à toutes les maladies, car nous avons des demandes de malades atteints de tous types de pathologies.*

— *Quelle est votre profession ?*

— Je travaille en milieu hospitalier où j'étais, à l'origine, auxiliaire puéricultrice. Puis, à l'ouverture d'un nouveau service, j'ai accepté d'avoir les fonctions d'intendante, poste que j'occupe depuis quinze ans. Mais, en parallèle, j'ai été amenée à m'intéresser à des techniques autres que celles pratiquées en milieu hospitalier, et, aujourd'hui, je m'installe pour faire des irrigations coloniques. Ceci dans le cadre de l'Association médicale Kousmine, qui a assuré ma formation. Je suis aussi formatrice en ce domaine.

---

* Entretien du 20 avril 1990.

— *Quel est le déclic qui vous a éveillée à ces méthodes non officielles?*

— J'ai fait la connaissance du C.D.I.C. lorsque mon père est tombé malade, c'est-à-dire vers 1981. Mon père était atteint d'une tumeur au cerveau, il avait été hospitalisé à Besançon et l'on nous avait dit — bien sûr, il ignorait, lui, la vérité —, mais on avait dit à la famille qu'il était perdu; qu'on allait lui faire un peu de radiothérapie pour lui éviter de souffrir, mais qu'il décéderait dans les six mois.

Pour moi, c'était très difficile à accepter. Je travaillais à Dijon, en milieu hospitalier « officiel », mais le « hasard » m'a fait tomber sur la revue *l'Impatient,* qui traite de médecines « différentes », et, dans ce numéro, il y avait un article qui présentait le C.D.I.C. - Côte-d'Or. Je me suis donc mise en rapport avec le président d'alors qui m'a expliqué l'action de cette association : depuis sa création à Paris, en 1978, de petites structures étaient nées un peu partout, en France, et, à Dijon, dès 1979. Il y avait des inter-relations entre ces groupes et l'on m'a tout de suite indiqué qu'il y avait, à Besançon, un médecin qui pourrait m'aider.

Je suis donc allée voir celui-ci qui a été d'accord pour prendre en charge mon père : « Si vous le faites sortir de l'hôpital », dit-il, « car en milieu hospitalier, ce n'est pas possible ».

C'étaient mes tout premiers pas dans la connaissance des médecines parallèles... Je n'ai pas réussi à décider mon père... A me décider moi, d'abord, et à décider ma famille à franchir ce pas. Je me sentais une trop grande responsabilité vis-à-vis de la décision à prendre.

Mon père est resté à l'hôpital. Il a fait sa radiothérapie. Mais quand j'ai vu les conséquences, je me suis dit : ce n'est pas possible... pas possible...

— *Quelles étaient ces conséquences?*

— Eh bien, il a fait un œdème cérébral. Il était très fatigué... il est devenu sénile.

— *D'un seul coup?*

— D'un seul coup. Suite à la radiothérapie. Il faut dire qu'il souffrait déjà, auparavant, beaucoup de sa tête — une tumeur au cerveau cela traumatise énormément le malade. Mais au bout de trois ou quatre séances, il a refusé de voir certaines personnes, il ne nous parlait plus et a commencé à perdre la mémoire, à divaguer.

— *Au cours de ces séances?*

— Au cours de sa radiothérapie. L'œdème du cerveau, d'ailleurs, a été très bien maîtrisé grâce à l'homéopathie. Ça, ça été pour moi, justement, un facteur déclenchant.

— *Un test?*

— Un test, oui. Ensuite, mon père est parti dans une maison de repos, son traitement terminé, et je me suis dit : peut-être que, maintenant, on va pouvoir faire quelque chose. Mais il était dans un état très dégradé, et tellement affaibli qu'il était hors de question de le faire rentrer à la maison.

— *A ce moment-là, vous avez pu, ou non, faire autre chose?*

— Non. Rien n'a été fait. Parce que moi, je n'y croyais pas suffisamment, si je puis dire. Je m'informais, je cherchais, mais il y manquait la foi. Je n'étais pas convaincue. Et je me sentais très seule, face à toute la famille.

Nous sommes six enfants. Donc, il y avait les cinq autres enfants et ma mère, qui n'y croyait pas non plus. Pour elle, la médecine officielle avait dit : « Il n'en a plus que pour six mois »... donc, il fallait attendre les six mois. Voilà. C'est un peu comme cela que ça se passe, à l'heure actuelle...

Et il est mort au bout de six mois, dans un état très, très dégradé.

Dans ma tête, il s'est tout de suite passé quelque chose. Je me suis dit : « Ce n'est pas un hasard si tu te trouves confrontée à ce problème. Tu travailles en milieu officiel, tu vois des gens mourir... des enfants mourir de cancers...

— *Dans votre service hospitalier?*

— Oui : je vois des enfants mourir de cancers, je vois des enfants mourir de leucémie, puisque je travaille alors dans le service de pédiatrie où l'on reçoit ces enfants; je me trouve ensuite confrontée, dans les mois qui suivent, à un autre problème, dans le cadre de ce C.D.I.C. dont je venais de faire connaissance — l'épouse du président, qui avait été atteinte d'une leucémie, rechute. Et je me suis dit : « *Tu as* un travail à faire à ce niveau-là. *Tu as* des recherches à faire là. La mort de ton père doit te servir à ça. »

C'était en 1982. Il y avait déjà beaucoup d'adhérents en Côte-d'Or : c'était l'un des C.D.I.C. qui marchaient le mieux. Je m'y suis donc inscrite. J'assistais à tout ce qui s'y passait, j'écoutais tout ce qui se disait. Tout m'intéressait. Je découvrais... je découvrais... Je lisais, j'achetais des livres : à chaque conférence, des dizaines de livres. Toute la bibliothèque du C.D.I.C., je la connais, pratiquement entièrement.

— *Et puis vous faites quelque chose d'un peu plus actif?*

— Quand l'épouse du président de la Côte-d'Or rechute, et est hospitalisée, ce dernier ne peut plus assumer certaines de ses fonctions. Il me demande de prendre, un peu, la relève. Et, immédiatement, j'entre dans l'action...

— *En quelle année êtes-vous devenue présidente nationale du C.D.I.C.?*

— En 1983, j'étais devenue, entre-temps, présidente de la Côte-d'Or. Je me suis dit : il y a beaucoup de choses à développer. Il faut aller plus loin, il faut aller plus vite. Et surtout : il faut faire connaître.

— *Faire connaître quoi, exactement?*

— Le premier but de notre association, c'est de promouvoir *toutes* ces thérapeutiques qui existent et que les gens ne connaissent pas et qui, aux côtés des thérapeutiques officielles, apportent un plus dans les maladies graves. Nous le constatons sans arrêt.

— *Pour cela, vous avez combien de délégués régionaux?*

— Environ trente-cinq, répartis sur toute la France. Le centre est à Dijon. Nous avons plusieurs formes de structures : associations C.D.I.C., délégations autonomes, groupes amis qui ont demandé leur rattachement; et puis des correspondants, indépendants, qui acceptent tout simplement de répondre au téléphone pour informer les malades et les diriger vers des médecins, des thérapeutes, etc.

Le but principal c'est, après avoir informé les personnes qui appellent, de pouvoir répondre aux autres questions telles : « Mais où peut-on trouver des médecins, des thérapeutes, pour nous prescrire ces techniques? », vous avez tel et tel médecin dans votre région; vous avez tel laboratoire; tel thérapeute qui peut vous aider, dans telle ou telle forme de maladie. Donc, de diriger les personnes qui le demandent vers autre chose, en les mettant entre les mains de spécialistes dont nous avons éprouvé le sérieux. Mais je précise toujours : à leur demande. Parce que les gens sont libres.

— *Vous avez une liste importante de médecins?*

— Oui, sur toute la France.

— *Qui prescrivent encore, à l'heure actuelle, ces thérapeutiques?*

— Qui prescrivent encore et toujours, même si nous avons des problèmes avec les Physiatrons Synthétiques du Dr Solomidès, qui, à plusieurs reprises, ont été violemment attaqués. Vous savez, les malades trouvent toujours les moyens pour que leur thérapeutique existe, et continue d'exister. Du reste, aux côtés des produits Solomidès, il s'est développé tout un éventail de thérapeutiques. Mais nous commençons par donner des informations au niveau de l'alimentation, ce qui est capital, pour remonter l'immunité, le terrain du patient, et sur l'importance du mode de vie, des habitudes; et puis nous renseignons sur toute la gamme des médecines dites « douces » et « complémentaires », qui vont de l'homéopathie à l'acupuncture, à la phytothérapie et, donc, à ces médecines type « plantes africaines » du Dr Tubéry, « trois acides » de Le Foll et autres. Et puis, il y a les techniques comme l'ostéopathie, les médecines énergétiques, etc., et tous les tests biologiques, qui apportent aussi des éléments très intéressants dans le suivi des traitements. Donc, nous avons un large éventail d'éléments importants à diffuser.

— *Ce sont ces tests biologiques de diagnostic précoce et de suivi des malades qui vous permettent d'être au courant des résultats obtenus par ces thérapeutiques, mais est-ce que, à Dijon, vous êtes bien équipés ou est-ce que vous envoyez vos malades à Paris?*

— Sur Dijon, nous avons un très grand nombre de médecins, à l'heure actuelle, qui utilisent des tests très intéressants comme l'effet Kirlian*. les cristallisations sensibles**, le profil protéique de Burckel***, les tests de Vernes et d'autres encore. Nous savons où envoyer les malades. Dans certains cas, les prélèvements sont faits sur place et envoyés à Paris — puisque nous répondons à des malades issus de la France entière, nous leur donnons des adresses dans leur région, mais aussi sur Paris. Face à la maladie, vous savez, on n'hésite pas à se déplacer et à aller même loin, pour être bien soigné, et bien suivi.

---

* Voir page 297.
** Voir page 281.
*** Voir page 254.

— *Vous estimez que le C.D.I.C. national compte combien d'adhérents?*

— Nous avons, actuellement, 2 500 membres.

— *Et votre liste de médecins pratiquant ces méthodes dites « différentes » comporte combien de noms : 100? 50?*

— Il y en a au moins 500, et j'en découvre tous les jours de nouveaux. Maintenant, je n'ai plus besoin de les chercher : c'est eux qui m'appellent, après avoir fait la connaissance du C.D.I.C. au travers de nos journaux. Et ce sont de bons médecins, d'un peu partout en France.

— *Vous avez de la chance, parce que je crois que ceux qui pratiquent ces thérapeutiques ne souhaitent pas tellement qu'on le dise.*

— Je rencontre de moins en moins ce problème. A l'époque de « l'affaire Solomidès » — on en a beaucoup parlé —, il a régné une grande peur, ce qui se comprend très bien, des retombées possibles. Mais à l'heure actuelle, nous avons l'impression que ces peurs s'effacent. Bien sûr, je ne veux pas dire qu'il faut diffuser leurs noms, mais j'observe que, lors des conférences, aucun ne m'empêche de le nommer sur l'affiche. Ce qui prouve, quand même, qu'ils ont confiance en ce qu'ils font, ce qui leur donne une certaine sécurité : ils ont des résultats, qu'ils peuvent prouver, et ils n'ont plus peur de le dire.

— *Est-ce que les Conseils régionaux de l'Ordre des Médecins vous paraissent plus ouverts à ces médecines « différentes » que celui de Paris, ou bien conservent-ils une attitude extrêmement fermée, hautaine, vis-à-vis de ces techniques?*

— Je crois que c'est très différent selon les régions. Dans la région Bourgogne, on nous laisse relativement en paix. Il y a pas mal de médecins, ici, qui sont connus pour prescrire ces médecines « différentes », et ils n'ont jamais eu d'ennuis. J'ai une amie, qui est médecin à Dijon et a décidé de pratiquer la médecine énergétique suivant le principe d'Etienne G., professeur de biologie moléculaire à l'Université. Elle est allée présenter sa technique au Conseil de l'Ordre de Bourgogne. On lui a dit : « C'est du charlatanisme, on n'y croit pas. » Mais on ne l'inquiète pas. Elle a une clientèle pour : il est certain que, quand on fait de la médecine énergétique, on a une certaine clientèle... Eh bien, tout se passe bien pour elle. Elle leur a dit : voilà ce que je vais faire, alors je veux que vous le sachiez... Et je n'ai plus besoin de mon diplôme de médecin.

— *Et ça a marché?*

— Tant qu'il n'y a pas de plainte... En fait, je crois que le problème du Conseil de l'Ordre — qui laisserait si non tranquille tout le monde —, c'est qu'à partir du moment où il y a une plainte d'un médecin, d'un confrère, il est obligé d'intervenir. Il ne peut laisser les choses sans agir.

— *Et si c'est une plainte de malade?*

— Dans le cas des médecines « différentes », moi, je n'en connais pas, de plaintes de malades. Je n'en ai jamais vu.

— *Alors, comment réagissent les médecins qui ont ce genre d'ennuis? Disent-ils : « Je vais continuer à lutter »; ou, au contraire : « il faut que j'en tienne compte, pour ne pas avoir d'histoires avec l'Ordre »?*

— Cela dépend de la personnalité de chacun. Mais, en règle générale, ce qu'ils expriment d'abord, c'est une certaine révolte. Le médecin a confiance en ce qu'il fait et il sait, lui, pour l'avoir vérifié, ce qu'il apporte au malade. Donc, c'est ulcérant pour lui de s'entendre dire qu'il a des pratiques charlatanesques, alors qu'il a des résultats positifs. En fait, tous sont combatifs, c'est-à-dire que tous vont continuer à faire ce qu'ils font, si, vraiment, on ne les empêche pas. Si on ne les interdit pas. Et même parmi les interdits, certains continueront à pratiquer. Et à recevoir leurs clients, qui ne seront plus remboursés par la Sécurité sociale. Ils n'abandonnent pas.

— *Tous ces médecins qui n'abandonnent pas, parce qu'ils croient à ce qu'ils font, ont-ils véritablement des preuves de l'action bénéfique des thérapeutiques qu'ils emploient?*

— Oui, Bien sûr. Mais le plus difficile vient du fait que, généralement, le malade est d'abord passé par l'hôpital, ou une clinique, où à été établi le diagnostic initial. Et ce sera, par la suite, un vrai problème, souvent, pour avoir le dossier hospitalier, le diagnostic, de ce point de départ. Il faut souvent se donner beaucoup, beaucoup de mal pour avoir accès à ce dossier. Ces médecins sont repérés. Ainsi, nous en avons un qui est allé plusieurs fois au Centre anti-cancéreux, et au pavillon où l'on reçoit les malades atteints du Sida : il se fait jeter à chaque fois. Il ne reçoit plus les courriers contenant les éléments de dossier qu'il demande. Maintenant qu'on sait ce qu'il fait, il y a une barrière; on ne veut plus rien lui communiquer. Il faut donc qu'il refasse faire tous les examens nécessaires au diagnostic.

— *Les malades qui viennent vous voir sont-ils des gens auxquels on a pratiquement dit qu'ils n'avaient pas d'espoir de guérison avec les médecines « classiques »?*

— Nous recevons tous types de malades. C'est-à-dire que, dans nos permanences, nous voyons des gens qui vont bien, et viennent s'informer; des personnes dont le diagnostic a été fait en milieu hospitalier, mais qui ne veulent pas entendre parler de la médecine officielle, et cherchent à avoir des renseignements pour savoir s'il existe autre chose... Et nous voyons des malades, comme la personne que j'ai eue ce matin au téléphone, en phase terminale — rechute d'un cancer du sein d'il y a cinq ans, métastases au foie, au poumon et partout... Il est certain que lorsqu'on en est là, il est très, très difficile de faire quelque chose. Nous n'avons pas de solution miracle. Mais là où les résultats sont excellents, c'est justement quand les gens viennent dès le début : cancéreux, sclérosés en plaques, spondylarthrite, peu importe. Pour toutes ces maladies dégénératives graves, nous avons des résultats quand les traitements sont mis en place vraiment au départ.

— *L'expérience de la plupart des associations prouve qu'il leur est difficile de constituer, elles-mêmes, des dossiers de malades bien conçus. Vous le constatez aussi?*

— Tout à fait.

— *Quelle en est la cause?*

— D'une part, le médecin traitant est tenu au secret médical. De l'autre, il y a la peur du malade d'aller demander son dossier. Je connais des malades qui se sont très bien tirés d'affaires très, très graves, en utilisant des médecines « alternatives », et me disaient, chaque fois : « Oui, on va vous donner les éléments du dossier. » Et je ne voyais rien venir.

En fait, les gens ne se considèrent pas encore comme guéris, pensent à la rechute éventuelle, et se disent : « Si je retourne à l'hôpital pour leur dire que je veux mon dossier médical, que vont-ils penser? Comment vont-ils me considérer? » C'est pourquoi ils hésitent à y aller. Parce qu'ils ont peur.

— *Et, à votre avis, vous qui êtes une « officielle », cette peur est justifiée?*

— Tout à fait. Il est vrai que ceux qui se font traiter par une médecine non classique sont tout de suite repérés. Ils ont une étiquette. On dit : « Celui-là, il est suivi par le charlatan de tel endroit... l'autre, il est suivi par l'homéopathe de tel autre endroit. » Et on rit, on rit...

— *Parce que personne n'y croit?*

— Personne n'y croit. Et les rares qui y croient et voudraient s'y intéresser de plus près sont, de toute façon, arrêtés par le système : ils savent très bien que s'ils mettent le doigt dans l'engrenage, il leur faudra quitter l'hôpital.

— *Mais vous, qui étiez une « officielle » avant de vous occuper du C.D.I.C., sept ans après vous faites toujours partie du personnel hospitalier. Vous en a-t-on tenu rigueur?*

— Ah, tout à fait!

— *Concrètement, comment s'articule votre action? Vous organisez des conférences, vous avez des permanences... Comment, avec votre travail, parvenez-vous à faire face à cette double activité du C.D.I.C.-Côte-d'Or, et du C.D.I.C. National?*

— Tout est une question de bonne organisation. Les conférences nous permettent de rencontrer un public nombreux : nous avons souvent 500 personnes; la permanence, d'être en contact direct avec les malades. Nous ne sommes que quatre au niveau de l'écoute : il est nécessaire que les personnes qui reçoivent les patients aient une certaine formation, une certaine pratique. Ce pourquoi nous avons créé des rencontres avec un psychothérapeute qui nous guide dans ce travail.

— *L'écoute, ça veut dire quoi?*

— Cela veut dire que si les gens viennent, s'ils téléphonent, nous sommes d'abord attentifs à leurs paroles traduisant leur moral, parce que, souvent, chez eux, celui-ci est à zéro. On leur a asséné une vérité dramatique, d'une certaine manière, et surtout en leur disant qu'il n'y avait rien à faire. Dire la vérité aux malades, cela me paraît impératif. Mais leur laisser entendre que leur cas, ou celui du membre de leur famille qui est malade, est sans espoir, vous imaginez l'état dans lequel les gens viennent nous voir. Donc, il est important qu'ils aient des points de repère, des numéros de téléphone auxquels ils puissent se raccrocher. Pour exprimer leur malaise. Et trouver quelqu'un d'attentif qui va leur donner des adresses de médecins, dans leur région.

Nous avons d'autres adhérents qui s'occupent de la bibliothèque, de l'atelier cuisine, car nous donnons des cours de cuisine pour apprendre aux uns et aux autres à bien s'alimenter. Et puis nous éditons un bulletin trimestriel d'information.

Dans une association comme celle-ci, il est important de créer, d'organiser, de penser, d'aller de l'avant : ce n'est pas en restant assis dans un local que les choses vont se faire. Il faut bouger. Pendant des années, j'ai énormément couru. Partout. Je n'ai fait que ça : m'informer. On me disait : « Il y a là un congrès avec le Dr Lagarde » : j'y allais; « là, un colloque avec le Dr Tubéry » : j'y venais; « là, des entretiens à Monaco sur les médecines de l'énergie » : j'accourais encore; « à St-Tropez des rencontres sur la naturopathie » : je m'y rendais. Mes vacances se passaient à m'informer. Ainsi, j'ai beaucoup appris. Ce fut la base de la création de notre fichier et de l'énorme documentation que, avec l'aide de tous, nous avons réunie. Et puis, il faut le dire : surtout, la motivation est là : j'ai foi en ce que je fais.

— *Oui : vous vous êtes investie dans tout cela. Mais avez-vous connu, vous, des cas nombreux qui étaient quasiment perdus et qui, vraiment, ont fait une remontée spectaculaire? Vous n'êtes pas une personne qui fait ça en tant que « bonnes œuvres ». J'insiste : Josiane Mignot a-t-elle des raisons précises de dire : « oui, je crois à ces thérapeutiques alternatives pour tel et tel résultats obtenus »?*

— Oui. Bien sûr. Ma motivation de départ, comme je l'ai dit, a été la maladie de mon père, qui m'a vraiment propulsée dans cette recherche, et puis, puisque je travaillais en milieu hospitalier, de constater tous ces échecs. Je me suis dit, alors : ça ne pourra pas être pire. Lors de mes premiers contacts avec le C.D.I.C., le président d'alors m'a présenté, lors de conférences, des malades qui avaient été guéris soit par le Dr Tubéry, soit par le Dr Solomidès, certains depuis vingt ans. Alors, ma pensée a été : ça existe, donc, il faut apprronfondir tout ça. Ensuite, moi-même, j'ai rencontré et je rencontre toujours, dans le cadre de l'association, des personnes qui témoignent des résultats qu'elles obtiennent. Sans arrêt. Encore avant-hier, une dame qui a été soignée, il y a trente ans par le Dr Solomidès est venue pour des raisons heureusement moins graves : elle s'en était sortie, après que le système officiel l'avait condamnée à brève échéance.

Et puis voici encore l'exemple de Nicole V. qui faisait partie, elle-même, du milieu médical, et qui en est sortie, pour suivre une autre voie : elle avait un lympho-sarcome. Maintenant : elle va bien. Depuis huit ans.

— *Qu'a-t-elle fait?*

— Elle, sa rencontre, ça a été d'une part le théâtre : ce qui prouve que quand on fait ce que l'on a envie de faire, on peut changer bien des choses dans sa vie. D'autre part, elle a trouvé un naturopathe qui lui a parlé de réforme alimentaire; enfin, elle a rencontré un médecin anthroposophe qui l'a traitée au Viscum Album*. Aujourd'hui, Nicole va merveilleusement bien. Et cela sans avoir jamais suivi de thérapeutique « officielle ».

— *Et, maintenant, l'optique du C.D.I.C., c'est quoi exactement?*

— Notre optique, c'est de développer la connaissance de ces médecines alternatives, et, surtout, de faire prendre conscience aux gens qu'il y a une autre manière d'aborder la maladie. Que se soigner, ce n'est pas s'en remettre complètement à son médecin, prendre son ordonnance et s'en aller, comme ça, faire sa chimiothérapie, sa radiothérapie, sans se poser de questions. Notre souhait, c'est que les gens se posent des questions. Qu'ils se disent : « le médecin m'a dit ça »... mais, moi, est-ce que je ne peux pas faire quelque chose, m'informer sur certaines possibilités, pour m'aider par ce « plus » à guérir?

Notre but, aussi, c'est que les gens prennent conscience. Que le malade recherche le pourquoi de sa maladie.

Nous allons donc l'aider dans cette recherche. D'où la psychothérapie, d'où le travail sur soi, la connaissance de soi, indispensable, aux côtés des thérapeutiques alternatives, et des médecins qui les prescrivent. En fait, le point capital est peut-être de découvrir le sens de SA Vie.

---

* Voir page 231.

LA PREUVE DES FAITS

Voici, maintenant, un cas tout à fait typique des conditions dans lesquelles un cancéreux est amené à s'adresser aux thérapeutiques dites « parallèles », « alternatives » ou « différentes ».

Joël R. est un homme en pleine forme — 1,90 m, bien baraqué —, un professionnel en pleine activité (agent commercial), lorsque je l'interviewe, le 16 septembre 1990. Pourtant, en 1982, il a eu un gros problème.

Il a 37 ans, cette année-là, lorsque, en juin, son généraliste — qui le suit depuis 1976 pour une hypertension à 19/10, sous traitement classique —, alors qu'il se plaint de douleurs au sternum au cours d'une visite de routine, conclut : « douleurs intercostales ». Un petit traitement calmant est prescrit. Aucun résultat.

Fin juillet, les douleurs s'accentuent, Joël retourne chez le médecin :

« — Le traitement que vous m'avez ordonné ne m'a rien fait : je souffre de plus en plus. »

Réponse :

« — N'insistez pas. Arrêtez-le. Fermez les glaces de votre voiture : vous verrez, ça passera. »

Joël part en congé. Ferme les glaces de sa voiture, fait des milliers de kilomètres en Espagne, revient chez lui fin août, souffre de plus en plus, retourne chez son docteur.

Des douleurs sont apparues à la jambe gauche. Le médecin affirme : « Vous faites une sciatique. Rien d'étonnant : c'est le résultat de vos 5 000 kilomètres, assis dans votre voiture. Mais en plus de cette fatigue, vous êtes complètement déprimé. »

Joël : « Dans nos relations familiales, mon père avait un ami d'enfance qui était, à l'époque, professeur de neurologie à l'hôpital de N. Etant donné que, en plus de cette douleur genre sciatique, je commençais à avoir des difficultés à la marche (ce que les spécialistes ont qualifié ensuite de « stoppage de la jambe gauche »), je suis allé lui rendre visite, lui disant : d'une part, on a l'air de dire que je suis fou, de l'autre, la mécanique ne marche plus. J'avais les symptômes d'une sclérose en plaques. Je titubais comme un homme ivre. J'étais au bord de la paralysie. Nous étions alors à la mi-septembre. J'étais terriblement fatigué.

Le professeur m'avait reçu à son cabinet personnel. Il m'a dirigé sur les hôpitaux. Dans un premier temps, on a effectué une radio de la colonne vertébrale qui n'a absolument rien laissé paraître. Puis, ensuite, j'ai été hospitalisé au C.H.U. de N. où, là, j'ai subi une infiltration d'un produit spécial dans le canal médullaire où l'on a découvert que j'avais un chondrosarcome des vertèbres D3/D4, c'est-à-dire une tumeur maligne du cartilage. Autrement dit un cancer.

On en a fait, au C.H.U., l'exérèse. Les analyses sont probantes. Mais, tout de suite, mes forces reviennent, de façon aussi spectaculaire qu'elles avaient disparu. Cependant, on me dit que, comme toute tumeur, le risque de récidive est grand, et que je suis à la limite de la greffe osseuse.

Lorsque je quitte l'hôpital, le 10 novembre, rendez-vous est pris pour que je revienne pendant la période des fêtes de fin d'année. Mais, ça, moi, j'y suis opposé. Je fais à nouveau de la voiture, je peux me baisser sans souffrir, je ne me fais donc pas réopérer.

C'est dans ce contexte que je suis amené à rentrer en contact avec le Dr Le Foll : à la suite d'examens répétés, en effet, on a constaté, en novembre 1983, donc un an après l'intervention, une récidive au niveau du chondrosarcome.

A l'époque, on ne m'avait donné aucun traitement d'aucun ordre. Il paraît que j'étais un cas dont il n'y a que peu d'exemples : j'étais le dixième ou le onzième recensé depuis qu'existaient les statistiques tenues de par le monde hospitalier (dixit la Salpétrière, à Paris, où mon dossier avait été envoyé pour étude). Pas question de chimiothérapie : c'était un des cas où ça ne marchait pas. Donc, on se contente de me suivre, en attendant une récidive éventuelle. En fait, lorsque j'avais refusé de me faire réopérer, fin 1982, ils avaient été d'accord pour attendre. En novembre 1983, un scanner de contrôle montre que la récidive est en cours.

Alors là, les médecins ont demandé la réintervention. Mais je venais de changer de situation. Lorsque m'était arrivé cet accroc de santé, j'étais commercial itinérant. Après, j'avais repris mes activités comme je le devais, à la seule différence que j'avais reconsidéré mon portefeuille de représentation, ce qui m'amenait, justement, à avoir une fonction appropriée à mon état de santé, c'est-à-dire à réduire le kilométrage au maximum, donc les heures de voiture.

L'hypothèse d'une réintervention chirurgicale et l'arrêt de travail qu'elle imposait handicapait mon redémarrage professionnel, puisque le fait de subir une greffe osseuse, suivant le délai indiqué par le chirurgien, impliquait un arrêt d'activité de sept mois et demi. Il était donc hors de question, en novembre 1983/janvier 1984 de m'offrir un tel temps d'arrêt.

J'ai alors renégocié avec l'équipe médicale, demandant tout simplement à revenir à l'hôpital quand je recommencerais à avoir des symptômes et des troubles plus nets. On m'a fait confiance, bien que tous, y compris le professeur ami de la famille, me pressent de repasser rapidement sur la table d'opération. On devait me refaire une biopsie puis une exérèse élargie, et enfin une greffe, au cours de la même intervention chirurgicale.

C'est alors que le jeu des relations amicales m'a conduit chez le Dr Le Foll. Je lui ai apporté mon dossier médical complet, avec l'accord du professeur ami de la famille. Lequel m'avait dit : « Tu essaies. Le Foll a une réputation dans notre région. C'est quelqu'un de sérieux. » C'est ainsi que je suis allé le voir.

Le traitement Le Foll est basé sur l'équilibre de l'énergie. Il comprend des séances d'acupuncture, qui ont pour but d'assurer le déblocage énergétique et de dynamiser les énergies, et l'emploi d'un produit composé de trois acides* qui est administré sous trois formes : buccale, rectale et intraveineuse. Plus une association, pendant les séances d'acupuncture, de ce qu'il appelle, lui, puisque c'est un Breton : des crêpes bretonnes. C'est-à-dire qu'à l'emplacement où il pique les aiguilles, il applique des cataplasmes de ses produits.

J'avais des intraveineuses deux fois par jour, que venaient me faire à domicile un infirmier ou une infirmière, et des séances d'acupuncture une fois par semaine au cabinet du Dr Le Foll. Le traitement a duré six mois, sans que j'arrête un instant mes activités. Il avait été entrepris en mars 1984; en juin, l'évolution du mal était stoppée. Cela a été constaté par la superposition des scanners : celui fait en 1983, et celui réalisé en juin 1984. Et les médecins se sont demandé ce que j'avais bien pu faire.

C'est alors que j'ai été amené à témoigner de mon cas au cours d'un Congrès organisé à La Plaine-sur-Mer, par Jean Le Foll, qui fit l'objet d'une émission T.V. dont entendit parler le professeur ami de la famille. Depuis lors, toute relation a été stoppée entre lui et nous.

En décembre 1984 : nouveau scanner qui a montré qu'il ne restait aucune trace du chondrosarcome, si ce n'est une tache, comme lorsque, en chirurgie dentaire, on a enlevé un kyste, mais qu'il reste la forme de l'espace qu'il occupait auparavant.

J'ai néanmoins continué le traitement, en espaçant les intraveineuses : séries de 30 à 60 jours, avec arrêt de trois ou quatre mois, puis, par la suite, piqûres d'entretien, au même titre qu'il m'arrive toujours, aujourd'hui encore, de suivre un traitement de Jean Le Foll, comme tout le monde devrait le faire, vous comme moi, préventivement, de temps en temps, puisque c'est une façon d'entretenir son énergie. »

---

* Voir page 319.

Joël précisera ensuite que le traitement, à l'époque, lui revenait à environ 600 F par mois, sans être remboursé par la Sécurité sociale*. Et que, depuis, Jean Le Foll a mis au point une nouvelle molécule qui, utilisée par voie rectale, libère ainsi les malades des contraintes des intraveineuses.

Il indique aussi avoir rencontré plusieurs personnes soignées avec succès par la même thérapeutique, toutes très choquées comme lui du procès auquel a eu à faire face le Dr Le Foll.

Son ultime confidence a été pour me dire, à mi-voix : « Cette expérience m'a profondément marqué. Mais, maintenant, avec le recul, je discerne très bien comment je me suis fabriqué cette maladie. Au départ, il y a eu une émotion très forte : l'oiseau des champs, lorsque vous le mettez en cage, eh bien il en crève... Même chose, je crois, pour l'être humain. A partir du moment où vous le brimez, où vous l'empêchez de vivre comme il a envie de vivre, il fait des rejets. Jusqu'au jour où, après avoir pris tout sur lui pendant des années, il est obligé d'en arriver à dire : « Eh puis merde... si vous n'êtes pas content, moi, je ne peux plus rien. Alors : allez voir ailleurs, — point final ».

Et la maladie peut être ce point final. Ce fut aussi la conclusion de notre entretien. Mais celui-ci m'avait appris comment une force de la nature telle que Joël R., apparemment touchée à mort, était capable, grâce à un ensemble de rencontres, d'entraides, d'ouverture à toute thérapeutique, qu'elle soit « officielle » ou « officieuse », d'attentions amicales, d'une part de faire redémarrer la machine, de l'autre de retrouver en soi, pour les exorciser, les raisons profondes qui l'avaient enrayée.

Ce sont ces rencontres entre anciens malades, au cœur des associations, qui font la richesse et l'intérêt de celles-ci. A l'insu des hiérarchies classiques qui, aveuglées par leurs connaissances, veulent les ignorer, elles permettent à ceux qui en font partie d'échanger leurs expériences et de développer leur sens critique à l'encontre de ceux qui sont les détracteurs systématiques de médecines auxquelles ils doivent, bien souvent, de vivre.

Ces derniers seraient bien inspirés d'y être attentifs.

Informer, informer, informer...

Joël est, maintenant, membre de l'association Santé-Liberté-Entraide, qui a été créée le 25 avril 1985. Comme dans la plupart des cas, elle est née de ces rencontres entre personnes qui ont perdu des

* A l'époque, le prix d'une journée en soins intensifs était de quelque 4 500 F à l'hôpital (450 000 centimes).

êtres de leur entourage, traités par une thérapeutique classique qui s'est avérée, pour diverses raisons, incapable de les sauver, et malades ou parents de malades qui, s'étant adressés à des méthodes différentes, en ont constaté les bons résultats.

Il est bien évident que tout n'est pas négatif pour tout le monde, chez les premiers, et que tout n'est pas positif pour tout le monde chez les autres. Pas de produits miracle en aucun cas, mais, simplement, une information plus ouverte, au départ, dans la deuxième approche, et une thérapeutique plus personnalisée dans le suivi du malade. C'est sur quoi va insister particulièrement Jean-Paul Dommangeau, président de Santé-Liberté-Entraide, qui m'accueille chez lui, à Cholet, où une vaste pièce à l'important bureau couvert de documentation est consacrée à l'association*. Dès l'abord, on sent en lui un être empreint de chaleur humaine et de sens des responsabilités. Voici la genèse de ce qui est devenu, pour lui, une vocation.

« En octobre 1980, accompagné d'une très proche parente, j'avais assisté à une conférence que Monique Couderc et vous-même, Simonne Brousse, vous aviez prononcée à la demande du M.J.C. du Sacré-Cœur de Cholet, sur la prévention des cancers, et les méthodes de dépistage précoce, au cours de laquelle Monique avait porté témoignage de sa guérison par un jeûne médicalement surveillé**.

A l'époque, N., ma parente, allait très bien. C'était elle qui avait attiré mon attention sur cette soirée d'information, et j'y étais allé par sympathie, mais sans plus. Nous avons écouté cette conférence avec intérêt, mais je me disais : « Le cancer, c'est pour les autres... » N., elle, avait été beaucoup plus attentive. Et heureusement, car quinze mois plus tard, en janvier 1982, alors qu'elle est très fatiguée, elle se découvre une grosseur sous le bras droit.

Le médecin, qu'elle consulte aussitôt, pense qu'il s'agit d'une adénite et prescrit un traitement homéopathique. Nouvelle visite trois semaines plus tard. Le traitement a été sans effet, et l'on en vient aux tests photométriques de Vernes-Augusti, qui vont s'avérer positifs. Et lorsque, venue pour en avoir l'interprétation, N. demandera à son docteur s'il s'agit d'un cancer, la réponse est « oui ». Terrible nouvelle.

Pour moi, cancer était synonyme de mort. Mais N. n'était nullement affolée. Lorsque dans la voiture, quelques kilomètres plus loin, je montre mon abattement, c'est elle qui me remonte le moral en disant : « Ne t'en fais pas, je vais m'en sortir. » C'est en constatant

---

* Entretien du 16 septembre 1990.

** Monique Couderc a exposé son expérience et sa guérison dans *J'ai vaincu mon cancer par des méthodes naturelles,* éditions Belfond.

que son médecin avait prescrit les méthodes de diagnostic dont il avait été parlé, lors de la conférence, et de traitements faisant appel aux médecines « différentes », qu'est née en elle une énorme confiance en se disant : « D'autres s'en sont sortis, pourquoi pas moi? »

N. n'aura aucune intervention chirurgicale, aucune hospitalisation. Tous les soins vont se passer à domicile. Elle aura recours à la technique du Dr Solomidès, notamment, par perfusions, par voie buccale, par voie rectale, avec de bons résultats, contrôlés par les examens de laboratoires, régulièrement, après chaque traitement. Le médecin a essayé, à un moment donné, de faire une variante, en lui prescrivant du Viscum Album, mais, dans son cas, cela n'a pas marché, et l'on en est revenu au Solomidès, et aux solutés Vernes, et N. voit son état s'améliorer de façon très nette.

Il faut souligner, ce qui est très important, qu'a participé à ces bons résultats le fait que N. a consommé une alimentation très saine, à base de produits issus de l'agriculture biologique. Et puis, côté spirituel, la confiance, la prière, la foi ont eu un rôle très important.

Des gens extraordinaires se sont trouvés là, pas par hasard, d'ailleurs, — et à ce sujet, je fais une petite parenthèse pour rappeler que, comme disent certains, le hasard, c'est le nom que prend Dieu lorsqu'il veut conserver l'anonymat. Et N., au bout de deux ans et demi de traitement, va retrouver sa pleine santé, tout en continuant à être régulièrement surveillée. »

Je m'adresse alors à N., intriguée par les raisons qui lui ont fait avoir cette réaction immédiate de sentiment profond de future guérison :

— *Quand vous avez dit : « Ne t'en fais pas, je vais m'en sortir », qu'est-ce qu'il s'est passé en vous? Vous en étiez vraiment sûre?*

— Eh bien, oui... Il s'est passé quelque chose que je ne peux même pas expliquer, parce que j'ai plutôt une nature qui s'inquiète facilement, et je souffrais intérieurement. Et, là, au cabinet du médecin, quand j'ai appris que j'avais un cancer, c'est comme si j'avais reçu quelque chose du Ciel...

— *Mais, du ciel, on peut recevoir une poutre sur la tête, ou, au contraire, une colombe?*

— C'était une colombe.

— *Et, immédiatement, vous vous êtes dit : je guérirai?*

— Ah oui : je l'ai senti.

Mais revenons à la création de l'association, qui a pour point de départ les rencontres avec d'autres malades qu'à faites N., au cours de ses années de traitement. En particulier, avec deux femmes remarquables, dont l'une avait un fils de trente-quatre ans atteint d'un cancer, dont il décédera, parce qu'il était trop tard lorsqu'avaient été tentées des thérapeutiques alternatives à celles qui, classiques, ne lui avaient pas, dans un premier temps, réussi; l'autre ayant son mari leucémique.

En 1985, la fermeture du laboratoire Solomidès, à Sceaux, posait à tous un grand problème. Tout s'est donc déclenché à ce moment-là. Plusieurs réunions ont eu lieu, à la suite desquelles il fut demandé à Jean-Paul Dommangeau d'être le président. Tout de suite, le premier souci a été d'informer.

— Notre association a pris un envol assez spectaculaire. Nous nous sommes retrouvés à cent trente personnes et, dès le 24 mai, donc un mois après la création, eut lieu notre première conférence. Salle comble : deux cent soixante-quinze personnes étaient venues. Le 2 octobre, nous avons refait la même conférence, sur les techniques de dépistage précoce du cancer, avec témoignage de Monique Couderc, à l'Université Catholique d'Angers.

— *Quels sont les buts exacts de l'association?*

— Les statuts indiquent : « ... a pour but d'aider toute personne à vivre sa maladie selon le sens qu'elle donne à sa vie, et avec les moyens qu'elle juge bons. » C'est l'article 3. Et les moyens d'action comportent en particulier l'entraide entre les malades et leurs amis; le fait de favoriser un climat de confiance dans la vie; une information et une prise de conscience de ce qu'est la santé, de ce qu'est la maladie; la promotion des moyens de santé qui vont solliciter conscience et responsabilité, qui vont mettre en jeu une hygiène nerveuse, une hygiène de vie, une hygiène alimentaire et respiratoire; également des informations sur les traitements de terrain; oligo-éléments, vitamines, homéopathie, méthodes dites « complémentaires »... L'article 5 prévoit la défense de la personne malade contre toutes les techniques ou situations thérapeutiques vécues comme une menace sur la conscience ou la liberté.

— Cela se traduit par quoi, pratiquement parlant? Vous donnez des conférences. Mais vous donnez aussi des adresses? Vous avez un fichier?

— Dans notre association, les conférences, c'est ce à quoi nous tenons le plus, car c'est le moyen d'aider au mieux les gens qui sont en recherche. Nous en avons donné vingt-sept, depuis la création. Toujours très suivies. Tant au point de vue des méthodes de traitement que des techniques de soins. Notre rôle n'est pas de donner des conseils médicaux, parce que nous n'en avons ni les compétences, ni le droit, mais de dire : il existe telle et telle méthode, qui ont prouvé leur efficacité, mais c'est au thérapeute de voir, en fonction des cas, ce qu'il convient de prescrire.

— Ceci dit, je ne crois pas que vous soyez contre la médecine officielle?

— Absolument pas. Pour nous, la question n'est pas de préférer ou non les médecines non reconnues aux thérapeutiques classiques, mais de tenter de lutter, ensemble, contre le cancer, en associant toutes les techniques actuellement connues, qu'elles soient classiques ou parallèles, pour limiter les souffrances, d'abord, et obtenir un meilleur résultat pour chacun. Nous croyons, au sein de notre association, comme dans toutes celles du même type qui existent en France, et même à l'étranger, qu'un choix doit être possible pour tous, car on n'a jamais dit non plus qu'avec les médecines douces ou parallèles on guérissait tout, comme certains ont voulu nous le faire dire. Je crois qu'il ne faut pas leurrer les malades. Il faut s'efforcer de voir ce qui marche, selon le cas.

Chaque maladie est une prison particulière à laquelle il faut trouver la bonne clef. Ayant l'occasion de présenter les conférences, et même des interviews à la radio, nous tenons à dire que nous ne sommes pas sectaires, qu'aucun traitement n'est une solution miracle, et qu'il y a du bon des deux côtés. Récemment, à une personne qui me disait : « Il y a quinze ans, j'ai eu un cancer du col de l'utérus dont j'ai été soignée par chimiothérapie et radiothérapie, et je vais très bien aujourd'hui », j'ai répondu : « Eh bien, bravo, Madame. » Quand une autre personne me dit avoir eu recours avec succès aux médecines dites parallèles, quelles qu'elles soient : Solomidès, Le Foll, Tubéry, Vernes ou autres, eh bien, je dis aussi : « Bravo, Madame. » Ce qui compte, c'est de guérir. Mais souvent, pour cela, on a besoin des deux. Donc, à tout prix, évitons le sectarisme médical. Pour vaincre le cancer, il n'y a pas une vérité — il y a plusieurs vérités.

— *Avez-vous beaucoup de médecins, dans votre région, qui utilisent ces différentes thérapeutiques?*

— Nous en avons quelques-uns.

— *Les font-ils en complémentarité de techniques classiques?*

— Ils font les deux. Cela dépend des cas. Trop souvent, lorsque les gens font appel à nous, c'est un appel au secours, et le drame c'est qu'alors il n'y a plus grand-chose à faire. Ils se tournent vers nous parce que, à l'hôpital, le médecin leur a dit : « Vous savez, pour votre malade, il n'y a plus rien à faire. Vous pouvez bien essayer autre chose, si vous voulez; nous, on ne peut plus rien. » Alors, on se rue vers nous et, si le malade ne guérit pas, on dira ensuite : « Ah, oui, on a bien essayé la méthode X ou Y, et, finalement ça n'a rien donné du tout. » Et les hospitaliers diront qu'ils n'ont jamais eu connaissance de résultats valables. Mais on ne va pas chercher les pompiers quand la maison est aux trois quarts brûlée. Je dois avouer que, quand même, avec les produits Solomidès, on a généralement, y compris dans les cas terminaux, la cessation des douleurs. Ce qui leur permet au moins de finir leurs jours dans la dignité et la pleine conscience.

Mais le Dr L. nous a cité un cas de cancer, pris à ce stade terminal, pour lequel, tentant le tout pour le tout, avec un traitement Solomidès de dix-huit mois, à doses intensives, il avait réussi l'exploit de rétablir la malade. La personne avait une cinquantaine d'années; lors de l'intervention chirurgicale, on avait trouvé un cancer de l'estomac, avec des métastases partout : au foie, au pancréas, dans le péritoine. Le chirurgien avait refermé sans aller plus loin. Et l'on avait ramené la malade pour qu'elle puisse mourir chez elle, en prévenant la famille qu'elle en avait pour quelques jours. C'était en 1969. En 1986, lors de la conférence du Dr L., à Poitiers, elle était toujours en vie et se portait à merveille.

Quinze ans après le verdict des hospitaliers, la famille avait réuni chez elle l'interniste, le gastro-entérologue et le chirurgien qui l'avaient eue en charge, pour discuter de son cas et des résultats obtenus. L'interniste a dit :« J'avoue que je ne comprends pas. » Réaction intelligente. On lui a expliqué ce qui avait été fait. Il n'a pas insisté. Le gastro-entérologue a estimé que : « Ce n'était pas un vrai cancer. » Le chirurgien a lancé : « Eh bien, il y a des cancers qui guérissent tout seuls... »

Quand on entend des réflexions de cet ordre, on a envie de giffler leurs auteurs. Et pourtant, il faut contenir notre violence. Mais il nous faut bien reconnaître qu'à l'heure actuelle, malgré toutes les démarches des associations et leur travail, beaucoup estiment que l'on n'a pas avancé d'un centimètre, en ce domaine, auprès des pouvoirs publics.

— *Il y a d'autres associations du même ordre, dans votre secteur?*

— Il y en a une dans l'Orne, qui comprend cent cinquante adhérents, une autre à Laval, qui a eu le mérite de défendre le Dr H., notamment, avec succès*. L'association Santé-Solidarité, à Nantes, organise beaucoup de conférences; une autre est en cours de formation à Rennes, une autre à Angers, et nous avons créé un « groupe Ouest », qui, tous les trimestres, nous permet d'échanger nos informations, nos fichiers, le résultat de nos démarches au niveau des ministères ou de la Sécurité sociale — parce qu'il ne faut pas oublier que ces traitements ne sont pas remboursés.

— *Vous venez de parler de défense des médecins. Quand vous participez à la défense de l'un d'eux, les choses se passent comment?*

— L'association est prévenue soit par un malade, soit par une autre association du secteur auquel il appartient, soit par le C.D.I.C. National, ou bien encore par le médecin lui-même. Si une manifestation est décidée, nous alertons nos membres, en leur faisant savoir qu'un car partira tel jour à telle heure. Il est important, pour la défense de nos médecins, et des techniques qu'ils emploient, car il en va, si l'on ne réagit pas, de la survie de ces thérapeutiques, qui risquent l'élimination pure et simple, que nous soyons le plus nombreux possible.

Ce qu'il faut, c'est sensibiliser au maximum l'opinion publique car, plus elle sera informée, plus les pouvoirs officiels seront obligés de prendre en considération les résultats obtenus. C'est alors que les choses vont basculer. Ce n'est pas en tapant haut, sans avoir mobilisé la base, qu'on renversera la vapeur.

— *Vous êtes plein d'espoir, je vois?*

— Tout à fait. Nous savons que la partie n'est pas gagnée d'avance, mais c'est en faisant un travail de fourmi, de tout son cœur,

* Radié à vie, le 15 mars 1986, du tableau des médecins par le Conseil Régional de l'Ordre des pays de Loire, pour avoir prescrit des méthodes biologiques non classiques et des traitements non autorisés en France, puis suspendu seulement pour dix-huit mois, ce médecin était réintégré en août 1987 (*Ouest-France,* 29/30 août 1987). La prise de position des malades et leurs manifestations ont été pour beaucoup dans ce changement d'attitude de l'Ordre des Médecins.

avec l'envie de donner aux autres le maximum de chances, et en respectant tout le monde que nous y arriverons. C'est notre raison d'exister. C'est ce qui m'a permis de m'engager aussi fortement, avec la Foi, et la croyance en Celui qui nous a donné la Vie. Cette association m'a permis de rencontrer beaucoup de monde, et de me rendre compte que les gens ont une soif de l'essentiel. Qu'ils veulent savoir d'où ils viennent, ce qu'ils font là, où l'on va... Le pourquoi et le comment de la Vie.

Combien de fois ai-je vu des gens s'écrouler devant moi, en larmes, qui avaient besoin de parler, besoin d'avoir de l'espérance... Alors, avec nos petits moyens, mais avec tout notre cœur, nous essayons d'apporter, simplement, de l'aide aux autres. Et, effectivement, nous arrivons à redonner espoir à beaucoup.

— *Vous êtes tous des bénévoles?*

— Ah, tout à fait. Tous des bénévoles qui se sont engagés dans cette action pour défendre ces médecines dites « parallèles », « alternatives », « complémentaires », et, surtout, pour qu'elles soient officiellement expérimentées afin qu'un jour tout le monde ait le droit de se soigner ainsi, chacun comme il l'entend. Et qu'il n'y ait plus de barrières, comme aujourd'hui, qui font que des malades quittent notre monde alors qu'ils pourraient guérir et rester parmi nous plus longtemps, si le nécessaire était fait en haut lieu, du point de vue des lois, et si l'aspect financier des choses ne passait avant celui de l'intérêt de la vie humaine. »

Nous allons voir, dans le prochain chapitre, combien ce droit à la vie est menacé et contesté dès qu'un malade, qui n'a pas la chance que les thérapeutiques lui réussissent, s'adresse à d'autres méthodes pour survivre.

QUAND LE MALADE SE FAIT FABRICANT

Gaston Leflon est président de l'association « Santé-Solidarité Christian Laversin », de Liévin. Il est atteint d'une maladie de Kahler*, traitée avec succès depuis 10 ans par les remèdes du Dr Tubéry, lorsque, le 12 décembre 1990, à 7 h 30 du matin, la section de recherche de la gendarmerie nationale de Lille vient l'arrêter. Il restera en garde à vue jusqu'à 20 h 30, ce qui, entre autres choses, l'obligera à différer sa prise de médicaments de midi.

Dans les heures suivantes, est également interpellée la trésorière de l'association, sur son lieu de travail, et, en fin d'après-midi, est placé en garde à vue le Dr Lacaze, conseiller de l'association et prescripteur de produits alternatifs, « pour être entendu ».

La journée durant, les cinq membres de la brigade des stupéfiants, renforcés par moments de deux gendarmes de Liévin, procèdent à l'inventaire du laboratoire de l'association, saisissent divers documents et placent des scellés sur les issues des locaux, sous le contrôle du procureur ou d'un haut gradé de la gendarmerie nationale. « Du grand guignol », note un témoin qui précise que l'adjudant responsable des manœuvres a été promu à un grade supérieur dans l'après-midi...

Quel est le crime de Gaston Leflon, ancien choron des mines? De vouloir rester en vie. Quel est celui de l'association qu'il préside? De se battre pour aider les malades à le faire, en leur fournissant les remèdes dont ils ont besoin pour cela. L'inculpation? Exercice illégal de la pharmacie et escroquerie sur la T.V.A. Comment en est-on arrivé là?

Dans le Nord, une première association de malades avait vu le jour, à Lens, sous le nom de « Fondation Solidarité du Nord-Pas-de-Calais » lorsque, en 1985, avaient été interdits en France les produits du Dr Vernes et ceux du Dr Solomidès. Celle-ci, afin de fournir les milliers de malades qui, dans la région, étaient traités de la sorte, apporta son soutien financier à la création d'une S.A.R.L., la « Société de Recherche en Phytobiologie et Cosmétologie », laquelle engagea une pharmacienne, qui fut donc responsable de la production, qui comportait, outre la fabrication des produits en question, le conditionnement des Anticorps tissulaires du Dr Thomas (Sérocytols)**.

---

* La maladie de Kahler est un myélome, c'est-à-dire une forme de cancer de la moelle épinière.

** Voir page 337.

En décembre 1987 et janvier 1988, une offensive impliquant d'une façon coordonnée l'ensemble des directions régionales de la Santé était menée contre ce genre de médicaments, et les pressions contre la Fondation Solidarité furent telles que les responsables durent cesser toute activité, remettre à la municipalité de Méricourt les locaux qu'occupait le laboratoire, et vendre une partie du matériel. Dissoute en 1989, la Fondation attribuait alors son actif à l'Association Christian Laversin, qui, sous la nouvelle appellation de « Santé-Solidarité Christian Laversin » a pourvuivi l'action en faveur des médecines alternatives commencée il y a dix ans, à Lens, par la défense des remèdes du Dr Tubéry, de Toulouse — remèdes qui permettaient à Gaston Leflon de rester en bonne santé, et qui continuèrent à être fabriqués jusqu'au 12 décembre 1990. Quant à l'inculpation d'escroquerie à la T.V.A., elle repose sur les faits qu'explique ainsi l'association :

Document 38

L'Association Santé Solidarité Christian Laversin est accusée d'escroquerie à la T.V.A. N'aurait-elle pas réglé la fameuse Taxe à la Valeur Ajoutée sur les quelques milliers de francs de produits vendus en 1990? Non : elle l'a payée... au taux de 18,6 %. Et l'astuce du Procureur consiste à dire : ces produits étaient des médicaments, donc vous auriez dû payer... 5,5 % de T.V.A. (et bien sûr faire payer ce taux aux adhérents). Rappelons au passage que tous les médicaments vendus en pharmacie doivent avoir une A.M.M. Et, à partir de là, il y a ceux qui sont remboursés par la Sécurité sociale et ceux qui ne le sont pas. Les premiers sont taxés à 2,1 %, les deuxièmes à 5,5 % : un médicament non remboursé dont personne ne conteste l'utilité (exemple : la vitamine C) est plus cher qu'un médicament remboursé. Nous sommes grugés deux fois. Pour revenir aux propos du Procureur, seuls les pharmaciens peuvent se prévaloir de ces taux de T.V.A. L'administration fiscale ne nous a pas autorisé à pratiquer un taux de 5,5 %. L' « escroquerie », si on suit quand même le Procureur, porte sur quelques dizaines de francs en 1990...

...

Aujourd'hui, en France, les forces publiques chargées de poursuivre les trafiquants de drogues, sont mobilisées en masse pour mettre en garde à vue un grand malade qui défend sa vie et lutte pour que les autres puissent défendre la leur.

Il y a quelque chose de pourri dans ce pays. De pourri et de nauséabond.

Nous exigeons la levée immédiate des scellés et la restitution des papiers saisis, l'abandon des poursuites.

Nous exigeons l'expérimentation loyale et honnête des médicaments de Vernes, en commençant à prendre en compte l'expérience de centaines de médecins qui, durant près d'un demi-siècle, les ont utilisés. Nous exigeons l'expérimention de toutes les médecines différentes.

Nous exigeons que le ministère donne le feu vert pour que ces médicaments puissent être mis à la disposition de ceux qui veulent les utiliser sous forme de préparations magistrales, réalisées par les pharmaciens dont c'est le métier.
Et que les gendarmes recommencent à courir après les voleurs, les escrocs et les trafiquants...

Cette explication est donnée dans un numéro spécial du bulletin *Choisir la Vie,* paru en décembre 1990 (n° 16), assorti d'une caricature où l'on voit des bandits masqués, se tordant de rire à la lecture de ces inculpations, leur commentaire étant, dans une bulle : « Enfin tranquilles, les copains!... »

Où en sont les choses, aujourd'hui? Dans une lettre datée du 20 novembre 1991, le Procureur de Béthune, s'adressant à l'avocat de l'association, précise : « J'ai reçu, le 24 octobre 1991, les résultats de l'examen physico-chimique des produits fabriqués par l'association « Santé-Solidarité Christian Laversin ». Au terme de cet examen, il apparaît que les échantillons transmis doivent être considérés comme des médicaments.

Cette procédure va, en conséquence, être soumise au tribunal correctionnel, mais ma volonté de voir cette décision prise dans les meilleurs délais est subordonnée aux vicissitudes de l'audience et de l'encombrement du rôle.

Vous serez tenu informé en temps opportun de la date d'audience qui sera retenue, mais je puis, dès à présent, vous informer que je n'envisage pas de donner une suite favorable à votre demande de mainlevée des scellés et de restitution des objets saisis dans le cadre de cette procédure; en effet, compte tenu de la nature médicamenteuse des produits concernés et de l'absence de garanties administratives indispensables à leur attribution, cette restitution serait de nature à créer un danger pour les personnes.

J'observe en outre, en ce qui concerne les scellés que j'entends préserver la liberté d'appréciation du tribunal qui peut, aux termes de l'article L. 519 du Code de la Santé publique, ordonner la fermeture de l'établissement exploité »*.

---

* Le dossier de l'affaire montre qu'une guérilla portant et sur le diagnostic de maladie de Kahler, et sur le traitement, s'est déroulée au cours des années entre le Dr Lacaze, médecin traitant, et les Centres hospitaliers qui ont eu à intervenir dans l'affaire, l'un des chefs de service écrivant à un autre : « Malheureusement, M. Leflon est sous l'influence d'un “ gourou ” qui est persuadé de guérir par les plantes!!! » Le gourou étant le Dr Lacaze, les plantes celles qui sont à la base des produits du Dr Tubéry. Ce courrier, du 16 janvier 1990, montre bien la totale incompréhension qui règne entre « officiels » hospitaliers, et médecins de ville, plus proches de leurs malades.

Le procès a lieu devant le Tribunal correctionnel de Béthune, le 10 mars 1992 : la salle est comble. Le Dr Tubéry et moi-même avons été cités comme témoins par la défense — ce qui me donnera l'opportunité d'apprendre que si les frais de déplacement sont remboursés aux témoins de l'accusation, ils ne le sont pas à ceux de la défense...

Le 31 mars, le jugement condamne le Dr Lacaze à 10 000 F d'amende, et Gaston Leflon à 5 000 F. Voilà ce qu'il en coûte aux uns de défendre leurs malades, aux autres de défendre leur vie.

Le Dr Lacaze a fait appel. Affaire à suivre.

Car le malade, dans tout ceci, qui s'en soucie? C'est pour préserver sa santé, vous venez de le voir, qu'on lui supprime les produits qui le sauvent. Nous sommes une fois de plus en pleine incohérence!

Nous allons avoir une preuve supplémentaire de cette inconséquence des pouvoirs judiciaires dans le cas suivant.

Quant à M. Leflon, heureusement pour lui, la fabrication des produits du Dr Tubéry continue ailleurs, et sa santé est toujours, grâce à eux, très bonne.

LA SOLUTION « ÉTRANGER »

Mme V. a toujours été en parfaite santé au cours de ses quarante-cinq années de service dans l'industrie. Jamais malade, jamais absente, sauf pour ses accouchements, elle a été chef du personnel d'une importante entreprise et possède une maîtrise de soi que l'on ressent d'emblée, dès la première rencontre, et une connaissance des lois sociales dont il sera question plus loin.

A sa retraite, en 1981, elle et son mari quittent Paris pour respirer un air plus pur, et choisissent de s'installer dans l'Ain, où ils investissent toutes leurs économies dans la construction d'une confortable maison blanche aux volets de chêne, donnant sur un vaste jardin.

« Installer une villa, contempler son jardin, sa haie forestière, humer mes fleurs, ma rocaille, savourer un bon livre ou une coupe de champagne près de la cheminée, bercée par le crépitement mélodieux d'une solide bûche : une vie de rêve comparée aux 100 m² de notre appartement du 17e. Se lever quand on veut, se coucher de même, oublier conférences, séminaires, comités d'entreprise et réunions, qu'elles soient de cadres sup. ou de délégués du personnel, ne plus être obligée de sauter en voiture ou dans le train pour un problème à résoudre en usine, une revendication du personnel, une grève... Chef du personnel dans l'industrie oblige... Une femme dans un milieu d'hommes... Quel calme après la tempête. »

Bref, tout est pour le mieux dans le meilleur des mondes.

En 1983, Mme V. perd sa mère, qui vivait avec eux depuis dix ans. Elle l'aimait, certes, et la regrette, mais cette nouvelle liberté lui permet de voyager à sa guise, ce qu'elle apprécie. Et elle va de week-ends en Suisse, en croisière en Méditerranée, en séjours en Italie, en vacances en Bretagne. Cependant...

Le 2 avril 1986 : tout bascule. Elle qui était régulièrement suivie, autrefois, par son gynécologue parisien, mais, depuis sept ans, n'a pas pris la précaution de continuer à le faire, est tout à coup paniquée par une grosseur qu'elle découvre dans son sein gauche « une grosseur qui tire, et qui n'est pas ronde ni de type boule, mais de la grandeur de deux phalanges du petit doigt et de la même largeur, ne roulant pas mais adhérant ». Elle a pris rendez-vous, en urgence, avec un gynécologue chevronné, chirurgien de surcroît, qu'on lui a recommandé et qu'elle voit ce jour-là. Elle se disposait à partir en voyage, mais se dit prête à y renoncer, si besoin est. Réponse : « Chère petite Madame, partez tranquille, revenez me voir à votre retour : ce ne doit pas être méchant, c'est trop gros, trop visible pour être ce que vous craignez. D'ailleurs, une grosseur douloureuse n'est jamais grave. »

Mais Mme V. a également, d'elle-même, pris rendez-vous le même jour, pour plus de sûreté, avec un radiologue pour une mammographie. Elle y va, en sortant de chez le spécialiste.

« L'après-midi même, à quelques kilomètres de là, j'ai su que la grosse chose, trop grosse pour être méchante, était une tumeur, et qu'une méchante tumeur pouvait, aussi, être douloureuse. »

Donc, diagnostic : cancer du sein.

La foudre est tombée. Et va commencer le parcours du combattant correspondant à la conception classique du traitement de cette pathologie. Elle a soixante-quatre ans, aucune expérience du milieu hospitalier et chirurgical et reçoit de plein fouet l'annonce de la thérapeutique à envisager : ablation du sein assortie de chimiothérapie et radiothérapie, que lui détaille le radiologue...

« Il se tient à 2 mètres de moi, une règle pointée vers la mammographie. Commence alors un long monologue de sa part, tellement long, tellement inaccessible pour moi qu'il me semblait qu'il s'adressait à une autre personne, derrière moi, tant ses paroles volaient au-dessus de ma tête, sans faire tilt dans mon pauvre cerveau mis à rude épreuve. Des mots que je ne retiens pas encore : nodule, néo, mastectomie, curage, chimio, rayons, ça n'éveille rien en moi : je n'ai jamais été malade. Ses paroles sont monocordes, un ronronnement ininterrompu qui ne me concerne pas, et pourtant j'ai tout retenu : la preuve... J'ai surtout retenu la douleur que m'a causée la ponction à laquelle il s'est livré, assurant que cela ne faisait pas mal. Pas mal à qui? Merci du peu. Et une seconde ponction, pour le cas où... On croit s'évanouir, mais on ne s'évanouit pas. L'être humain est fort.

Et tombe le verdict : une tumeur déjà importante, très mal placée. Le film est maintenant en accéléré : il faut opérer vite, très vite, le plus tôt possible : ablation, prothèse... Et, paternel... « Si vous étiez ma mère ou ma sœur, je vous conseillerais de vous faire opérer de suite. Il ne faut pas jouer avec sa vie, même s'il n'y a pas, comme ici, de ganglions douteux. » J'ai répondu à ce discours que je n'y comprenais rien, que foudroyée, certes, mais lucide, je n'accepterai jamais de me soumettre au traitement dont il m'avait fait sommairement la description. La rage, la révolte, m'ont fait élever le ton, je n'ai pas pleuré, je n'ai pas prononcé l'habituel : « Moi, pourquoi moi? »

Il a dicté la lettre à son « cher confrère », puis s'est adressé à mon mari : « Je suis certain de mon diagnostic. Il s'agit bien d'une tumeur maligne et il faut agir vite. J'envoie moi-même le prélèvement au laboratoire, dans 24 heures nous aurons les résultats. S'ils s'avéraient négatifs, il faudrait faire une biopsie, mais je suis certain de ne pas me tromper. »

Il ne s'était pas trompé sur la malignité de la tumeur, mais seulement sur l'individu au féminin qu'il avait en face de lui. J'ai discuté avec lui de l'opportunité de ce qu'il envisageait. Il a fait preuve d'une extrême patience, n'a paru ni pressé ni agacé, mais est resté ferme sur ses positions sans aucune concession quant au traitement, le seul traitement dans mon cas, a-t-il affirmé. Et nous nous sommes quittés sur ces paroles : « Vous tenez votre vie entre vos mains. »

Nous sommes rentrés à 8 heures du soir. Pendant les 100 km de route, j'avais les dents serrées et les larmes coulaient, silencieuses... Nous avons dîné en silence, comme des automates, mon mari et moi-même, écoutant les informations.

Pendant des heures, j'ai jonglé avec des mots qui, la veille, m'étaient étrangers : ablation, biopsie, ponction, faisaient maintenant partie de mon univers.

Dans le calme de la nuit, j'ai pensé que mon mari avait sans doute la gorge plus serrée que moi-même, je voulais lui dire quelque chose pour qu'il ne souffre pas, pour qu'il n'ait pas peur, pour qu'il sache que j'assumerai et qu'il ne sera pas obligé d'assumer à ma place. Ce que j'ai trouvé à 3 heures du matin est assez banal, quotidien, pas original du tout, mais ces quelques mots ont le mérite de briser le silence, de nous sortir chacun de notre isolement, et, en définitive, de nous permettre de nous endormir. Ces quelques mots, c'est : « Puisqu'il faut se battre, nous nous battrons. »

La journée du lendemain a commencé comme toujours. Et, heure après heure, j'ai bâti des plans à court, à très court terme, persuadée que mon avenir se trouvait limité à quelques mois.

Au début de l'après-midi, j'avais quand même réussi à mettre en ordre mes pensées, mes résolutions, face aux nombreux points d'interrogation qui se bousculaient dans ma tête. Je m'en ouvris à mon mari : « Si tu es d'accord, voilà ce que je compte faire... ». Je savais qu'il serait d'accord, lui sûrement, les enfants auxquels j'avais fait part de la catastrophe aussi. Comme, de toute ma vie, personne n'avait jamais pu me dicter ou m'imposer une conduite, dans les circonstances présentes il en serait de même. Je me prends en charge... et vogue la galère ! »

La galère, cela va consister à faire le tour des possibilités existant en France pour éviter ce traitement que Mme V. refuse de tout son être : ablation du sein, chimio, rayons. « Souviens-toi, dit-elle à son mari, de Mme C. : elle était condamnée, à telle enseigne qu'après avoir reçu l'extrême onction, à la Charité, à Lyon, on l'avait ramenée chez elle pour y mourir en paix. Son gendre a pris le taureau par les cornes et s'est procuré des produits Solomidès (prescrits en cachette). Je l'ai perdue de vue, mais, seize ans plus tard, j'ai reçu le faire-part de ses obsèques. Et elle n'était pas morte du cancer généralisé qu'elle avait eu seize ans plus tôt, mais d'une crise d'urémie. On va commencer par ça. Oui, mais où? On va chercher, on va trouver, on va y arriver... Et d'abord, ce soir, on va au restaurant : un super repas gastronomique arrosé de Pommard. Et dès demain, on part en campagne. »

Du Solomidès? En 1986, il n'y en a plus en France, pour ceux qui ne sont pas « bien informés ». Acharnée, Mme V. s'obstine dans sa quête d'une thérapeutique qui lui soit acceptable. Elle va du chirurgien-chef de l'hôpital Léon Bérard de Lyon, et du cancérologue au P^r^ X, chef du service d'un grand hôpital parisien, en passant d'un médecin solomidien à un homéopathe, à Paris; un chef de laboratoire où elle fait faire des tests; en Bourgogne : un homéopathe uniciste, un autre cancérologue, un médecin savoyard dont lui a parlé une inconnue, guérie par lui d'un cancer, sans chimiothérapie et sans irradiations; un médecin allemand, un chirurgien privé de Lyon; un autre chirurgien quelque part, en Bretagne; encore un cancérologue en Provence.

A Lyon, où le Dr C. et le Pr M. ont confirmé l'obligation d'une mastectomie, l'ablation du sein étant complétée d'un curage axilaire externe et interne, puis, après analyse des ganglions, traitement de chimiothérapie ou de rayons, il est insisté sur l'urgence de l'intervention, parce qu'il y a eu ponction, et les dates du 23 avril ou du 10 mai ont été proposées. Mme V. a, alors, demandé à réfléchir et consulté immédiatement un généraliste, lequel lui a fait commencer aussitôt un traitement de renforcement immunitaire du terrain qui comporte, entre autres, des injections sous-cutanées de Viscum Album, produit fabriqué en France, mais considéré avec circonspection, pour ne pas dire plus, par les « officiels ».

A Paris, elle voit le P^r^ X, en son service hospitalier. Il refuse d'envisager une chirurgie conservatrice du sein, en raison de l'implantation de la tumeur (quadrant supéro-interne). Protocole proposé : un certain nombre d'examens à faire faire à des moments différents et dans plusieurs laboratoires ou centres privés à Paris; des séances de chimiothérapie « première » dans son service, dont le nombre et la fréquence seront à déterminer en fonction des résultats des examens de sang et le contrôle de la quantité de plaquettes avant chaque séance; enfin, mastectomie en juillet 86, suivie, selon le cas, d'une nouvelle chimio ou de rayons.

« Nous avons ainsi parcouru plus de 20 000 km du Nord au Sud et de l'Est à l'Ouest à travers la France, dit Mme V., passé plus de quatre mois en recherches, été à plus de vingt consultations, car il y a eu des “ bis ”, sans parler des radiologues, échographes, etc. » Et, chaque fois que Mme V. s'adresse aux « classiques », la réponse est la même : ablation, chimio, rayons.

Mais au cours de son périple, en mai, elle est allée consulter en Suisse. La Lukas Klinik, à Arlesheim, a quelque trente ans d'existence, et jouit d'une grande réputation. On y pratique, sous le nom d'Iscador-thérapie, les traitements à base de Viscum Album (la plus grande importance y est attachée à la poursuite du développement et de l'amélioration du produit, qui a reçu la notification d'enregistrement de Berne). Des spécialistes en cancérologie y exercent en étroite collaboration avec le Centre de recherches suisse sur le cancer.

Après examen clinique et étude du dossier médical, le cancérologue indique qu'une intervention chirurgicale « de propreté » est nécessaire et propose le protocole suivant : traitement préopératoire de deux à trois mois au Viscum Album, dont le but, dit-on à la malade, n'est pas de faire disparaître la tumeur, mais, par son action cytostatique, de renforcer ses défenses immunitaires; une petite intervention chirurgicale, pour laquelle elle sera adressée à un chirurgien (la Lukas Klinik est seulement médicale); puis trois à quatre semaines de traitement post-opératoire, accompagné de diverses activités psycho-thérapeutiques, de soins (exercices de relaxation) et d'un soutien psychologique important — sans chimiothérapie et sans irradiations.

Retour en France. Et nouvelles démarches à la recherche d'une institution publique ou privée susceptible de proposer une thérapeutique globale du même ordre que celle décrite à Arlesheim : « Vu le Dr M. dans un hôpital de notre région, qui accepte, eu égard à mon refus de l'ablation du sein, d'abord proposée par lui, de pratiquer une tumorectomie très large, obligatoirement suivie de rayons et, “ probablement sous peu ”, de l'ablation complète du sein. Si je choisis d'être traitée par lui, le Dr M. exige l'opération début juillet, et, “ bien entendu ”, l'arrêt immédiat de mon traitement en cours de renforcement immunitaire. »

C'est alors que Mme V. va, en juillet, consulter le Dr T., chirurgien à Gumligen (Berne) indiqué par la Lukas Klinik.

Celui-ci affirme, après examen, qu'une intervention lourde n'est pas nécessaire, et que celle qu'il envisage de pratiquer pourrait même se faire sous simple anesthésie locale. La malade ne sera privée à aucun moment du traitement en cours de Viscum Album, et, bien entendu, les ganglions seront analysés.

« J'ai pris ma décision le 24 août 1986, en faveur de cette thérapeutique et l'ai fait connaître par lettre motivée du 6 septembre 1986 à Mme le Médecin Conseil de la C.P.A.M. de Bellegarde :

« ... mon état ne nécessitant pas de mastectomie, pas de chimiothérapie ni de rayons et aucune thérapeutique autre que celles-ci ne m'étant proposée en France, j'en conclus que les véritables soins appropriés à mon état n'existent pas en France et je prends la décision de me faire soigner en Suisse... ».

Le traitement pré-opératoire au Viscum Album ayant fait l'effet souhaité, et la tumeur s'étant stabilisée, l'intervention chirurgicale a lieu le 16 septembre, à Gumligen. Il s'agit d'une « tumorectomie a minima », qui ne laissera, en définitive, qu'une petite cicatrice de 2 cm, sur un sein en totalité conservé. Aucune chimiothérapie ou radiothérapie n'est pratiquée.

Les analyses effectuées par le C.H.U. de Berne confirment qu'il s'agit bien d'une tumeur maligne, mais sans prolifération. L'hospitalisation à la Clinique Siloah, de Gumligen, dure huit jours, suivis d'une hospitalisation de quatre semaines à la Lukas Klinik d'Arlesheim. L'intervention chirurgicale et le séjour à Arlesheim représentent, en tout, une dépense personnelle de 90 000 F.

Mme V. se tourne alors vers sa C.P.A.M. pour une participation aux frais. Mais Gumligen n'est pas en France et la Suisse ne fait pas partie de la C.E.E. Et la réponse de la Sécurité sociale est négative. Or, de par ses anciennes fonctions de chef du personnel, la malade sait qu'existe un texte de loi qui lui permet, en principe, de justifier cette demande. En voici la teneur, incluse à un rapport concernant son cas.

Document 39

Il est constant de constater que les assurés sociaux disposent du libre choix de leur médecin ou établissement d'hospitalisation mais en aucun cas cette faculté ne saurait engendrer pour les Organismes de Sécurité sociale une prise en charge systématique.

C'est ainsi que pour les soins dispensés à l'étranger, l'article L. 332-3 du Code de la Sécurité sociale dispose :

« Sous réserve des conventions et des règlements internationaux et de l'article L. 766-1, lorsque les soins sont dispensés hors de France aux assurés et à leurs ayants-droit, les prestations correspondantes des assurances Maladie et Maternité ne sont pas servies.

Un décret en Conseil d'Etat fixe les conditions dans lesquelles des dérogations peuvent être apportées au principe posé à l'alinéa précédent dans le cas où l'assuré ou ses ayants-droit tombent malades inopinément au cours d'un séjour à l'étranger ou lorsque le malade ne peut recevoir en France les soins appropriés à son état. »

Par ailleurs, l'article 97 bis du décret du 29 décembre 1945, prévoit en son dernier alinéa :

3 - « Indépendamment des cas prévus au paragraphe 2 ci-dessus, les Caisses de Sécurité sociale pourront, à titre exceptionnel, et après avis favorable du contrôle médical, procéder au remboursement forfaitaire des soins dispensés en dehors de la France à un assuré social ou ayant-droit d'assuré social, lorsque celui-ci aura établi qu'il ne pouvait recevoir, sur le territoire français, les soins appropriés à son état. »

C'est sur ce point de non-possibilité d'avoir en France les soins « appropriés » à son état, que va se battre Mme V. puisque, dans l'hexagone, elle n'a trouvé aucun cancérologue pour lui appliquer la thérapeutique qui, en Suisse, lui a permis de conserver son sein, sans chimiothérapie et sans radiothérapie.

La Caisse Primaire d'Assurance Maladie de l'Ain, par décision notifiée le 3 avril 1987 a refusé la prise en charge de ses hospitalisations en Suisse au motif que les soins pouvaient être dispensés sur le territoire français. Elle conteste cette décision et saisit la Commission de Recours Amiable de la Caisse, qui, le 8 octobre 1987, rejette son recours et confirme la décision prise.

Mme V. se pourvoit donc par-devant le tribunal des affaires de Sécurité sociale de l'Ain. Le 28 juin 1988, le tribunal ordonne une expertise médicale « confiée à un collège de trois experts de renom en matière de cancérologie » avec mission de dire si Mme V. pouvait ou ne pouvait pas, selon toutes les données du problème, recevoir en France les mêmes soins « appropriés à son état ».

Par ordonnance rectificative, le tribunal décide, le 27 octobre, que la mission sera confiée à un seul expert, et non pas trois. Celui-ci, le Pr B., n'est pas un cancérologue de renom, mais un gynécologue-obstétricien et ne figure pas sur une liste d'experts près les tribunaux. Lorsque Mme V. s'étonnera du fait, il lui sera répondu que la C.P.A.M. a le droit de désigner tel médecin, dans telle discipline, sans être tenue au respect de la précision du tribunal et qu'en outre l'expert n'est pas tenu de figurer obligatoirement sur une liste d'experts près les tribunaux*.

Ceci dit, l'expertise lui est, en fait, favorable, puisque le Pr B. lui donne en quelque sorte raison, en écrivant dans son rapport d'expertise :

« Deux thérapeutiques pouvaient être proposées à cette patiente :

1) Une mastectomie avec curage ganglionnaire suivie éventuellement de radiothérapie. La chimiothérapie aurait été discutée en fonction des données histologiques et biochimiques.

2) Une tumorectomie large avec curage ganglionnaire associée de façon obligatoire à une radiothérapie. De la même façon, la décision

* Il suffit de l'accord du médecin traitant. Or celui-ci a été incomplètement informé lors de cette désignation...

de chimiothérapie aurait été prise en fonction des données histologiques et biologiques. »

Il ressort donc, de cette expertise, que, ne pouvant recevoir en France que les deux thérapeutiques ci-dessus exposées, c'est-à-dire dans le premier cas, ablation du sein, et dans le second, ablation de la tumeur mais avec obligation de faire une radiothérapie, il est avéré qu'elle ne pouvait pas, dans l'hexagone, être traitée à la fois sans ablation du sein et sans radiothérapie. Néanmoins, par décision en date du 25 avril 1989, le tribunal des affaires de Sécurité sociale de l'Ain déboute Mme V. de son recours jugé « non fondé » et confirme la décision de la Caisse.

Mais nous avons affaire à une battante : elle fait aussitôt appel du jugement. Cet appel sera rejeté par la Cour comme non fondé et la décision à nouveau confirmée, à l'audience de la cour d'appel de Lyon (Chambre sociale) du 27 février 1991. Et Mme V. est déboutée.

Pécuniairement parlant, les choses se présentent de la façon suivante, pour les V. : du fait de la non-prise en charge par la Sécurité sociale, d'un montant forfaitaire (quel qu'il soit) dans les dépenses de santé qu'a entraîné le traitement suisse, les Mutuelles, auxquelles ont cotisé toute leur vie ces deux assurés sociaux aux retenues sociales ponctuellement effectuées sur leurs salaires, n'ont pas à intervenir, puisque leur vocation n'est que de compléter les remboursements à partir des sommes versées par la Sécu.

Ils perdent donc, sur toute la ligne, et la première conséquence a été qu'ils ont dû, pour faire face au paiement des cliniques suisses, vendre leur jolie maison blanche aux volets de chêne, et se loger plus modestement. Leur déception est grande. Aller en cassation? Tout le monde leur dit que la décision de justice qui donne raison à la Sécurité sociale est injuste. Mais M. V., qui n'a plus confiance en la justice de son pays, baisse les bras.

C'est alors qu'intervient l'association F.I.P.I.A.D.*, dont Mme V. fait partie, et qui va prendre le relais — car si l'on s'incline devant ce jugement, il risque de faire jurisprudence.

En effet, tant qu'une affaire semblable n'a pas eu à être jugée, les décisions des juges se fondent sur leur seule appréciation. Mais lorsqu'en cas exactement semblable tel ou tel jugement a été rendu, sans être contesté, il prend valeur de fait acquis, et sert de référence.

---

* La F.I.P.I.A.D., créée en 1977 sous le titre de « Fondation Internationale de Prophylaxie par l'Information et l'Autodéfense » a dû, vu les nouvelles lois sur les Fondations, transformer celui-ci en : « Association Internationale pour la Prévention, l'Information sur les Alternatives disponibles, et l'avancement des connaissances en matière de santé », tout en gardant son sigle.

Or, bien des femmes souhaitent éviter l'amputation d'un sein malade qu'elles ressentent comme une choquante dégradation physique. Mais s'il faut faire face, à ses propres frais, à un tel budget, combien peu nombreuses sont celles qui peuvent se le permettre ! Tout en ayant, je le répète, cotisé toute leur vie à la Sécurité sociale, qui, si elles étaient opérées en France serait tenue de prendre en charge leurs traitements hospitaliers à 6 000 F par jour.

C'est pour ne pas s'incliner devant ce diktat de l'appareil administratif, qui vise à imposer ses propres choix à ceux qu'il a en charge (mais qui sont, ne l'oublions pas, ses cotisants), que le Conseil d'Administration de la F.I.P.I.A.D. a décidé de demander à son avocat, Me Frémaux, de prendre en main l'affaire.

Plus habituée, d'ordinaire, à défendre les remèdes contestés, les techniques non conventionnelles, les découvertes en péril et ceux qui les emploient, l'association a jugé inacceptable que l'on impose aux Françaises cette atteinte à leur corps comme une obligation, inévitable dans tous les cas de figure, alors que les bons résultats obtenus chez Mme V., toujours en bonne santé six ans après sa mini-intervention, montrent que c'était bien cette thérapeutique non mutilante qui était, en tout cas pour elle, appropriée.

Afin de poursuivre l'affaire, et cela jusqu'à sa conclusion devant la Commission Européenne des Droits de l'Homme, s'il le faut, la F.I.P.I.A.D. a donc fait face au budget nécessaire à la mise en oeuvre du pourvoi qui a été déposé par Me Claire Waquet, avocat à la Cour de Cassation, en septembre 1991. Etape nécessaire avant la juridiction européenne puisqu'il est impératif d'avoir épuisé tous les recours nationaux avant de s'adresser à l'échelle internationale.

En juillet 1993, ce pourvoi ayant été rejeté par la Cour de Cassation qui, malgré un clair exposé de l'affaire, reprend point par point les conclusions du tribunal des affaires de Sécurité sociale du 25 avril 1989, la F.I.P.I.A.D. a demandé à Me Frémaux de déposer une "Requête avec Mémoire" devant la Commission européenne des Droits de l'Homme.

Donc, affaire à suivre... et réponse dans deux ou trois ans.

A l'origine de la F.I.P.I.A.D. : un drame

C'est, du reste, l'histoire d'un autre cancer du sein, mais qui, celle-là, a eu une fin tragique, qui est à l'origine de la création de l'association dont Mme V. fait partie.

Lors de la parution, en 1977, de mon livre *On peut vaincre le cancer*, j'ai eu, peu de jours après, un appel téléphonique nocturne de Philippe Druillet, l'un des grandes dessinateurs de la B.D. française.

Pourquoi cette communication tardive? L'artiste m'explique qu'il a perdu sa femme d'un cancer du sein, dans des conditions inadmissibles, qu'il en a ressenti un tel choc, qu'il est, depuis, en traitement chez un médecin qui vient de lui conseiller de lire mon ouvrage — ce qu'il est en train de faire —, et de créer une association de défense des malades. Je lui suggère, alors, d'être l'initiateur de cette démarche, que j'aiderai dans la mesure de mes possibilités d'information, et je lui demande de me faire parvenir un résumé du drame qu'il vient de vivre afin que je distingue de quel côté orienter au mieux le groupe des fondateurs qu'il va réunir. Le voici, tel que je l'ai reçu :

Document 40

Histoire de la jeune femme fragile et du jeune homme costaud

L'année 1973, la jeune femme fragile et le jeune homme costaud décident d'avoir un enfant : rien que de très naturel, avoir un enfant... Mais la jeune femme fragile fait des fausses couches : curieux! On évoque la vie parisienne, la fatigue, le monde d'aujourd'hui, la pollution et les médecins se penchent sur la question, ou plutôt sur la jeune femme fragile. Le jeune homme, lui, est mis à part : on ne lui demande rien. Comme elle est fragile, cela ne peut que venir d'elle. Et le jeune homme croit encore, comme on le lui a enseigné, que les responsables sont vraiment responsables.

En septembre 1973, commence le traitement « fertilisant ». Jusqu'en septembre 1974 : UN AN!

Au bout d'un an, après de nombreuses fausses couches, on fait venir enfin le jeune homme costaud pour voir si, par hasard, il n'y aurait pas quelque chose de son côté, à lui. Pas de chance : le jeune homme costaud avait un sperme dégueulasse. Un an pour trouver ça! Moi, je croyais que, dans un couple, on était deux; dans ce monde — non.

L' « ennui », dans tout cela, c'est que la jeune femme fragile, trafiquée par le traitement « fertilisant », a vu son sein gauche, début 1974, devenir gros, dur, lui faire mal et se couvrir de boutons. Jusqu'en novembre 1974, et sur la dizaine de toubibs visités et qui la suivaient, aucun ne fit le diagnostic exact : cancer du sein, et ceci malgré toutes les analyses — cancer visible comme le nez sur la figure.

En novembre 1974, au Centre Curie, on dit : « cancer du sein ». C'est « tout ». Pas de chance, encore une fois. Le foie, aussi, était déjà pris, mais, à Curie : le foie, connais pas! Jusqu'en début 1975, on fera des rayons sur le sein, et rien d'autre : de vagues charcutages seront proposés, et une ordonnance est prescrite : un somnifère, 1 comprimé, le soir, au coucher, pour mieux dormir!

La jeune femme fragile prend peur — on la comprend. Elle quitte Curie, non sans mal. Là-bas, on « s'attache » beaucoup aux malades. Un autre docteur diagnostique, je ne l'ai su qu'après : métastases sur le foie, visibles dès le début du traitement. D'autres rayons sont faits — ceux de Curie étaient insuffisants —, et on applique la chimiothérapie — à Curie, connais pas.

Mais c'est déjà trop tard. Le 22 décembre 1975, la jeune femme fragile rentre à l'hôpital pour y mourir, le 16 janvier 1976. Là-bas, aussi, on reconnaît le cancer du foie : quel traitement pour y pallier?

Voilà l'histoire du couple qui voulait un enfant.

L'ennui, c'est que cette histoire n'est pas unique, et que, pour beaucoup, aujourd'hui, si pour faire un môme il faut être deux, pour les problèmes, s'il y en a, la femme, seule, est responsable et le mâle, lui, ne peut être mis en cause — voyons, nous sommes tellement sûrs de notre virilité!

Cette histoire, c'est notre histoire.

Philippe Druillet, Livry, 1977.

Par la suite, Philippe Druillet me remettra le poignant album que lui a inspiré cette sinistre aventure. J'y lis, d'abord, son curriculum vitae, qui m'explique son cheminement personnel, et la force tragique de son œuvre.

« Né le 28 juin 1944, à Toulouse, Philippe Druillet passe les premières années de sa vie en Espagne. En France, il travaille comme photographe mais passe ses nuits à s'initier au monde fabuleux de la science fiction. Après quelques tâtonnements, Druillet explose en 1971, lorsqu'il publie *les Voyages de Lone Sloane*. En 1974, il fonde *Métal Hurlant* avec Dionnet, Farkas et Moebius, mais c'est dans le mensuel *Rock & Folk* qu'il commence à publier *La Nuit*. Soudain, alors qu'il est arrivé au milieu de l'histoire, il perd son épouse, Nicole. La suite de *La Nuit* en sera marquée indélébilement, devenant soudain une ode barbare à la disparue... »

Suit le commentaire du critique du *Matin de Paris :*

« Druillet peint le présent en jouant avec les osselets du futur. Druillet est un artiste et un auteur. Un graphiste et un écrivain. Un musicien des lignes et des signes. Nous le suivons sur la planète de sa création et dans les véhicules de sa pensée. Le rire grave et les étoiles dans les yeux, il dialogue avec l'inconscient collectif. Il est à la bédé ce que les Stones sont à la pop music. Il est notre génération. »

Et, la page tournée, voici la dédicace de *La Nuit,* album qui est paru aux « Humanoïdes Associés » en 1976 :

Document 41

A NICOLE, ma femme, mon AME...

et à la MORT qui est venue.

Quelques mots, pour mon époque, qui est moche, et je suis gentil!

... à l'année 1975, l'année de la femme qui a tué la mienne et tant d'autres avec elle...

... à la médecine pourvoyeuse de la mort, la médecine des MECS, la médecine du FRIC, celle de CURIE, et d'ailleurs. CANCER, mal terrible, plus terrible encore entre leurs mains, car on en meurt STATISTIQUEMENT!

c'est la formule. Oui! Je vous accuse, bouchers stupides, CONS à la blouse blanche et au verbe haut, jongleurs de vie qui vous prenez pour Dieu, alors qu'on vous demande d'être des hommes et de nous traiter comme tels!

Connards assermentés vers qui l'on va avec confiance, c'est à en pleurer!

... à ce monde que nous n'avons pas fait et qui nous assassine. O mes aînés, je vous HAIS!

... à la mort que l'on nous cache ici, en « OCCIDENT », parce qu'elle fait peur, parce qu'elle fait réfléchir, parce qu'elle n'est pas rentable, sauf pour certains.

Société d'immortels, vous puez la charogne!

... à sa bague, que je porte à mon doigt, à notre amour toujours présent, bien qu'elle s'en soit allée, elle qui ne voulait pas.

... à la patience, aujourd'hui durement apprise.

... à toi, lecteur, que j'emmerde avec ces maigres mots, mais si tu aimes nos images, car nous sommes deux dedans, hier et demain, alors tourne la page, le reste te concerne aussi, cadavre latent.

... eh bien, à la patience encore
et au temps
et à la révolte!

Siècle des « LUMIERES » si nous voulons vivre mieux, apprenons enfin la mort, moi qui l'ai tenue dans mes bras j'en tremble encore...

Tous hurlons ensemble
et battons-nous!

... mais après tout, sommes-nous vraiment d'ici? alors, attendons l'instant de la sublime aventure...

Cadavres futurs, tenez-vous prêts et attachez vos ceintures!

... j'apprends à aimer la mort... j'ai du goût.

Philippe Druillet, Livry 1976

Cet admirable texte — ce hurlement de douleur et de révolte que les différentes associations de malades ont souvent entendu, proféré par leurs adhérents — et nous n'avons ici cité que quelques-unes de celles-ci, mais il y en a d'autres, également en première ligne —, va susciter une vague créative, répondant au « battons-nous » de l'artiste...

Le 27 juin 1977, avec trois amis qui, dans leur entourage, ont également subi le choc du cancer, il fonde la F.I.P.I.A.D., première des associations qui se vouent à la défense du malade traité par les thérapeutiques « parallèles » du cancer ou d'autres pathologies, sans aucune exclusive*. Et, tout de suite, des centaines de membres en font partie. L'un des buts majeurs est de collecter des informations

* La fondation de la L.A.P.A. 63 est antérieure à celle de la F.I.P.I.A.D., mais elle est vouée uniquement à la défense des découvertes du Dr Solomidès. Les statuts de la F.I.P.I.A.D. sont déposés à la préfecture du Raincy, le 28 juin 1977.

sur toute technique et tout produit susceptible d'apporter notamment aux cancéreux une aide prouvée.

Dans ce but, et dès les premiers mois de son existence, l'association est présente sur tous les fronts : en octobre, à la réunion d'information sur la cancérométrie de Vernes, à Bordeaux; aux Assises de la Diététique, sur le thème « Cancer et Alimentation », à Paris; en novembre, à Sceaux, pour entendre la conférence d'André Conord sur l' « Affaire Solomidès »*, à Bruxelles, au Congrès « Survie 2 Belgique »; et, à la fin du mois, au premier Congrès mondial des Médecines de l'énergie et au premier Congrès mondial des Thérapeutiques naturelles... Et l'activité de ses membres continue ainsi à vitesse accélérée, car les choses commencent à bouger. Certains membres de la F.I.P.I.A.D. publient des livres, font des conférences. Mais cela ne suffit pas, disent ses conseillers, pour être entendus des autorités. Il faut plus d'adhérents pour que les revendications des malades soient prises en considération, il est donc envisagé de créer une fédération d'associations se consacrant aux mêmes buts.

Celle-ci voit le jour début 1979**, à l'instigation d'Emile Pinel (créateur de la biochronologie, dont il sera question plus loin), qu'a rencontré Philippe Druillet. Son titre « Fédération des Associations pour une Ecologie de la Santé ». Le partenaire de la F.I.P.I.A.D. sera la F.I.A.D.I.M. (Fondation Internationale d'Aide, de Défense et d'Information des Malades) qui, elle, est plus spécialement vouée à l'information des patients atteints de maladies cardiovasculaires. Mais, dès juin 1979, le C.D.I.C. créé lors du dernier procès du Dr Solomidès, lequel vient de mourir en mai, rejoint la fédération, dont le premier président est Philippe Druillet***.

La prise de conscience que suscite la rencontre C.D.I.C. — F.I.P.I.A.D., en ce qui concerne le risque de voir les malades en traitement manquer de médicaments, à la suite du décès du créateur des produits, est d'autant plus importante que la plupart des médecins qui prescrivent ceux-ci suivent leurs patients au moyen des tests de laboratoire réalisés selon la « cancérométrie » du Dr Vernes, lesquels objectivent de façon chiffrée l'efficacité des produits — tests alors officiellement reconnus par la Sécurité sociale qui les rembourse, et qui font partie de la liste d'examens que défend la F.I.P.I.A.D. Cette dernière sait donc qu'elle ne s'embarque pas à la légère, en prenant désormais également la défense des P.S. du Dr Solomidès.

---

* Editeur : Pauvert.

** Réunion constitutive : 20 janvier 1979. Dépôt des statuts à la préfecture de police de Paris, le 30 janvier 1979. Association loi de 1901.

*** Président actuel : Jean-Claude Delarue.

Très vite, l'audience de la fédération s'accroît : l'association S.U.N. (Santé, Université, Nature) et le « Groupe Cancer et autres maladies graves », l'une et l'autre de Grenoble, et « Nature et Progrès », qui défend l'agriculture biologique, adhèrent à la F.A.P.E.S., ce qui porte le nombre de ses adhérents à un total de quelque 15 000 membres*.

« Nature et Progrès » est l'association qui, depuis 1964, met le dynamisme de la nature au service de l'agriculture, de la santé et de la vie. Cela en toute indépendance (sans subventions d'aucune sorte), en luttant pour le développement de l'agriculture dite « biologique »** comprise non comme un retour au passé, mais comme une réponse « écologique » aux exigences de l'agriculture d'aujourd'hui et de demain. Son souci : concilier quantité et qualité, préserver l'environnement, la santé et les ressources naturelles; ne pas rompre, par des matraquages chimiques, les subtils phénomènes de l'organisation des cycles naturels qui font jaillir la vie du sol pour la transmettre aux plantes, aux animaux et aux hommes. Si elle proscrit l'utilisation des engrais chimiques et des pesticides de synthèse, elle n'est pas rétrograde, bien au contraire, et a ses scientifiques. Le plus connu, en France, est le Pr Jean Keilling, membre de l'Académie d'Agriculture, ancien professeur à l'Institut National agronomique, ancien inspecteur général de l'Institut National de Recherches agronomiques, fondateur de l'Institut de Biologie appliquée à la Nutrition et à l'Alimentation, de Dijon.

Des rencontres avec ce technicien de haut niveau, biologiste de formation, à l'attention toujours en éveil, dont l'affabilité est proverbiale et la maison toujours accueillante, va naître l'idée de la création d'une société savante ouverte, dont le titre qui va être choisi : « Société Internationale de Recherche pour l'Environnement et la Santé (S.I.R.E.S.) » met tout de suite l'accent sur les relations évidentes existant entre la santé humaine et l'environnement dans lequel elle se développe.

L'association se dote aussitôt d'un Conseil Scientifique, publie, sous le titre *Environnement et nouvelle médecine,* des cahiers d'un grand intérêt, dans lesquels il est souvent question de thérapeutiques marginalisées, quoique d'une technique éprouvée, ses premières

---

* Actuellement, la F.A.P.E.S. compte environ 23 000 membres en 18 associations.

** L'agriculture biologique, présente dans 50 pays sous le nom d' « organic agriculture » dans les pays anglo-saxons, a été officiellement reconnue par le ministère de l'Agriculture français par la loi du 4 juillet 1980 et codifiée par le décret du 10 mars 1988 et la loi du 30 décembre 1988. Elle a fait l'objet de la reconnaissance européenne (règlement du 24 juin 1991).

publications étant consacrées au cancer. Nous en verrons des extraits dans les pages suivantes.

La réunion constitutive a eu lieu le 1er mars 1980*, et, dès que le train est sur les rails, est demandée audience au Ministre de la Santé, M. Barrot, afin de lui exposer les problèmes urgents auxquels se heurtent les malades.

Celle-ci a lieu le 15 juillet. Outre le Pr Keilling, président, et Philippe Saint-Marc, vice-président, la délégation S.I.R.E.S. est composée des membres de son Conseil Scientifique suivants :

— Pr Soulairac, professeur à la Faculté de Médecine Cochin-Port Royal, médecin-chef du Centre hospitalier Ste-Anne, directeur du Laboratoire de Psychophysiologie de l'Université Pierre et Marie Curie;

— Pr Pautrizel, titulaire de la chaire d'immunologie de l'Université de Bordeaux II;

— Dr Richand, licencié ès-sciences, Secrétaire général de la Société de Bioélectronique et de Biologie énergétique, et de la Société française de Neuralthérapie, président de la Société francophone de Biospectrographie électronique, vice-président de la Société médicale de Biothérapie;

— Dr Lernout, président de l'Institut International d'acupuncture, président de la Société médicale de Biothérapie;

— M. Casquevaux, ingénieur à l'Aérospatiale, chef du groupe des Départements « Systèmes » (information médicale, explorations fonctionnelles physiologiques « Syscomoram »);

— Dr Bocquet, vétérinaire, diplômé d'Etudes et de Recherches en cancérologie expérimentale.

Malgré la qualité des intervenants, venus plaider la cause des thérapeutiques « différentes », malgré leurs titres, les membres du Conseil Scientifique de la S.I.R.E.S. ne parviendront pas à éveiller l'intérêt du Ministre de la Santé. Nous allons voir dans les pages suivantes que celles-ci avaient bien des raisons, pourtant, d'être prises en considération, dans un pays qui comptait, à l'époque, quelque 125 000 décès par cancer et par an, chiffre qui n'a cessé d'augmenter depuis.

Les associations de malades ont un avantage sur un Ministre : elles sont en contact avec le réel. Elles voient venir à elles des patients gravement atteints qui, dans 99 % des cas, sont déjà passés par les milieux hospitaliers. Elles ne peuvent les accueillir avec inattention, indifférence. Elles savent, voyant défiler aussi sous leurs yeux de

---

* Statuts déposés à la préfecture de police, le 19 mai 1980. Association loi de 1901. Objet : étude, recherche, enseignement et diffusion de découvertes de toute nature concernant la santé et l'environnement.

nombreuses erreurs de diagnostics, et leurs conséquences, qu'il est souvent question pour eux de leur dernière chance, et qu'il n'est pas envisageable de les mettre en contact avec n'importe qui, ou de les informer sur des thérapeutiques qui n'ont pas fait leurs preuves — ne pas avoir d'A.M.M. ne veut pas dire qu'il s'agit d'un produit « insuffisamment éprouvé », comme le donnent à entendre les jugements de l'Ordre des Médecins, ainsi que nous l'avons vu au sujet des produits du Dr Tubéry, par exemple.

Le rapprochement des associations composant la F.A.P.E.S. et les médecins et scientifiques de la S.I.R.E.S. va permettre aux premières de se renseigner encore mieux sur les méthodes de pointe dont les seconds sont les découvreurs ou les prescripteurs, et à ces derniers de se tenir au courant des résultats obtenus chez les malades par d'autres thérapeutiques que celles dont ils ont l'habitude. Symbiose favorable aux uns et aux autres, enrichissante pour chacun.

Nous venons de voir un résumé des actions que sont amenées à initier les associations de malades, quelles responsabilités elles assument, quels engagements impliquent leur dévouement bénévole. Nous allons constater maintenant qu'elles ne font rien à la légère, et que leur expérience des méthodes, dont elles ont l'opportunité de constater les résultats positifs, devraient retenir l'attention d'une hiérarchie médicale soucieuse de l'intérêt bien conçu des malades, et de celui de la Sécurité sociale.

TROISIÈME PARTIE

DÉCOUVREURS ET DÉCOUVERTES

« *En matière de Cancer, il ne faut rien rejeter, il faut tout essayer.* »

Henri Heitan

DES DÉCOUVREURS QUI DÉRANGENT

La Sécurité sociale? Son budget total, en 1990, a été de 1 543 milliards de francs, nous dit-on, pour l'ensemble des régimes, donc supérieur à celui de l'Etat, qui, pour la même année, n'a été que de 1 278 milliards. Là-dessus, 420 milliards ont été consacrés à la branche maladie, qui verse, chaque jour, 100 millions de francs de remboursements.

« Le 12 avril 1991, pour la première fois de son histoire, elle s'est retrouvée en cessation de paiement. Le gouvernement devait combler artificiellement le trou pour éviter ainsi la suspension des remboursements. Aucun des médecins qui se sont relayés au chevet de cette dame malade n'a su imaginer le moyen de la sauver. Et pour cause : du lobby médical qui bénéficie de l'inflation des dépenses de santé aux syndicats qui y voient une source de revenus appréciables, trop d'intérêts s'opposent à une remise en question radicale d'un système qui a fait la preuve de son inadaptation »*.

Chaque mois, c'est une centaine de milliards de francs qui sont ainsi prélevés sur les revenus des Français, et redistribués sous forme de prestations...

Puis-je faire remarquer que les médecines « alternatives » du cancer n'étant pas remboursées par la Sécurité sociale, celles-ci ne grèvent en rien son budget; et que ceux qui, parce qu'ils n'ont pas eu la chance que les thérapeutiques « classiques » leur réussissent, non seulement ne sont pas remboursés, et donc doivent débourser, s'ils le peuvent, la totalité des thérapeutiques qui leur permettent de survivre, mais continuent, pendant ce temps à alimenter, par les ponctions qui sont faites sur leur salaire, les caisses qui leur dénient le droit de se soigner de façon appropriée, perdent sur tous les fronts, puisque, en plus, ils paient aussi les impôts, qui serviront en partie à payer le trou de la Sécu, dû aux traitements classiques.

N'est-il pas étrange, que soient mis au piquet des traitements qui donnent satisfaction au malade, et ne coûtent rien à l'Etat; que les médecins qui les emploient, parce qu'ils ont les preuves de leurs effets positifs soient poursuivis par la vindicte des instances ordinales, que soutiennent les lois en vigueur, et qu'il soit admis qu'à leur sujet les « experts » puissent dire, en justice, n'importe quoi? Je rappelle ici que, lors du procès du Dr Lagarde à Nice, l'expert du C.N.R.S., répondant au président du tribunal qui lui demandait ce qu'il pensait

---

* Michel Lépinay, *Sécu, faillite sur ordonnance,* éditions Calmann-Lévy.

de la valeur des tests photométriques du Dr Vernes, répondit avec assurance qu'ils étaient dépassés, que personne ne savait plus très bien en quoi ils consistaient. Ce qui est inexact : non seulement ces tests sont toujours prescrits et réalisés en France, mais encore ils sont, depuis quelques années, prescrits et réalisés en Belgique, Hollande, Suisse, Italie et aux Etats-Unis.

Ennui supplémentaire pour les « officiels », et raison supérieure pour les éliminer du paysage médical : ces découvertes sont le fruit de la recherche privée. Elles n'ont rien coûté à l'Etat. Pour toutes celles dont nous allons parler ici : nulle subvention, pas de deniers publics. Quelle honte pour ceux qui, classiquement appointés, cherchent, durant des années, voire une vie entière, sans, parfois, rien trouver de capital pour les maladies graves. Alors l'amertume se tourne en ironie et le mot « charlatan » fait, pour qualifier les chercheurs privés, son apparition. Or, un charlatan, qu'est-ce que c'est? Consultons le dictionnaire.

Sont indiquées deux définitions : autrefois, vendeur de drogues sur la place publique; aujourd'hui : celui qui exploite la crédulité publique en vantant ses produits, sa science. Dans les deux cas, c'est un bonimenteur, et existe le sous-entendu de tromperie, d'escroquerie. Accusation gratuite. Mais grave.

Or, bien au contraire, nous allons voir que la base même de ces thérapeutiques différentes du cancer c'est le contrôle régulier par des techniques de mesures d'une part, et d'appréciation visuelle d'autre part, du suivi du malade, donc de l'efficacité du produit employé, dans « le » cas concerné. Si bien que, quand on lance contre ceux-ci l'anathème classique d' « insuffisamment éprouvé », ceux qui bénéficient de leur usage se demandent comment des gens qui ont un poste de responsabilité vis-à-vis de grands malades, osent employer un terme aussi impropre, alors que, la plupart du temps, ces produits sont utilisés depuis des décennies sans qu'aucune plainte ait été déposée contre eux par un malade. Alors reste, pour les officiels, une dernière pirouette : d' « insuffisamment éprouvé » on passera à « obsolète », et l'affaire sera dans le sac.

A la vérité, ce qu'il faut savoir, c'est que tout ceci est une affaire d'argent. Les techniques de mesure dont nous allons parler, permettent d'authentifier l'action des produits, sans passer par les expertises onéreuses qui apportent beaucoup aux budgets de la Recherche. Donc, elles sont indésirables, puisque donnant la preuve de la valeur de la découverte d'un « trouveur » qui n'a, bien entendu, par les sommes effarantes demandées pour faire réaliser — par les experts — les tests nécessaires à l'obtention de l'autorisation de mise sur le marché (A.M.M.).

Science et Vie Economie, dans son numéro d'octobre 1985, sous le titre « Médicaments : une industrie sous ordonnance », donnait des précisions que nous avons déjà évoquées en ce qui concerne leur coût* et dont les indications suivantes permettent d'imaginer les perspectives :

Document 42

...

La frontière entre les mesures visant à protéger la santé des individus et les mesures visant à protéger l'industrie pharmaceutique locale peut devenir floue... Ainsi, la Food and Drug Administration, aux Etats-Unis, édicte des conditions très précises qui permettent d'obtenir le N.D.A. (New Drug Approval). Cela oblige pratiquement à faire toute la recherche clinique aux Etats-Unis!

Toute l'analyse de l'industrie pharmaceutique doit être replacée dans un contexte international. Cinq pays : les Etats-Unis, le Japon, la R.F.A., la France et l'Italie représentent à eux seuls les deux tiers du marché mondial.

Quant au journal *Le Monde,* il indiquait, dans son numéro spécial « Dossiers et Documents », paru en avril 1991, et intitulé « Vers le marché unique », dans la rubrique « Médicaments », que le coût actuel de mise sur le marché d'un nouveau médicament est de quelque 700 millions de francs. Ajoutant que si un accès rapide au marché européen pouvait avoir l'avantage d'amortir plus vite un tel prix de revient, le morcellement présent du marché avait ses avantages pour les nombreuses P.M.E. pharmaceutiques qui, rompues aux règles du jeu actuelles, « vivent à l'abri de leurs bastions nationaux ».

Mais, même ces questions de budgets géants mises à part, d'autres difficultés apparaissent...

Document 43

*Les barrières institutionnelles***.

Se livrer à des expérimentations, quelles qu'elles soient, demande des moyens humains et matériels, du temps et de l'argent. Les moyens de la recherche sont dans notre société aux mains des grands organismes publics (I.N.S.E.R.M., C.N.R.S., universités, etc.) ou privés (les laboratoires pharmaceutiques essentiellement).

L'immense majorité des lieux de recherche fonctionne avec des modèles expérimentaux classiques, poursuivant des voies tracées de longue date. Il n'est guère conseillé d'en sortir, sous peine de graves conséquences pouvant

---

* Document 11, page 58.

** In *Les médecines parallèles* de François Laplantine et Paul-Louis Rabeyron, collection « Que sais-je? », P.U.F. éditeur.

porter sur la carrière du chercheur et sur l'obtention de crédits ultérieurs par le laboratoire « dissident ». Dès lors, il est très difficile pour les parallèles de pouvoir rivaliser avec l'armada scientifique dominante, qui n'a aucun intérêt à risquer une remise en question des principes fondamentaux qui la gouvernent, en favorisant des travaux marginaux.

...

S'il est donc relativement aisé d'engager des procédures de recherches lourdes et de les faire vérifier par plusieurs équipes dans un cadre classique, cela devient une gageure et une entreprise demandant beaucoup de courage et d'énergie, que d'entreprendre une expérimentation parallèle dans le concert institutionnel actuel.

Le chercheur s'y risquant, quels que soient d'ailleurs les résultats obtenus et publiés, risque de se trouver victime d'un glissement ou d'un amalgame courant dans notre pays. Il est alors assimilé, pour être mieux rejeté, à l'objet de sa recherche, parfois sans autre forme de procès et sans grande connaissance du dossier. Il est alors classé dans la liste bien embarrassante pour le monde scientiste, des exemples à ne pas suivre, celui des Charles Richet, Rémi Chauvin**, Olivier Costa de Beauregard***, Brian Josephson**** et autres scientifiques issus d'un ordre qui ne peut les repérer que comme de dangereux agitateurs... ou de doux rêveurs.*

Agitateurs... sans doute. Mais rêveurs, sûrement pas en ce qui concerne les découvreurs dont voici, maintenant, résumés, les travaux.

Certains ont mis au point des produits nouveaux, étudié des molécules jusque-là inconnues, d'autres ont découvert des moyens d'en objectiver, de façon chiffrée ou visuelle, les résultats sur « le » cas concerné; plusieurs ont réussi à faire les deux. Tous sont mis au piquet par ceux que ces découvertes dérangent.

Voyons ce qu'il en est...

---

* Physiologiste français (1850-1935), découvreur de l'anaphylaxie, prix Nobel 1913.

** Biologiste, professeur à l'Université René Descartes de 1970 à 1984.

*** Physicien français, Directeur de recherches au C.N.R.S.

**** Physicien britannique, professeur à l'Université de Cambridge, prix Nobel de physique.

ARTHUR VERNES ET YVES AUGUSTI

Docteur en médecine, né et mort à Paris (1879-1976), fils de Charles Vernes, pasteur qui fut président du Consistoire de Paris, et de Camille Monod, il était « l'aîné de la branche aînée de la famille de banquiers Vernes », comme il me le dira lors de l'interview qu'il a bien voulu m'accorder le 21 janvier 1970*.

Il passe sa thèse, en 1913 est Chef de laboratoire de l'Hôpital Broca, Directeur-fondateur de l'Institut Prophylactique de Paris, établissement reconnu d'utilité publique, en 1916**, Membre des Commissions de prophylaxie des maladies vénériennes au ministère de la Santé et du Comité de Coordination sanitaire et sociale du département de la Seine, Expert à la Société des Nations... Messieurs les officiels, vous exigez des titres : en voilà.

De plus, Arthur Vernes est bardé de distinctions honorifiques : Médaille des épidémies (1909), Grand Croix de l'Ordre de la bienfaisance d'Espagne (1926), Commandeur de la Légion d'Honneur et d'autres ordres étrangers, il a été Lauréat de la Faculté de Médecine de Paris, de l'Académie des Sciences, Grande Médaille d'Or de la Ville de Paris, etc.

Et, surtout, il est l'inventeur du photomètre médical. Avec, comme applications, la syphilis, puis la tuberculose, et, enfin, le cancer.

Le Dr Augusti, Docteur en médecine qui s'est orienté vers la biologie, a été pendant de longues années le Directeur des laboratoires de l'Institut Vernes, et, à la mort de son fondateur, a créé son propre laboratoire et mené ses recherches personnelles.

La « pesée optique »

Le principe de la photométrie, qui a été découvert par le physicien français Arago*** a été pour la première fois appliqué à la médecine

---

* Pour l'article paru dans *Vogue,* en avril 1970.

** Les locaux actuels de l'Institut qui s'appelle, depuis la mort de son créateur « Institut Arthur Vernes », ont été financés par le Conseil municipal de Paris, le Conseil général de la Seine et l'Etat, avec participation d'une souscription publique (comme l'Institut Pasteur) dont le philosophe Henri Bergson prit la tête du Comité, et la donation d'un mécène américain, grand ami de la France, Frank Jay Gould, qui remit un chèque de 200 000 dollars de l'époque (environ 10 000 000 de francs actuels).

*** François Arago (1786-1853).

par Arthur Vernes, qui a créé, avec le concours des ingénieurs Bricq et Constant, l'appareil en permettant la pratique.

« Quand, sur le trajet d'un faisceau lumineux, on introduit une petite cuve de verre à faces parallèles ne contenant qu'une eau limpide, celle-ci absorbe, au passage, une faible quantité de lumière. Mais si, au lieu d'être limpide, l'eau se trouve partiellement chargée de particules opaques, en suspension homogène, le faisceau lumineux se heurte à une opacité qui, mesurée, est proportionnée au volume et au " poids " des particules en suspension. Tel est le processus qui m'a permis d'innover, en 1921, la " pesée optique " des particules en suspension dans un liquide, ce que les chimistes n'ont pas tardé à généraliser, en raison de sa sûreté et de son instantanéité. Pour simple qu'elle paraisse aujourd'hui, cette pratique a demandé de longues études préparatoires, et la construction de toute une série de photomètres dont les améliorations graduelles n'ont qu'un intérêt rétrospectif »*.

Si, au lieu d'eau, il s'agit de sang, il faudra, d'abord, le laisser déposer dans une éprouvette : le caillot, au bout de quelques instants se sépare du sérum, lequel, liquide jaune clair transparent, surnage, tandis que le caillot tombe au fond. C'est sur le sérum, ainsi recueilli après une simple prise de sang, au pli du coude, que Vernes a fait ses expériences.

Au cours de ses travaux sur la syphilis, il a réussi à détecter un réactif qui décèle la présence de la maladie dans le sérum du sang du sujet atteint. Ce réactif forme des particules opaques au contact du sérum de celui-ci. Cette réaction s'appelle une réaction de floculation — floculer c'est, pour un liquide, le fait de virer du limpide au trouble**.

Dans le cas de la syphilis, une réaction de floculation a lieu au contact du péréthynol (extrait de cœur de cheval traité au perchlorure d'éthylène). En ce qui concerne le cancer, l'acétate de cuivre a été identifié comme un réactif utile — mais totalement dépassé par les appareils actuels.

A partir de ces mesures optiques, on établit des graphiques sur lesquels se dessine l'évolution du malade, comme sur une courbe de température. Cette courbe est donc à même de préciser quels

---

* Arthur Vernes, *Mesure et traitement,* Editions Internatinales.

** La découverte de la « floculation » du sérum des syphilitiques a été fortuite : Arthur Vernes étant, au début de sa carrière, affecté, à l'Hôpital St-Louis, à un service de syphilitiques, remarqua qu'une goutte de « quelque chose » étant tombée, devant lui, par hasard, dans une éprouvette contenant un sérum qu'il savait être celui d'un syphilitique, ce sérum s'était troublé. Cette observation fut le point de départ de toutes ses recherches.

médicaments ont eu une action bénéfique et pendant combien de temps. En effet, après leur administration et dans un temps très court, on peut constater « de visu » si la floculation évolue vers le plus opaque, ce qui prouve que le produit est sans valeur pour « ce » malade, ou vers plus de transparence, ce qui indique une activité favorable. De plus, et pour ces mêmes raisons, la réaction permet de suivre la durée maximum d'efficacité du remède. Et c'est ainsi que le Dr Vernes a constaté que l'efficacité d'un grand nombre d'oligo-éléments et minéraux employés dans ses traitements n'excède généralement pas, dans la plupart des cas, une semaine, après quoi elle diminue, usée envers l'agent causal de la maladie, comme, disait-il, « une lame de rasoir sur une barbe dure ».

Lorsque j'interviewerai le Pr X, éminent chirurgien français qui vient de faire sur le sujet une communication au Congrès du Collège international des chirurgiens, à Rome, en 1972, celui-ci me dira : « La méthode Vernes de dépistage et de contrôle de l'évolution d'un cancer par le photomètre, ce n'est pas la meilleure des méthodes actuellement employées du point de vue des tests sanguins, c'est la seule. » La seule au monde, précisera-t-il même, et il ajoutera que sa conviction se fonde sur des examens en double-aveugle réalisés dans son propre service hospitalier : des tubes de sang de malades mélangés à des tubes de sang de bien-portants ont été présentés à l'examen du photomètre et à l'interprétation des médecins spécialisés de l'Institut prophylactique de Paris. Chaque tube portait seulement un numéro : il n'y a pas eu une seule erreur dans les diagnostics.

Lorsque je demanderai à ce professeur si je peux citer son nom, il refusera parce que, dira-t-il, « je ne veux pas me faire casser les reins ». Et, lorsque je le reverrai plus tard, dans une conférence de presse, après la mort du Dr Vernes, je pourrai constater que la hiérarchie médicale française a obtenu de lui ce qu'elle voulait : il ne parle plus jamais de la méthode Vernes.

Pendant ce temps, celle-ci a pénétré en Belgique, où un Colloque International de cancérométrie a lieu à Liège, en septembre 1980. A Menen, près de la frontière, va être créé, par le Dr Mistiaen, un Centre de diagnostic et de thérapeutique, coopérative qui appartient, en fait, à un groupe de malades.

Le Dr Mistiaen est un passionné de recherche. Etant, par ailleurs, informaticien, il a été amené à perfectionner la méthode photométrique de Vernes, que le Dr Augusti avait déjà complétée par un nouveau facteur de précision diagnostique : la « Fiche Réticulo-Endothéliale Différentielle (F.R.E.D.)* ». Et pour faire faire de

* Voir annexes.

nouveaux progrès à la méhode et obtenir une approche de plus en plus « pointue » des résultats, le Dr Mistiaen s'adresse à un appareillage électronique mettant en œuvre, pour la mesure optique, un néphélomètre à laser, à la place du photomètre d'origine.

Lorsqu'il me reçoit dans le laboratoire de biologie qu'il a créé afin de mettre en œuvre, à un haut niveau, cette technique, pour l'interview qui paraîtra dans le numéro d'avril 1986 de *Vogue,* le Dr Mistiaen précise :

« Cette nouvelle méthodologie, microméthode qui nécessite beaucoup moins de sérum sanguin qu'auparavant, peut être utilisée même sur des bébés et ceci avec une reproductibilité excellente. Les mesures faites, grâce au rayon laser, sont extrêmement fines. Une calculatrice reçoit les informations et les stocke en mini-cassettes, ce qui nous permet une étude comparative dans la suite du traitement. C'est elle aussi qui dirige les modules de mesure et la station de pipetage : tout est programmé sur ordinateur et fonctionne automatiquement, excluant ainsi les risques d'erreurs humaines de dosages, de transcriptions, etc. Nous avons, actuellement, engrangé quelque 7 000 à 8 000 analyses de malades. Cela nous permet de faire des études statistiques et, comme je demande toujours aux médecins traitants de nous indiquer les thérapeutiques prescrites, de constater l'efficacité des produits employés.

Nous ajoutons à ces tests, que je trouve d'un intérêt essentiel en tant que tests de terrain, et si les résultats qu'ils indiquent sont suspects, la recherche du « profil protéique », afin, grâce au dosage des protéines spécifiques, d'avoir une approche encore plus complète du cas concerné*. Cela nous a amenés à des constats dont le premier est que, indiscutablement, l'alimentation joue, dans la thérapeutique, un rôle considérable qui s'inscrit dans les résultats d'analyses, et à y attacher une grande importance dans les prescriptions. »

Lorsque j'ai un nouvel entretien, plus tard**, avec le Dr Mistiaen, celui-ci me dira qu'il a, maintenant, environ 40 000 analyses à sa

---

* Le profil protéique pratiqué par André Burckel, pharmacien biologiste, depuis 10 ans, fait partie des techniques les plus performantes dans l'aide au diagnostic utilisables maintenant en médecine pré-clinique. Il précise : « Ce sont des examens qui s'adressent à des patients qui vont consulter avec un vrai motif, donc avec un processus pathologique probablement déjà engagé, dont il s'agit de cerner la cause et le retentissement sur l'ensemble de l'organisme. L'avantage de ce test, que je considère comme l'un des plus importants du panel des examens biologiques d'aide au diagnostic, c'est que, pour son utilisation en médecine pré-clinique, il faudra doser un nombre plus important de protéines (13 à 15) afin de pouvoir affirmer une orientation pathologique de manière redondante, ceci dans l'espoir d'arriver à une certitude. Le profil protéique est également remarquable dans le suivi de l'évolution de la perturbation et de l'incidence de la thérapeutique. »

** Le 27 mai 1991.

disposition, dans son laboratoire. C'est sa technique à base d'appareils informatisés* qu'il a diffusée en Hollande, en Suisse, en Italie, et aux Etats-Unis. Partout, l'organisation est la même : un laboratoire regroupe autour de lui un certain nombre de médecins prescripteurs. Quelque 150 médecins se servent actuellement de cette méthode.

Un guide pour l'orientation thérapeutique

La méthode photométrique a, entre autres mérites, celui de permettre de tester non seulement l'efficacité des médicaments et même, nous venons de le voir, celle de l'alimentation du patient, mais encore de personnaliser le traitement. Ce qui est positif pour l'un n'est pas forcément favorable pour l'autre, même s'il s'agit d'un même type de cancer : tel est le constat qu'Artur Vernes a fait d'emblée. Et il a mis au point un ensemble de seize solutés à base d'oligo-éléments**, qui seront fabriqués dans un laboratoire spécialisé, et au sujet desquels, dans un pamphlet intitulé « Les Saboteurs », le Dr Vernes raconte les faits suivants qui montrent que les difficultés pour se procurer les médicaments « différents » dont a besoin le malade ne datent pas d'aujourd'hui.

« Pour empêcher les malades de trouver en pharmacie les agents thérapeutiques de notre cancérométrie, on imagina les contraintes suivantes :

— défense de les préparer par avance;

— obligation de les commander par cent ampoules à la fois, alors qu'il en faut moins de dix par malade — et cela uniquement par l'intermédiaire d'un établissement hospitalier; en admettant que le malade puisse se procurer ces médicaments, il aurait fallu que ce fût sur le vu d'une ordonnance, et le fabricant n'ayant pas le droit d'en avoir en réserve, les préparait extemporanément, avec les pertes de temps qui s'ensuivent.

Ces deux entraves ont fini par être levées après appel aux pouvoirs publics.

Mais, enfin, on a réussi à mystifier l'administration au point de la dresser contre les intérêts de la société en privant l'Institut Prophylactique de la subvention qui lui permettait de mettre à la disposition des malades le fruit de ses énormes progrès pour la détection précoce et la cure du cancer... »

---

* Fabriqués par la firme allemande Hoechst.

** Voir liste et formules, en annexes.

Malgré tous ces obstacles, des milliers de malades sont traités, à l'époque, à l'Institut Prophylactique, selon la méthode Vernes. Afin d'obtenir un maximum de résultats, le plus rapidement possible, on isole, par étude photométrique, parmi les seize solutés, les quatre ou cinq qui ont le meilleur résultat sur le cas du patient concerné, et, tous les huit à dix jours, on en change, le malade étant régulièrement suivi, au point de vue laboratoire. Et l'on voit les courbes cancérométriques s'effondrer. Cette méthode est renforcée par l'utilisation, si besoin est, d'autres produits d'origines diverses, mais dont l'efficacité, de toute manière, doit être prouvée par le photomètre.

Sous le titre « De quelques éléments utiles aux cancéreux », un booklet destiné aux médecins indiquant, entre autres recommandations la marche à suivre, selon l'état du malade (non opéré, opérable d'emblée, non opérable d'emblée, etc.) cite, parmi ces autres produits : des produits acidifiants, des vitamines, des extraits végétaux, des extraits d'organes, des hormones, des corticoïdes, des extraits bactériens (représentant la technique de l'immunothérapie spécifique), etc.

Le Dr Mistiaen a pu, nous l'avons vu, mettre en évidence par cette même méthode, les effets favorables d'une alimentation spécialement étudiée pour les cancéreux :

« En ce qui concerne la diététique, nous recommandons l'utilisation des produits issus de l'agriculture biologique (cultivés sans engrais chimiques ni pesticides de synthèse) et indiquons des cures de jus, selon la méthode Breuss (technique allemande qui mélange jus de radis noir, de betterave rouge crue, de carotte, de céleri , de pomme de terre crue) ou celle du Dr Moerman, médecin hollandais qui a mis au point un régime à base de vitamines et de sels minéraux stimulant les défenses de l'organisme et l'élimination des déchets. Nous prescrivons aussi la méthode Kousmine*. Tout cela est modulé selon les cas, et selon la façon dont le supporte le patient. J'ai pu noter des résultats indiscutables », dit le médecin belge.

Et maintenant, où en est-on? En Belgique : aucun problème pour se faire faire les tests cancérométriques et pour se procurer les solutés Vernes en pharmacie. En France, à la suite de la suppression de la subvention dont il a été question plus haut, l'Institut Prophylactique est passé sous le contrôle d'un Centre anti-cancéreux qui a fait disparaître la pratique de ces examens des laboratoires qui les avaient vu naître. Et le Dr Augusti qui avait été, à la tête de ces laboratoires, le fidèle collaborateur du Dr Vernes, a été prié d'aller

---

* Voir page 355.

exercer ses talents ailleurs*. Ce qu'il a fait, en créant, d'une part l'« Association des disciples du Dr Arthur Vernes », dont le but est de promouvoir les méthodes que celui-ci a initiées, d'autre part, le Centre d'Etudes Biologiques où sont toujours pratiqués ces tests, dans la variante de la F.R.E.D., mise au point par l'ancien chef de service des laboratoires de l'Institut Prophylactique.

Notons, en passant, que dans le but, sans doute, d'honorer celui dont on faisait si allègrement disparaître les travaux, ce nom d'« Institut Prophylactique » a été occulté pour faire place à celui d'« Institut Arthur Vernes ». Avec une belle plaque en marbre pour rappeler que celui-ci y a vécu.

Quant aux malades auxquels le traitement aux solutés Vernes réussissait, qui y pense?

La fabrication de ceux-ci a fait l'objet de difficultés variées et de pérégrinations, qui montrent à quel point les lois en vigueur compliquent, dans notre pays, le traitement des malades.

J'ai sous les yeux, la lettre suivante :

Document 44

Ministère d'Etat — *République Française*
Chargé des Affaires sociales
Service Central de la pharmacie
et des Médicaments
Secrétariat
03.03.69/G5

Paris le 21 mars 1969

M. le Dr A. Vernes
Directeur-fondateur de l'Institut
Prophylactique
36, rue d'Assas
Paris VIe

Monsieur le Directeur,

J'ai l'honneur de vous faire savoir que, par courrier du même jour, j'ai exceptionnellement autorisé les Laboratoires Théranol à préparer à l'avance et à détenir en vue de la vente, les préparations injectables que vous avez l'habitude de prescrire.

Cet établissement pharmaceutique devra principalement céder ces médicaments à votre Institut et à des hôpitaux et aura également la possibilité de les

* En février 1984, à un patient qui demandait à l'Institut Prophylactique un rendez-vous, par lettre, pour faire ces tests, il a été répondu, par le remplaçant du Dr Augusti que le test cancérométrique n'était plus effectué actuellement parce « qu'il n'est d'aucune utilité ». Ce patient m'a transmis cette lettre avec cette mention : « Je vous joins la réponse qui révèle une sinistre farce. »

vendre à des pharmaciens d'officine afin de permettre à des malades de poursuivre un traitement commencé dans un établissement de soins.

Il conviendrait qu'avant d'être utilisées, ces ampoules injectables fassent l'objet d'un contrôle, au moins qualitatif, par un pharmacien de votre établissement.

Afin de régulariser cette fourniture directe de médicaments par un fabricant, il serait souhaitable que l'Institut Prophylactique demande l'ouverture d'une pharmacie pour son usage particulier intérieur, en application de l'article L. 577 du Code de Santé publique.

Je vous prie d'agréer, Monsieur, l'assurance de ma parfaite considération.

Le chef du Service Central
de la Pharmacie
H. Nargeolet

A la mort du Dr Vernes, en 1976, les Laboratoires Théranol ont cessé leur fabrication. Les solutés ont alors été réalisés, en préparations magistrales, par une pharmacie du Sud-Ouest, puis, celle-ci ayant eu « des ennuis », par une autre, à Grenoble.

Une « préparation magistrale » doit, légalement, être préparée sur prescription médicale, à la demande, au coup par coup. Or, l' « Association des disciples d'Arthur Vernes » ayant entrepris de faire connaître, dans toute la France, les méthodes du fondateur de l'Institut Prophylactique, les solutés étaient prescrits par un nombre de médecins en constante augmentation. Et, devant l'afflux des demandes, la pharmacie en question, pour pouvoir satisfaire les malades dans les plus brefs délais — et puisqu'elle drainait des commandes en provenance de toute la France —, fut amenée à préparer d'avance, et non plus de façon extemporanée un certain stock de solutés.

Alors, scénario connu, la loi, c'est la loi : descente de police à la pharmacie, mise sous scellés du stock, et tant pis pour les malades. Fin de la fabrication à Grenoble, et nouvelle production en Suisse, puis, ensuite en Belgique. Et là, nouvelle démonstration de la grandeur morale des fonctionnaires chargés de défendre notre héritage de codifications multiples et variées. Cela devient du vaudeville : je ne sais s'il vaut mieux évoquer Courteline au Feydeau.

Car le pharmacien belge, qui a pris en charge la mise à disposition des malades, sur ordonnance et conformément à la loi belge, de ces fameux solutés, reçoit, puisqu'on ne les fabrique plus dans l'hexagone, des commandes de France. Ou bien les gens viennent les chercher, ou bien il les envoie par la poste, ce qui n'est pas autorisé par les lois françaises, comme nous le verrons plus loin. Lui : il est en règle avec les lois belges. Mais a-t-il été repéré? Toujours est-il qu'un jour, ayant reçu une commande urgente, et ayant une course personnelle à faire en France, il pense plus rapide de poster le paquet d'un bureau de poste français et part, en voiture, avec sa petite boîte de solutés dans la malle arrière, et une amie de la famille à ses côtés.

A la douane : stop ! Fouille*. On trouve la boîte d'ampoules dans le coffre. Dès lors, notre pharmacien est traité comme s'il s'agissait d'un passeur de drogue. Il est privé de tous ses vêtements (je ne sais pas s'il en a été de même pour l'amie de la famille) ; sa voiture confisquée. Pour la remettre à sa disposition, on lui demande de verser une caution de 10.000 F. Il n'a bien sûr pas cette somme sur lui, en liquide. Alors, il propose un chèque ; il a un compte en France, dans une agence proche ; pour savoir si le chèque est provisionné, le douanier n'a qu'à téléphoner. Mais il est 16 heures : la banque vient de fermer... Heureusement, en Belgique, son autre banque ne clôt ses portes qu'à 17 heures. Re-téléphone du douanier : le chèque est provisionné. Ouf ! Notre pharmacien se rhabille, et repart pour la Belgique, avec l'amie de la famille, mais sans les solutés, qui ont été saisis. Car ils ne sont plus autorisés en France. Il s'ensuit un procès, intenté par le service des fraudes. Que le Belge perdra, avec condamnation à 20 000 F. d'amende. Cher, très cher, pour un service qu'on tentait de rendre à un malade français. Ce qui incitera le fournisseur à se cantonner à la mise à disposition des produits aux seuls patients belges.

Mais la demande, dans l'hexagone, continue, et nous avons vu, dans les pages précédentes, que le laboratoire mis en place, par les malades de l'association « Santé Solidarité Christian Laversin », dans le Pas-de-Calais, a dû cesser sa fabrication, le 12 décembre 1990, les stocks sous scellés, la procédure concernant l'affaire étant en cours, à l'heure actuelle.

Alors : Bravo, la France ! Le photomètre créé sur ton sol, par l'un de tes enfants, n'étant plus fabriqué chez toi (le producteur, vu le matraquage dont a « bénéficié » la méthode, a cessé la fabrication), les commandes d'appareils qui permettent de réaliser la photométrie partent dans les usines allemandes. Et les produits de traitement, étant interdits par tes lois, les malades français doivent se fournir à l'étranger... Est-ce cela ta conception de l'économie de marché ?

A noter. La F.R.E.D. (Fiche réticulo-endothéliale différentielle) permet de déceler de nombreuses maladies (voir graphiques pages centrales), d'en voir les prémisses, d'en suivre l'évolution, et, en objectivant l'effet de la thérapeutique, d'en modifier très vite, s'il y a lieu, les prescriptions.

---

* Le 18 octobre 1985.

LOUIS-CLAUDE VINCENT

Ingénieur français (1906-1988), diplômé de l'Ecole Nationale Supérieure des Travaux Publics, en 1924, professeur à l'Ecole d'Anthropologie de Paris, il fut le créateur de la bio-électronique, science qui permet de caractériser rigoureusement une solution en mesurant trois facteurs : magnétique, électrique et diélectrique*.

En ce qui concerne l'être humain, ces mesures sont effectuées à partir du sang, de la salive et de l'urine. La mise au point de cette technique fut l'aboutissement d'un long cheminement et d'une attention soutenue.

Spécialisé en hydraulique, l'ingénieur E.T.P. passa une partie de sa vie au Moyen-Orient où il avait été envoyé pour réaliser les adductions d'eau dans les régions où les populations ne bénéficiaient pas encore de l'eau courante.

C'est ainsi qu'étant amené, d'une part, à analyser la composition des différentes sources qui étaient susceptibles d'être captées, afin de choisir la mieux équilibrée pour y faire le captage, d'autre part, à être en contact constant avec les habitants, il eut l'opportunité de constater un rapport direct entre la santé des consommateurs et les teneurs en différents éléments de l'eau dont ils disposaient.

Ce fait l'incita, par la suite, à s'intéresser à la composition et aux divers facteurs d'autres fluides et notamment du sang, de la salive et de l'urine, et à construire un appareil, le bioélectronimètre, permettant de chiffrer les constats réalisés. Lesquels sont reportés sur un graphique donnant, dans un premier temps, des indications d'orientation du diagnostic, puis, d'une fois sur l'autre, permettant de suivre l'évolution du terrain du malade, donc l'impact de la thérapeutique et d'évaluer le futur de sa pathologie.

L'évaluation du terrain du malade d'après le Ph, le rH 2 et le rô

Les trois facteurs qui permettent de définir un état organique selon cette méthode sont : le pH, le rH 2 et le rô.

— La mesure du pH**, facteur d'ionisation d'un liquide, permet de déterminer s'il est alcalin ou acide. Le bon état de santé d'un sang

---

* Diélectrique : capable d'emmagasiner de l'énergie électrostatique.

** pH (pour potentiel Hydrogène) : une solution est dite « acide » si son pH est inférieur à 7,7 et « basique » ou alcaline, s'il est supérieur.

humain se situe aux alentours de la neutralité ionique, c'est-à-dire 7,7 (sur une échelle acidité-alcalinité allant de 0 à 14,14), le cancer évoluant en milieu essentiellement alcalin, c'est-à-dire au-dessus.

— La mesure du rH 2*, facteur d'électronisation, indique, s'il est trop élevé, une suroxydation tendant à la combustion des tissus à chaud et à leur destruction. C'est le cas du cancer et de toutes les maladies dégénératives. Le rH 2 des biens portants = 20-22.

La mesure de la résistivité électrique**, ou rô, donne instantanément la concentration en électrolytes — les électrolytes étant ce que la solution contient en suspens, et l'on sait que si une eau, par exemple, est très « résistante », c'est-à-dire si elle ne laisse pas passer le courant électrique, c'est qu'elle est très pure, tandis qu'une eau chargée d'ions, c'est-à-dire de particules, devient conductrice d'électricité. On ne risque pas, par exemple, de se faire électrocuter dans un bain d'eau distillée, alors que, dans un bain pris avec l'eau du robinet, chargée d'ions de toutes sortes, en suspension, on peut l'être.

A l'aide du bioélectronimètre et de patientes recherches, d'innombrables mesures ont permis de constater que ces trois facteurs sont nécessaires, et suffisants, pour définir rigoureusement — et mathématiquement — un état organique.

Lorsque je l'interviewe pour l'article qui paraîtra dans *Vogue****, sous le titre « La bioélectronimétrie au service de la prévention », le Dr Jean-Claude de Tymowski**** précise :

« En fait, le corps humain est une machine réceptrice-transformatrice d'énergies. Dans les urines, ce sont les « émissions » que l'on mesure, les ions que nous perdons, ce qui s'en va (c'est comme si on avait un trou dans la batterie de l'automobile et qu'elle se vidait..). Dans le sang, on voit ce qu'il en est des électrons qui y circulent. Dans la salive, qui est très importante puisqu'elle est en partie réabsorbée, lorsque l'on mastique, c'est le reflet du stade de transformation, et l'on voit des électrons qui s'y sont métabolisés. Ainsi, les

---

* rH 2 (pour réduction Hydrogène) représente quantitativement la valeur du pouvoir oxydant ou réducteur d'un milieu, le qualificateur de « réducteur » désignant des corps qui ont la propriété de réduire, tels le charbon.

** La certitude de l'existence de ces micro-courants a été acquise de 1941 à 1943 à la suite des travaux effectués aux U.S.A. par diverses équipes médicales de l'Armée et de la Marine, sous la direction de Gustave Stromberg, à l'Ecole de Médecine de Yale et à la Fondation Carnegie de Washington. Il a été prouvé, de façon indiscutable, que le vivant est soumis à certains champs électromagnétiques (positifs) qui, présents tout au long de la vie, disparaissent au moment même de la mort. L'ingénieur français Charles Laville fut, en la matière, un précurseur.

*** Numéro de mai 1980.

**** Le Dr de Tymowski est président de l'Alliance Médicale Internationale.

urines, c'est l'élimination, la salive, la transformation, et le sang, c'est ce qui circule à l'intérieur, ce qui détermine notre énergie. Donc, la bioélectronimétrie est un moyen d'examen d'un patient donné, à un moment donné. Et il est certain que cela donne de précieuses indications, en particulier dans certaines affections dégénératives, les affections chroniques, celles où le diagnostic est difficile à déterminer. En fait, il y a environ quinze ans que je pratique cette technique de diagnostic qui n'est pas traumatisante pour le malade : les examens de laboratoire nécessitent seulement une prise de sang, le prélèvement d'un échantillon de salive et un échantillon d'urine. Cela est important : souvent, en effet, les malades qui viennent nous voir ont déjà subi une telle somme d'examens, ont eu de tels traitements, arrivent avec de tels dossiers, qu'ils ont une certaine réticence pour refaire autre chose. »

Le Dr de Tymowski me signale un autre point intéressant de la méthode. A savoir que, Louis-Claude Vincent ayant également étudié, grâce à son appareil, le degré d'acidité ou d'alcalinité des liquides et des aliments, on a ainsi un répertoire qui permet, en toute connaissance de cause, en plus de la prescription médicale qui lui est faite, d'indiquer à la personne concernée un régime qui fera évoluer son « terrain » dans le sens nécessaire au rétablissement de son équilibre immunitaire, ce qui est un important facteur de prévention, si les choses sont prises à temps.

Il a été constaté, par exemple, que sont acides, et donc susceptibles de faire régresser vers la norme un terrain trop alcalin : les vins blancs secs, le champagne (un bon champagne a un pH aux environs de 3,2), le cidre, la bière, le vinaigre; les carottes, tomates, poireaux, oignons, épinards, l'ail; le citron vert, le pamplemousse, l'orange, le raisin, la pomme, la pêche; le pain complet, la farine de seigle, le germe de blé, le jaune d'œuf (frais, car au bout de quatre jours, il passe à un pH de 8,8); la viande de bœuf, le yaourt, la moutarde, le sucre non raffiné, etc.

Sont alcalins, et donc susceptibles de faire remonter vers la norme un terrain trop acide (n'oublions pas que la bonne santé est un état d'équilibre — un terrain trop acide est favorable à la tuberculose) : un certain nombre d'eaux minérales* et la plupart des eaux de ville, en particulier l'eau dure adoucie (pH à 9,5 dans certains cas), le sucre raffiné, les pommes de terre cuites dans l'eau alcaline, les solutions salées, etc. Tout ceci n'étant cité qu'à titre d'indication car, bien entendu, la composition des végétaux est fonction du sol sur

---

* Les eaux de table les plus favorables en cas de cancer sont les eaux du Mont Roucous et de Volvic.

lequel ils ont poussé. Et peut-être est-il bon d'indiquer que, selon les mesures de Louis-Claude Vincent, il semble que les engrais utilisés aient une grande importance.

« Comme vous le voyez », conclut le Dr de Tymowski on peut établir une « carte d'identité » d'une substance, à un instant donné, mais ces facteurs, par la suite, peuvent évoluer. En fonction, notamment, en ce qui concerne les produits alimentaires, de leur degré de fraîcheur, et du mode de préparation culinaire. Et le médecin me remet un extrait de la note de conseils alimentaires qu'il donne à ses patients à ce sujet (il est le co-auteur, avec le Dr Madeleine Fiévet de *Diététiques et Régimes en 10 leçons**), qui contient des prescriptions ayant pour but trois objectifs : débarrasser l'organisme de ses toxines; reconstruire les tissus lésés, altérés par la maladie; procurer à l'organisme les aliments les plus énergétiques et du meilleur rendement, dans le cas présent.

Malgré les bons résultats qu'obtiennent un certain nombre de médecins traitants avec la bioélectronimétrie, que quelques laboratoires seulement réalisent en France, la hiérarchie médicale est restée totalement inattentive à la méthode. Et c'est en Allemagne qu'elle va se développer, Louis-Claude Vincent, lassé de l'indifférence officielle qui enterre, en France, ses découvertes, décidant d'accepter les offres qui lui y sont faites.

Et c'est ainsi qu'a été fondée, par le Dr F. Morell qui pratiquait lui-même la bioélectronimétrie depuis 1960, et vingt médecins allemands, belges, suisses, et français, la Société Internationale de bioélectronique Vincent, dont le premier Congrès s'est tenu à Konigstein (aux environs de Francfort) les 14 et 15 février 1976. Il réunissait cent vingt médecins, savants de l'Institut Max Planck et délégués de la haute administration allemande. Trente rapports sur la bioélectronique y furent présentés. A l'ouverture de ces journées, le gouvernement français avait tenu à faire exprimer ses vœux de succès par les soins de M. Forestier, qui représentait S.E. Monsieur l'Ambassadeur de France à Bonn, lequel avait été invité...

Voici son allocution.

Document 45

Mesdames, Mesdemoiselles, Messieurs,

J'ai le grand honneur de venir vous présenter, au nom du gouvernement français, nos salutations et nos vœux les plus chaleureux de succès. M. l'Ambassadeur de France, auprès de la République Fédérale, M. Wormser, m'a

---

* Hachette, éditeur.

chargé de vous transmettre ses félicitations et ses encouragements. M. le Consul général de France, M. Bouvier, m'a prié de vous exprimer combien il regrettait de ne pas être parmi vous ce matin.

Il souhaite que ce Congrès, où des hommes de science de nos deux pays se rencontrent pour échanger leur expérience, soit un plein succès. Je tiens personnellement à vous dire toute mon admiration pour le travail que vous accomplissez et à vous remercier pour tous vos travaux qui n'ont d'autre souci que l'amélioration de la vie humaine, l'adoucissement des souffrances et la guérison des maux. Je m'adresse, ici, en mon nom et au nom de mon Gouvernement, à vous tous, mais particulièrement au Pr Vincent, éminente personnalité scientifique, ainsi qu'au Dr F. Morell, pionnier de la bioélectronique en Allemagne. Je m'adresse également au Dr Polhmann, l'organisateur de ce Congrès et je m'adresse à vous toutes et à vous tous, Mesdames et Messieurs, que je ne puis nommer successivement, pour vous dire toute notre gratitude et notre admiration.

Vous vous réunissez, au moment où s'achève la rencontre de nos chefs de gouvernement. Ce n'est point une rencontre fortuite, aussi bien au niveau politique qu'au niveau scientifique ! Vous êtes, Mesdames et Messieurs, le symbole vivant de la réconciliation franco-allemande (applaudissements prolongés). *Vous êtes également l'expression de la volonté de réalisation de cette Europe que tous les hommes soucieux de bien commun appellent de leurs voeux, mais soutiennent aussi de leurs actes.*

Mesdames et Messieurs, Professeur Vincent, merci et bon succès.

Donc, c'est en Allemagne surtout, avec la bénédiction du gouvernement français (mais non avec celle des mandarins de la médecine française) que va se diffuser cette découverte française. Quant aux «actes» qui seront menés dans l'hexagone, ils sont plutôt décevants, puisque la bioélectronimétrie ne sera pas remboursée par la Sécurité sociale et que le silence qui continuera à l'envelopper sera dommageable à son développement*.

A noter : nous venons d'entendre le Dr de Tymowski prononcer le mot «énergie». Il va nous poursuivre, désormais.

A noter. La Bioélectronimétrie permet de déceler, dès le premier examen de laboratoire, l'orientation du «terrain» du malade vers : cancers, tuberculose, maladies virales et microbiennes, syphilis, etc.

* La bioélectronimétrie est maintenant surtout enseignée, en France, aux naturopathes, dans le cadre notamment du Collège d'Hygiène et de Médecine naturelles, dont le président, André Roux, est également président du Collège Européen d'Hygiène et de Médecine naturelles.

REINHOLD VÖLL et RENÉ NACCACHIAN

Médecin allemand, créateur de l'organométrie et président de la Société Internationale d'Electro-acupuncture, le Dr Völl est décédé à Plonchingen-am-Neckar, en 1989.

En 1971 avait été présenté à Paris, dans le cadre de l'Institut de Recherche et d'Enseignement de la Société médicale de Biothérapie, l'appareil conçu et réalisé par M. Albert Konnen, ingénieur biomédical (Diekirch — Luxembourg) qui permet de pratiquer cette méthode, laquelle s'appuie sur la mesure énergétique des points cutanés. Une séance de travaux pratiques avait eu lieu le samedi 16 octobre, sous la direction du Dr Völl et de ses collaborateurs, venus spécialement d'Allemagne. Elle avait été précédée, en septembre, dans le no 5 des *Cahiers de Biothérapie,* édités par l'association, sous la signature du Dr O.A. Julian, Président de l'association, et Directeur de l'Institut de Recherche, d'un important article illustré de photos et dessins montrant les différents types d'appareils et leur technique d'utilisation.

Depuis 1954, en effet, cette nouvelle méthode et ses possibilités diagnostiques et thérapeutiques s'était développée outre-Rhin, où, à l'heure actuelle, de semblables appareils sont fabriqués dans différentes firmes. Cette technique est devenue courante chez bon nombre de médecins, hors de l'hexagone. Mais, en France, elle est ignorée de la médecine « officielle ». C'est bien dommage, car, elle aussi, a des résultats des plus intéressants, et chiffrés.

Il se trouve que la section « organométrie » qui fut créée à l'occasion de cette venue en France du Dr Völl fut présidée par le Dr Claude Bergeret, et que, par la suite, étant en butte à des crises d'allergie dramatiques que personne, dans le clan des « classiques » n'arrivait à maîtriser, je fus adressée au Dr Bergeret par un de ses confrères qui me dit : « Vous êtes journaliste : vous faites vos voyages dans des pays variés, aux germes pathogènes divers, à une cadence si accélérée qu'aucun médecin ne peut suivre. Vous avez commencé par être allergique à un klebsiella que vous avez récolté en Inde, on vous en a traitée par des auto-vaccins. Avec succès. Mais vous aviez eu une atteinte si forte qu'il a fallu trois ans et demi de sous-cutanées pour vous désensibiliser. Et vous avez recommencé à faire des allergies à un autre germe et puis encore à un autre. Vous ne pouvez pas passer toute votre vie à faire trois fois par semaine des injections. Surtout en continuant à voyager. Allez donc chez mon ami Bergeret : avec son appareil, il va vous tirer d'affaire. »

Je suis allé voir le Dr Bergeret. Et, de fait, avec son organomètre, il m'a tirée d'affaire.

A son cabinet même, sans ponction, sans prise de sang, j'ai su, en quelques instants, qu'une préparation à base d'extraits de bourgeons de plantes était ce qu'il convenait de prendre pour rétablir mon équilibre de santé.

J'étais devant un appareil d'une taille voisine de celle d'un très petit appareil de télévision, d'où s'échappaient deux électrodes. Le Dr Bergeret m'en avait mis une dans la main gauche, tandis qu'avec celle qu'il tenait lui-même il appuyait fortement sur les extrémités de mes doigts, à gauche et à droite des ongles de ma main droite. Lorsqu'il touchait ces points, je voyais l'aiguille du cadran de l'appareil bondir de zéro vers un chiffre, pour revenir à zéro dès que le médecin enlevait son électrode, semblable à un stylobille à pointe mousse, qui n'entrait pas dans ma peau, mais simplement « grâce à la perméabilité de celle-ci », me fut-il expliqué, permettait à l'extrémité de l'électrode de rentrer suffisamment en contact avec l'extrémité nerveuse du méridien d'acupuncture qui y aboutissait pour enregistrer la vibration énergétique qu'émettait ce point.

Nous passâmes, alors, à l'autre main, puis aux pieds, et, quand tous les points furent testés, ceux qui étaient en déséquilibre ayant été notés par le médecin, celui-ci prit, dans une réserve d'échantillons de produits homéopathiques — en l'occurrence, il s'agissait de teintures-mères de bourgeons présentées en ampoules de verre d'1 cc — des ampoules qu'il me mit, une à une dans la main (entre les doigts — à l'époque il n'existait pas encore l'électrode creuse utilisée aujourd'hui dans laquelle on introduit les produits), pour discerner lesquelles rétablissaient au plus juste l'équilibre des points en déséquilibre : dans mon cas, ce furent un extrait de cassis et un extrait de noyer. Je les fis faire en préparation magistrale aussitôt, et je fus débarrassée de mes allergies. Non pas de ma nature allergique : un terrain est un terrain. Mais on peut l'amender. Ce qui demande d'en être conscient et d'en prendre souci. Mes voyages continuaient avec ces mêmes rencontres pathogènes diverses. Car le streptocoque d'un pays n'est pas forcément le même que celui d'une autre contrée, située sous un autre climat à des milliers de kilomètres. Mais, désormais, je voyageais avec seulement dans mon sac-avion une petite bouteille de 125 cc et un compte-gouttes. Et, lorsque je m'apercevais que la préparation n'était plus tout à fait aussi active, je retournais chez le Dr Bergeret, qui recommençait son contrôle, et, cette fois, c'était un bourgeon de bouleau ou autre qui arrivait en adjuvant au cassis.

Et puis, un jour, un membre de ma famille qui avait eu des ennuis cardiaques remarquablement traités par le Dr Bergeret par l'organométrie, me raconta l'histoire suivante. Suivi très régulièrement, tous les trois mois, pour son problème cardiaque, l'appareil, un jour, avait signalé un déséquilibre au niveau du colon sigmoïde. Une teinture-mère le rééquilibra. Cela dura une fois, deux fois, trois fois — mais, malgré le traitement approprié, le point ne se rééquilibrait pas durablement.

Lors de l'interview que le Dr Bergeret m'accorda, par la suite, pour *Vogue**, au sujet de l'organométrie, il me dit : « Alerté par ce fait, et bien que le patient ne se plaigne de rien et n'ait aucun trouble intestinal, aucune douleur, je lui ai dit : " Vous avez là quelque chose qui n'est pas clair; rien ne permet de suspecter, ni cliniquement, ni par l'appareil, que ce soit grave. Je pense qu'il s'agit d'une tumeur bénigne. " Je l'ai donc envoyé à un spécialiste qui a pratiqué une coloscopie, c'est-à-dire un examen de l'intestin, avec un appareil optique, et, à l'endroit que j'avais indiqué, mon confrère, à sa grande surprise car il n'attachait pas de crédit à l'organométrie, a découvert un polype, au niveau du sigmoïde, qui, en cours d'examen, a été enlevé, sans anesthésie. L'analyse a montré qu'il s'agissait d'une tumeur bénigne. Mais, bien que bénignes, il y a toujours risque, si l'on n'intervient pas à temps, que de telles tumeurs ne dégénèrent. A la suite de cela, et durant encore quelques examens, l'anomalie a continué d'être signalée par l'organomètre, ce qui était prévisible, puisqu'il y avait une cicatrice. Et puis le point est redevenu tout à fait normal. »

Lorsque le Dr Bergeret envoie son malade au spécialiste « qui n'attache pas de crédit de l'organométrie », c'est en 1984 : il y a treize ans déjà que le Dr Völl est venu entretenir des médecins français de sa découverte. L'une des firmes allemandes qui produisent l'appareil essaiera, entre-temps, de se faire représenter en France, mais : rien à faire. La médecine classique juge plus scientifique d'agir à l'inspiration que de se servir d'appareils de mesure. Lorsqu'on en parle à des membres du Conseil de l'Ordre (j'y suis allée, avec Me Frémaux pour témoin), ils tombent des nues et n'accordent pas la moindre attention à ce que vous dites. Un jour**, dans une conférence de presse sur l'homéopathie, organisée par la revue médicale *Impact Médecin,* où l'on se pose des questions en long et en large pour savoir comment on peut prouver l'action des dilutions élevées, je lève le doigt et cite la facilité avec laquelle

* Article paru dans le numéro de juin 1985.

** Le 17 janvier 1985, le Dr Benveniste est là. Lui, qui a des difficultés à faire reconnaître ses travaux sur l'homéopathie ne s'intéressera pas davantage à l'organométrie.

l'organométrie de Völl enregistre et donc prouve l'action homéopathique. Stupeur. Personne n'en a jamais entendu parler. Et lorsque, à la sortie, j'aborderai le Pr L. du Conseil de l'Ordre, pour lui dire : « Monsieur, ce dont j'ai parlé, ce n'est pas un gadget : c'est une technique qui marche! », la réponse sera : « C'est bien possible : le corps humain est si plein de mystères... » J'insiste : « Voulez-vous que je vous apporte, au Conseil de l'Ordre, la documentation? » La réponse est : « Oh, non, merci, Madame, c'est inutile. »

Je ferai plus tard une autre tentative, également vaine bien que, entre-temps, les choses, en France, aient tout de même évolué.

C'est ainsi que, le 12 mai 1989, j'interviewe, sur une radio périphérique, René Naccachian, lequel s'est intéressé aux travaux du Dr Völl, et a apporté d'intéressantes modifications et perfectionnements à l'appareil. Et, en premier lieu, à sa taille. Maintenant, celui-ci est à peine plus encombrant qu'une boîte de cigares et peut donc se transporter facilement, dans un attaché-case, au chevet du malade.

Du testeur de compatibilité malade/médicament à l'émetteur de Lecher

René Naccachian est ingénieur. Diplômé de mathématiques appliquées de l'Oxford University; ingénieur Bachelor of Sciences de la London University; docteur (Ph D.) en biologie moléculaire de l'université de Washington (Seattle) et de quelques autres, il a été, jusqu'en 1985, Conseiller du Commerce Extérieur de la France.

A ce titre, il est amené à voyager en Chine et à s'intéresser à l'acupuncture, à la suite de résultats favorables qu'il a obtenus sur son cas personnel : après un accident de tennis, banal mais mal soigné, à l'âge de quinze ans, qui, à vingt-cinq ans, nécessita une intervention chirurgicale qui cause un blocage, il n'a cessé de boiter, ce qui, ensuite, l'a condamné à ne plus pratiquer son sport favori. En vingt séances d'acupuncture, l'affaire a été réglée : la boiterie a disparu.

Ceci amène René Naccachian à s'intéresser de plus près à la théorie énergétique chinoise, dont l'acupuncture est l'application « thérapeutique ».

Ses connaissances en électronique s'ajoutant à ce qu'il a appris en Chine, l'ingénieur en arrive à concevoir des méthodes et des procédés de tests et de régulation énergétique, et crée pour les mettre en œuvre un Centre de Recherche dont il est, à Paris, le Directeur.

Le mini-testeur de compatibilité malade/médicament qu'il met au point, et qui s'appuie sur le même concept que celui du Dr Völl, utilise des circuits miniaturisés — d'où la réduction de poids et de taille de l'appareil. Mais les services qu'il rend sont du même ordre. Il s'agit, en fait, de la mesure de la résistivité des organes au passage du courant envoyé par l'appareil.

L'état global des organes internes du corps humain et des fonctions organiques résonne à travers des circuits spécifiques appelés « méridiens » en médecine chinoise, et « circuits énergétiques » dans la méthode A.C.M.O.S.* qui a été ainsi mise au point. L'être humain étant animé par des forces entre autres électromagnétiques, ces circuits sont à l'origine de modifications électro-physiques de certains points précis et constants au niveau de la peau. Et René Naccachian explique :

« Mes études, en biologie moléculaire, m'ont amené à me familiariser avec ce qui concerne le plus petit — atome, molécule, neutrons, protons —, et ont fait que j'ai pu comprendre et expliquer les phénomènes découverts empiriquement par la médecine chinoise d'une façon beaucoup plus précise qu'on ne le faisait jusqu'à présent. En fait, tout se passe comme si le corps humain était traversé par des faisceaux vibratoires irrigant en énergie vitale toutes ses parties chimiques, physiques et mentales. Dès qu'il y a disjonction de cette arrivée énergétique, il y a dégénérescence, dépérissement, et manque de rétention et de fixation des éléments nutritifs qu'on leur apporte sous diverses formes. D'énergétique, la perturbation, si elle n'est pas régulée, va devenir organique, puis lésionnelle. »

Les constats qu'a faits l'ingénieur sont donc les mêmes que ceux du médecin : il faut intervenir en temps voulu, et cela est possible avec ces instruments de mesure. Lorsque je lui pose la question : « Ce que vous apportez de nouveau, à la suite du Dr Völl, c'est un ensemble d'appareils scientifiques, sans états d'âme, qui enregistrent des réactions organiques et en délivrent, sur-le-champ, les résultats chiffrés, lesquels permettent donc, par la suite, de constater " de visu " l'effet de la thérapeutique qui a été prescrite », René Naccachian me répond :

« Ce sont des appareils électroniques qui ont suivi, au long des années, la progression de la haute technologie. Nous avons utilisé des circuits intégrés, des composants qui, tous les ans, évoluent vers plus de miniaturisation et permettent des résultats plus approfondis. L'équilibre personnel est une chose très délicate dont il faut approfondir la recherche pour chaque individu, afin de connaître exactement les facteurs déclenchants. D'une personne à l'autre, présentant

* Analyse de Compatibilité de Matières sur l'Organisme par Synergie.

exactement les mêmes manifestations, et compte tenu de leur problème de fond qui est fonction de paramètres héréditaires, de vie intra-utérine, de chocs physiques et psychiques d'enfance, d'adolescence, de vie personnelle, d'alimentation, d'environnement, cela donne pour chaque personne un schéma unique pour définir ses impératifs d'équilibre personnel. »

Lors d'une nouvelle rencontre, le Directeur du Centre de Recherche Technique et Scientifique S.B.J. International, qui produit et diffuse les appareils en question sera plus explicite*. Entre-temps, il a enrichi son arsenal.

René Naccachian : « Les symptômes d'une maladie, ses manifestations extérieures qui retiennent l'attention peuvent provenir d'un déséquilibre plus profond. Chacun a ses points faibles : ce sont ceux-ci qui vont, en premier lieu, céder. Et déclencher l'alerte pathologique. Il ne faut pas se laisser abuser par cette manifestation de surface, et la gommer en prescrivant un traitement symptomatique. Il faut aller plus loin, et rechercher sa cause, au deuxième degré. Si l'on ne fait que traiter le problème de surface on va, ou bien n'avoir sur lui qu'une action de soulagement provisoire : il se manifestera à nouveau; ou bien, en y apportant un soulagement, créer une autre pathologie. L'intérêt de notre méthode est de déceler, dès la première alerte, l'origine de ses causes profondes, au deuxième, voire au troisième degré (cause héréditaire).

Nous utilisons, à l'heure actuelle, trois appareils différents. Le premier va déterminer la profondeur du problème, et nous indiquer s'il est au premier, au second ou au troisième degré, par la mesure des champs électromagnétiques entourant l'organisme, ce qu'on peut faire, maintenant, de façon tout à fait scientifique, et dont les trois principaux sont les champs électrique, magnétique et thermique. Ce sont ceux de toute entité énergétique : cellule, feuille d'arbre, animal, être humain. Le plus proche du corps, c'est le champ électrique : il concerne les problèmes de surface et du moment. Le deuxième, c'est le champ magnétique : il concerne le terrain et la chronicité. Le troisième est le champ thermique, qui est la définition génétique de l'être humain et de ses échanges avec son environnement. C'est l'espace vital de chacun de nous, qui a environ 2 m à 2,50 m de rayon. Nous mesurons ces champs grâce à un “ Emetteur de Lecher ”**.

---

* Entretien du 23 janvier 1991.

** Ernst Lecher, physicien allemand (1856-1926) dont les travaux sur la propagation des ondes électromagnétiques ont été citées dans le *Dictionnaire de Physique* de J.-P. Sarmant (Hachette). Voir aussi *Cours de Physique générale,* tome 3 : Electricité, de D. Sivoukine, éditions MIR (Moscou). Et *Dictionnaire de Physique* de J.-P. Mathieu, A. Kastler, P. Fleury, éditions Masson-Eyrolles.

Les Allemands se servent de cet appareil, depuis des années, pour tout ce qui concerne la géobiologie, y compris le dépistage vibratoire des minerais, sous terre, ou des failles du sol. Nous, nous l'avons appliqué au corps humain : grâce à lui, nous pouvons déceler si les axes des trois champs sont correctement centrés par rapport à la personne, ou si l'un ou l'autre est décalé, et de combien. Le même émetteur va aussi nous permettre de tester, dans un temps record, sur un vaste échantillonnage de produits, ceux qui sont compatibles avec le cas concerné, même s'ils sont sous ampoule de verre.

Après le décalage des champs, dû à un manque de symétrie de l'énergie intérieure du corps, nous allons sonder les circuits organiques et métaboliques de celui-ci, pour identifier les blocages éventuels : la modification de la capacité de conduction électrique des circuits énergétiques est mesurable et varie selon des normes spécifiques, exprimables électriquement, qui reflètent des phénomènes de résonance vibratoire. S'il y a blocage, celui-ci empêche l'énergie d'arriver d'une façon convenable à l'organe qui, ne potentialisant plus les éléments nutritifs que nous lui amenons par notre respiration, notre alimentation, et aussi par des moyens plus subtils tels que notre vision, notre audition, notre toucher et notre pensée, va commencer à dégénérer. Nous avons donc un deuxième appareil qui, en nous permettant de chiffrer les variations d'intensité énergétique des différents organes, va nous permettre de localiser le lieu des blocages. C'est ce deuxième appareil qui fonctionne selon des principes voisins de l'organomètre de Völl. Il envoie un petit courant de l'ordre d'un volt, au niveau du point testé, et, en fonction de l'intensité de retour du courant, qui va s'inscrire sur le cadran, nous donnera l'information recherchée sur l'état de l'organe correspondant. Lorsque l'organe est sain, son potentiel énergétique opposant une résistance suffisante pour qu'il y ait un équilibre entre le courant de stimulation et la réaction de l'organe, l'aiguille de l'appareil l'indique sur le cadran. Lorsqu'il y a un processus inflammatoire, l'excitation physiologique se traduit par une moindre résistance de l'organe, qui laisse passer plus d'électricité, et l'aiguille va indiquer cet excès. Lorsque l'organe est le siège d'un processus de sclérose, il se produit une augmentation de résistance au passage du courant et l'aiguille reste en deçà de la moyenne énergétique du sujet. Selon les chiffres obtenus, le praticien qui a des connaissances en acupuncture et sait quel organe correspond au méridien testé pourra, pour un confrère moins informé, donner une indication précise.

Par ailleurs, en se servant d'une électrode creuse dans laquelle sont introduits les différents produits désignés comme compatibles par l'appareil, on pourra tester dans l'instant s'ils sont, eux-mêmes, compatibles entre eux. Dans certains cas, en effet, leur action s'annule, et il faudra en trouver d'autres. D'autres fois, elle se renforce : c'est ça, la synergie.

Quant au troisième appareil, contrairement au précédent, qui est en quelque sorte un galvanomètre, mais très sophistiqué, c'est un microstimulateur de points énergétiques qui sert à réguler les champs énergétiques perturbés. Il complète l'éventail de possibilités que nous mettons à la disposition des médecins qui viennent assister à nos séminaires d'initiation à nos méthodes, et qui sont de plus en plus nombreux actuellement. Nous avons même des hôpitaux qui nous envoient, dans le cadre de la Formation Continue et de la Coopération Internationale, certains membres de leur personnel à mettre au courant de l'utilisation des appareils. »

J'étais encore dans l'euphorie de ces bonnes nouvelles lorsque j'assiste, les 12 et 13 mars 1991 au procès du Dr Lagarde, et entends, comme nous l'avons vu précédemment, le Dr B., expert désigné en tant que spécialiste, au C.N.R.S., des différentes techniques de diagnostic du cancer, répondre au président du tribunal qui l'interrogeait sur l'intérêt des tests photométriques du Dr Vernes que ceux-ci étaient complètement dépassés et n'étaient pratiquement plus employés par personne. Information totalement inexacte, ainsi que nous l'avons constaté, vu les propos du Dr Mistiaen à ce sujet.

Bien sûr, je ne pouvais pas réagir en plein tribunal. Mais pensant avoir la possibilité de le faire par la suite, et pour avoir, dans ce but, les coordonnées du Dr B., j'ai demandé à celui-ci s'il était au courant des possibilités d'aide au diagnostic qu'offrait l'organométrie, et s'il serait intéressé de recevoir un dossier à ce sujet. Il n'était pas au courant; voulait bien recevoir un dossier; et, de ce fait, me donna volontiers son adresse.

Quelques jours après nos retours respectifs à Paris, je lui fis donc parvenir les documents, qui expliquaient la méthode A.C.M.O.S., auxquels je joignis l'article que j'avais publié dans *Vogue,* avec l'interview du Dr Bergeret.

J'avais pris la précaution de faire l'envoi en recommandé, après avoir, pour ne pas le blesser, téléphoné au destinataire, prétextant le risque de voir s'égarer le pli dans les méandres des boîtes postales. Alors qu'en réalité j'avais une si grande habitude des missives restées sans réponse que je voulais au moins avoir la certitude que le dossier ne s'était pas perdu.

Trois semaines plus tard, ce dossier, en sa totalité, me fut retourné, accompagné d'un mot aimable, sur papier officiel, signé du Dr B., qui y avait joint un commentaire, sur papier libre, et non signé, qui appréciait l'organométrie en ces termes :

Document 46

Texte de Vogue :
Mes connaissances en acupuncture ne me permettent pas d'émettre une opinion sur les conditions permettant de faire un diagnostic avec un organomètre.
Dans le texte de Vogue, *on aimerait savoir la différence entre un diagnostic classique et un diagnostic homéopathique.*
Quant au choix du médicament actif, cela semble relever de la magie plutôt que de la science.
Sur les fiches S.B.J. :
Textes strictement incompréhensibles pour les explications des caractéristiques physiques des appareils. Quant à la feuille «Bilan et équilibre énergétique», il semble volontairement ésotérique pour le corps médical. Un seul fait est parfaitement clair : celui du prix de journée de formation pratique.
Dans ce dossier, il manque cruellement des études en aveugle concernant :
1) des témoins sains,
2) des malades de pathologie connue,
3) des malades ayant une allergie médicamenteuse certaine et voir si l'appareil décèle cette incompatibilité.
Au total, pour que ce dossier soit crédible, il faut que les textes soient compréhensibles et que des études en aveugle soient effectuées.

Alors, on n'en sort pas : la routine, encore la routine, toujours la routine. Ainsi va l'absence de progrès...

Et pourtant, il s'en passe des choses intéressantes ! Nous venons de voir des techniques de mesures qui permettent de suivre quantitativement, avec des chiffres, l'évolution d'un terrain vers une pathologie. Donc, si ces chiffres sont significatifs, de créer une présomption globale de cancer (et cela montre à quel point cette possibilité de dépistage précoce pourrait être utile à la prévention de la maladie), après quoi entreront en jeu les examens classiques pour une mise au point plus précise.

Nous allons constater maintenant que cette mise en oeuvre, cette «préparation» du terrain au cancer peut être repérée très tôt, également, au moyen d'images donc d'une interprétation visuelle.

Et, là encore, l'indifférence de la hiérarchie médicale va opérer ses éliminations sans états d'âme.

A noter. L'Organométrie permet de constater de façon chiffrée, dès la première visite au cabinet du médecin, l'état de déséquilibre dans lequel se trouve le malade, à la fois globalement, puis organe par organe, quelle que soit la pathologie dont il est atteint. Elle offre l'avantage de pouvoir tester, dès cette première visite, la compatibilité des médicaments avec le terrain du malade, ainsi que

les réactions des remèdes entre eux, permettant ainsi une prescription aussi personnalisée que possible, en regard de la pathologie en cause. Ces mesures, réalisées de façon rapprochée, ont permis de constater que la durée d'efficacité maximum de l'action d'un remède est, dans certains cas, très courte. Dans le traitement du sida, la nécessité de changement de certains médicaments (complémentaires aux remèdes de base) tous les 10 à 15 jours, avec des résultats très positifs, a été prouvée par l'organométrie. (Voir photos des appareils pages centrales).

EHRENFRIED PFEIFFER

Chimiste, collaborateur de Rudolf Steiner — philosophe et pédagogue autrichien né à Kraljevicz (Croatie) (1861-1925) —, qui lui donna en 1923 et 1924 les premières indications fondamentales pour la recherche des cristallisations sensibles, Pfeiffer, après avoir mis au point la technique et l'interprétation des images ainsi obtenues, en collaboration avec un groupe de médecins, prit la direction du laboratoire du Goetheanum de Dornach, en Suisse. A partir de 1940, il développa sa méthode aux Etats-Unis, d'abord au Hahnemann Medical College et à l'Hôpital de Philadelphie, puis au Biomedical Research Laboratory, à Spring Valley, qu'il a fondé en 1948. En 1939, la Doctoresse A. Selawry avait appris la méthode à Dornach. C'est elle qui l'a transmise au Dr Huguette Bercy, qui exerce à Paris, et à Etienne Guillé*, lequel l'ayant longuement étudiée, l'a incluse à son enseignement de biologie moléculaire à la Faculté des Sciences d'Orsay.

Les « cristallisations sensibles »

Mais, dès 1938, la technique des cristallisations sensibles avait fait l'objet d'une communication à l'Académie de Médecine**, sous le titre : « Quelques résultats de la méthode des cristallisations de Pfeiffer dans le diagnostic du cancer et de la tuberculose ». L'auteur en était M. P. Bégouin, de Bordeaux.

Voici le passage qui est consacré au cancer, avec, en premier lieu, l'introduction.

Document 47

J'ai l'honneur de présenter à l'Académie les résultats que, pour le diagnostic du cancer et de la tuberculose, j'ai obtenus, dans mon laboratoire des Cliniques Chirurgicales, à Bordeaux, par la cristallisation du sang des malades suivant la méthode de Pfeiffer, de Dornach, près de Bâle (Suisse).

Il y a une douzaine d'années, M. Pfeiffer, docteur en chimie, a montré que tout ce qui vit, végétal ou animal, possède une force formatrice que l'on peut

* Agrégé de l'Université en Physiologie et Biochimie, Docteur ès-Sciences naturelles et physiques, Etienne Guillé est professeur de biologie moléculaire à l'Université de Parix XI (Orsay) et à l'Ecole Nationale du Génie rural et des Eaux et Forêts.

** Séance du 28 juin 1938. Compte rendu : bulletin 1938, 119 p. 746.

mettre en évidence en mélangeant une parcelle infime de cet être vivant avec une substance chimique capable de cristalliser. Il se constitue alors une cristallisation qui a une forme particulière pour chaque espèce d'êtres vivants et qui en est, peut-on dire, la signature. C'est là une méthode générale.

Pour les végétaux, c'est leur suc ou leur sève que l'on emploie pour leur cristallisation; pour les animaux, c'est leur sang.

Chez l'homme, il suffit de quelques gouttes de sang obtenues par une simple piqûre, qui doit être faite à un doigt. On recueille ces gouttes dans de l'eau distillée qu'on mélange ensuite à une solution de chlorure de cuivre dans des proportions déterminées et suivant une technique rigoureuse. Toutes ces manipulations sont terminées en un quart d'heure. On laisse reposer dix-huit heures, la cristallisation est alors constituée, prête pour la lecture qui se fait à l'œil nu ou, mieux, au négatoscope. On a ainsi obtenu la cristallisation du sang humain normal chez l'homme.

Les maladies modifient cette cristallisation en détruisant son harmonie générale et en y faisant apparaître des signes nouveaux, spéciaux à chacune d'elles. Ces deux modifications sont le plus souvent assez caractéristiques pour permettre — à celui qui sait lire une cristallisation aussi bien qu'un anatomo-pathologiste sait lire une préparation microscopique — de faire le diagnostic de la maladie dont est atteint le sujet à qui on a pris le sang. En plus, d'après la partie haute ou basse, droite ou gauche de la cristallisation où se présentent les signes de la maladie, il est le plus souvent possible d'en indiquer le siège, précis ou très approché, au moins quand la maladie locale est encore à son début.

Ces données générales, M. Pfeiffer me les exposa lors d'une visite que je lui fis dans son laboratoire, à Dornach, en août 1936. Elles me parurent si intéressantes, et susceptibles de rendre de tels services en médecine, que je lui demandai de vouloir bien prendre pendant quelques mois, à son laboratoire, comme stagiaire, un de mes élèves pour l'initier à la technique et à la lecture des cristallisations. M. Pfeiffer eut l'amabilité d'accepter; j'envoyai, alors, auprès de lui un externe de nos hôpitaux, M. Blanc, qui est en même temps licencié ès-lettres et diplômé d'études supérieures en philosophie.

Après deux mois de stage, M. Blanc rentrait à Bordeaux : dans le laboratoire que j'avais fait installer dans mon service de Clinique chirurgicale — et que, depuis mon honorariat, mes collègues MM. Guyot et Papin et M. le doyen Mauriac ont eu l'amabilité de me laisser — il devenait mon préparateur, et j'ai poursuivi avec lui l'étude des cristallisations, sans autre interruption que celle d'un nouveau stage de perfectionnement de deux mois qu'il est allé faire auprès de M. Pfeiffer en été 1987.

Aujourd'hui, ce sont les résultats de ces cristallisations pour le cancer et la tuberculose que je viens vous présenter. Les diagnostics ont été faits par M. Blanc, sur la seule lecture des cristallisations, il ne voyait pas les lésions, ignorait l'histoire clinique des malades, et ne les interrogeait ni ne les examinait jamais. On lui indiquait seulement la région malade sous les vocables suivants : « tête, thorax, abdomen — haut ou bas —, membres inférieurs ou supérieurs ». Lorsqu'il ne prenait pas le sang lui-même, on lui indiquait en plus le sexe et l'âge approximatif du malade. Ce sont là les seuls renseignements qui lui étaient donnés.

Le contrôle des diagnostics des cristallisations a toujours été fait : par l'opération, par la biopsie, la bactériologie ou la radiographie, en corrélation avec la clinique.

Les conditions ci-dessus ayant toujours été rigoureusement observées, voici les résultats que nous a donnés la lecture de nos cristallisations :

A. Cancer : *Chez 31 malades atteints de cancers divers, intercalés parmi 79 autres malades atteints d'affectations diverses dont on faisait également le diagnostic par les cristallisations, le diagnostic fut exact trente fois...*

...

B. Tuberculose : *Sur 9 cas de tuberculose (6 pulmonaire, 1 rénale, 1 articulaire, 1 cérébrale) huit fois le diagnostic fut exact...*

...

Ces 30 diagnostics exacts sur 31 cas de cancers, et ces 8, également exacts sur 9 cas de tuberculose, suffisent, je crois, à faire penser que la méthode des cristallisations pourra peut-être bientôt s'inscrire comme méthode de diagnostic à côté de la bactériologie, de la radiologie et de la biopsie, en étant plus simple que cette dernière et moins pénible pour les malades.

Sa valeur diagnostique ne se limite pas en effet au cancer et à la tuberculose, elle s'étend à nombre d'autres maladies, et probablement à toutes, le jour où l'on sera assez avancé dans la lecture des cristallisations.

...

Au cours des années, dans les différents pays, les études se poursuivent :

— en 1947 paraît, en Suisse, une communication de Krebs sur le sujet (Helvetica Chirurgica Acta, série B, 1947);

— en 1951, Wotschke publie *L'état précancéreux et sa conformation par l'image sanguine de Kaelin* (Bulletin d'Information, 1951, cahiers 7-8);

— en 1953, Frieda Bennesich publie *Les forces formatrices et les cristallisations sensibles* (Suisse : Bulletin de la section des sciences naturelles du Goetheanum, in Triades, 1953). Etc...

Description de la technique

Etienne Guillé a donné, en ce qui concerne les conditions expérimentales, les indications suivantes :

Document 48

Conditions expérimentales

La formation des cristaux est sensible à divers paramètres physiques qu'il est nécessaire de contrôler :

— Température, hygrométrie, doivent être régulées.

— L'absence de vibrations et l'horizontalité de l'enceinte dans laquelle a lieu la cristallisation doivent être parfaites.*

— Une atmosphère dépoussiérée est indispensable.

Pour un temps d'évaporation de 10 heures, environ, nécessaire à l'obtention de formes d'images de cristallisations « optimum », la température est de 28 à 30 °C — l'hygrométrie de 50 à 60 % (les variations sont fonction des divers types d'enceintes employées).

Matériel : *On utilise :*

— des plaques de verre (verre-glace de 3 mm d'épaisseur — faces parallèles) de 13 cm de diamètre;

— des anneaux de verre (découpés sur des manchons creux et aux bords polis, de 9 cm de diamètre, ou des anneaux/plastique de 9 cm de diamètre collés à la parafine);

— du chlorure de cuivre à la concentration de 5 à 20 % (ultra pur Merck) (selon protocoles);

— de l'eau bi-distillée.

Remarques :

— le volume de la solution et le diamètre des anneaux sont dépendants;

— l'épaisseur de l'interface au centre de la plaque doit être constante;

— la formation de cristaux est sensible à de très faibles quantités de substrat (apparition de formes cristallines à 10^{-8} µ/ml);

— de ce fait, les pollutions de l'environnement extérieur à la cristallisation doivent être évitées.

Obtention des images de cristallisation

— Lorsqu'on laisse cristalliser une solution de CuCl2 2 h 20 sans adjonction, on trouve un ensemble de cristaux inorganisés répartis irrégulièrement et concentrés au pourtour de la coupelle.

— L'adjonction de sang humain dilué induit une structure d'aiguilles cristallines rayonnantes à partir d'un centre (ou de plusieurs en certains cas) vers la périphérie de la plaque — ce centre de convergence ne se situe pas,

---

* Lors de la préparation de l'article qui va paraître dans le numéro d'octobre 1982 de *Vogue* sur les cristallisations sensibles, les élèves d'Etienne Guillé que j'interviewe à Orsay, qui ont créé une association : « Synapse », pour poursuivre leurs propres recherches, m'indiquent que l'enceinte qu'ils ont réalisée a été subventionnée en partie par l'association de malades F.I.P.I.A.D.

généralement, au milieu de la plaque. Il reste mouvant, personnalisant l'image obtenue.

— Il en est de même pour toutes sortes de substrats (broyat animal d'organes, sucs ou broyats de végétaux — substances chimiques...).

Dans le cas de maladies, *il apparaît des perturbations locales dans le rayonnement de l'image. Après des observations minutieuses et répétées, les médecins ont mis en évidence la relation entre le processus pathologique et l'apparition de ces perturbations caractéristiques (formes et signes qui apparaissent dans la striation).*

— On constate que la localisation des perturbations sur la plaque de cristallisation correspond à des régions de l'organisme, ainsi, l'interprétation des cristallisations fait appel à la fois aux formes *essentielles/spécifiques et à leur position (ce dernier point est moins important, il est plus mouvant, d'après A. et O. Selawry) dans l'ensemble de l'image.*

— L'image de cristallisation peut être assimilée à un « cliché photographique » à un instant précis des échanges et interactions internes *et non à une carte topographique, dans lequel le médecin repère les différents champs correspondant aux zones du corps humain (systèmes d'organes).*

— Par exemple : *une perturbation apparaissant dans un endroit de l'image indique l'existence de « troubles » dans une région de l'organisme, par les signes particuliers qui s'inscrivent.*

— Il est intéressant de voir que la constance *des images de cristallisation obtenues pour des observations cliniques identiques, a confirmé que les observations faites au sujet de ces formes étaient valables — notamment en ce qui concerne le rapport avec des maladies spécifiques et des zones de l'organisme.*

Pour conclure

L'interprétation des images de cristallisation tient compte :
— de l'observation de la nature des rayons ou striations cristallines,
— des divers éléments de formes et signes perturbants (formes et signes d'inflammation — de tumeur — de sclérose — d'organe),
— et éventuellement de la localisation des régions perturbées.

Sur le plan médical : intérêt et application de la méthode

Cette méthode fait appel à une technique simple et pratique (peu coûteuse), inoffensive pour le malade.

Son principal attrait, si nous prenons pour exemple le cas du cancer, est qu'elle permet le dépistage du « terrain » chez les individus à hauts risques, plusieurs années avant l'apparition de la tumeur in situ, et rend ainsi possible l'application de traitements préventifs et l'introduction d'immuno-stimulants de l'organisme permettant d'arrêter, entre autres, la désorganisation cellulaire et, sur le plan social, de réduire considérablement les frais hautement coûteux, inhérents à cette maladie.

En outre, comme elle autorise un bilan global *de santé, elle peut, conjointement à la « clinique », l'infirmant ou la confirmant, fournir au praticien des informations essentielles pour un dépistage circonscrit : des analyses dirigées et plus spécialisées, ou/et une thérapie plus appropriée et localisée.*

Enfin, sans revenir sur la fiabilité de la méthode, confirmée par nombre d'expériences (des centaines de milliers de plaques) et par un travail ponctuel, depuis des années, entre médecins et laboratoires, il faut signaler l'intérêt des applications :

— en biologie animale et végétale (cf. sur la pureté des semences, contrôles, etc.);

— en homéopathie (contrôle qualitatif des produits dynamisés et autres...);

— même chose en diététique;

— et, enfin, son application au domaine de la recherche.

En ce qui concerne le dépistage du terrain, chez les êtres humains, j'ai sous les yeux une étude réalisée par un médecin parisien, en 1981 et 1982, qui en a fait la communication à la S.I.R.E.S. et dont voici le compte rendu :

Document 49

Nombre de patients testés pour dépistage : 142

Sur l'ensemble de ces dépistages :

— 54 cristallisations sensibles ont été normales;

— 64 ont révélé des cas de dysfonctionnements hépato-pancréatiques connus ou méconnus;

— 16 cas ont permis de déceler des cancers méconnus et débutants qui ont été recherchés, à la suite des résultats positifs obtenus par la cristallisation et pour lesquels aucun signe clinique ou biologique n'était apparent. Parmi ces cas qui ont été, par la suite, identifiés au moyen des examens complémentaires classiques, à savoir : radiographies, échographies, frottis, coloscopie, urographie, etc. les localisations suivantes ont été relevées :

2 cancers du foie
3 cancers intestinaux
5 cancers du sein
3 cancers de l'utérus (2 du col, 1 du corps)
1 cancer du rein
2 cancers du poumon;

— 8 cas où rien de décelable n'a pu être identifié, mais où les signes cristallographiques ont incité à mettre les malades sous surveillance régulière et traitement adéquat.

Nombre de cancéreux connus soumis à cristallisation : 27

Toutes les cristallisations de ces 27 patients étaient positives et correspondaient exactement à l'organe malade.

Détail des 16 cas, sans signe clinique ou biologique, qui ont été décelés par la cristallisation :

2 cancers hépatiques :

1) M. B. F., 42 ans. *Cristallisation du 17 novembre 1981. Révèle la présence d'une tendance cancéreuse sur le plan digestif. L'échographie abdominale (foie, vésicule biliaire, pancréas) a objectivé la présence d'un foie polybé et augmenté de volume. Les autres examens effectués par la suite (dont un scanner) ont confirmé la présence d'un cancer primitif du foie.*

2) Mme F. H., 53 ans. *Cristallisation du 29 mars 1982. Signale la présence d'un important dysfonctionnement hépatique (bien que la malade ne présente aucun signe clinique fonctionnel). L'échographie abdominale a objectivé un nodule hépatique correspondant à un cancer du foie débutant, confirmé par la suite par les autres examens classiques (échographie du foie et des voies biliaires ainsi que du pancréas).*

3 cancers intestinaux :

3) M. F. S., 48 ans. *Cristallisation du 13 novembre 1981. Signale la présence d'un état cancéreux digestif. Le lavement baryté confirme le diagnostic.*

4) Mme M. V., 63 ans. *Cristallisation du 4 février 1982. Montre la présence de graves perturbations digestives. Le lavement baryté confirme la présence d'un cancer du colon droit débutant.*

5) M. S. L., 60 ans. *Cristallisation du 4 décembre 1981. Révèle des problèmes digestifs de type évolutif. L'échographie abdominale est normale. Le lavement baryté est normal. La rectoscopie montre la présence d'un petit cancer du rectum à ses débuts.*

5 cancers du sein :

6) Mme M. V., 54 ans. *Cristallisation du 9 novembre 1981. Signale la présence d'un cancer mammaire évolutif. Les examens sénologiques (mammographie, thermographie, échographie) ont permis de mettre en évidence un noyau tumoral profond, de 6 mm de diamètre.*

7) Mme F. M., 37 ans. *Cristallisation du 9 mars 1982. Signale la présence de troubles urogénitaux avec proliférations bénignes et malignes. La malade présente un fibrome utérin, sans caractère de malignité et toutes les investigations classiques sont normales. Cependant, la présence d'un ganglion sousaxillaire droit nous a orientés vers la sphère mammaire où l'échographie a permis de diagnostiquer un cancer du sein droit débutant.*

8) Mme M. V. 68 ans. *Cristallisation du 17 avril 1982. Signale une tendance cancéreuse confirmée du sein gauche. Or la malade qui, par ailleurs, a déjà fait un infarctus et présente de l'angine de poitrine, est suivie régulièrement pour un « kyste » du sein gauche stationnaire. Le dernier contrôle (échographie, thermographie), datait de 8 mois environ et tout était normal. Une nouvelle investigation pratiquée à la suite des résultats cristallographiques montre une évolution des caractères de la tumeur en voie de transformation maligne.*

9) Mme P.G., 42 ans. *Cristallisation du 3 mars 1982. Indique une prolifération mammaire évolutive maligne. Les examens pratiqués montrent un cancer débutant du sein droit.*

10) Mme B.M., 49 ans. *Cristallisation du 2 février 1982. Signale la présence d'un cancer gynécologique assez exprimé. Les examens pratiqués sont négatifs. Cependant, devant une nodification mammographique, nous envisageons une galactographie qui confirme le diagnostic.*

3 cancers de l'utérus :

11) Mme G.D. *Cristallisation du 13 novembre 1982. Signale la présence de signes urogénitaux évolutifs. Les frottis se sont révélés normaux. L'hystérographie a objectivé un cancer utérin débutant confirmé par d'autres examens.*

12) Mme B.M., 48 ans. *La cristallisation du 5 janvier 1982 objective la présence de signes urogénitaux évolutifs, confirmés par le frottis cervico-vaginal de dépistage.*

13) Mme M.J., 35 ans. *Suite au résultat de la cristallisation du 19 novembre 1982, nous faisons pratiquer de nouveaux frottis (le précédent, pratiqué 6 mois auparavant, était normal). Ce frottis est très inflammatoire. La coloscopie confirme le diagnostic de cancer du col utérin débutant.*

1 cancer du rein :

14) M. J.B., 58 ans. *La cristallisation du 3 mars 1982 signale un problème rénal évolutif. L'échographie objective un petit kyste. Cependant l'urographie intraveineuse permettra de confirmer la tumeur.*

2 cancers du poumon :

15) M. E.S., 39 ans. *Non fumeur. La cristallisation du 2 avril 1982 signale un foyer pulmonaire. La radiographie pulmonaire objective un cancer du poumon avancé.*

16) Mme M.J., 48 ans. *Non fumeur. La cristallisation du 23 mars 1982 signale la présence d'un foyer pulmonaire évolutif et inflammatoire. La radiographie confirme le diagnostic de cancer débutant.*

A noter. Les Cristallisations sensibles permettent l'aide à l'orientation très rapide du diagnostic dans les cas notamment de cancers, tuberculose, pathologies infectieuses et inflammatoires, avec présomption de l'organe atteint : poumon, foie, intestin, coeur, rein, etc.

HENRI HEITAN ET PHILIPPE LAGARDE

1945 : la guerre vient de finir et les Alliés occupent l'Allemagne. Le général Heisenhover est amené à faire la connaissance du Dr Henri Heitan, éminent savant et cancérologue allemand, qui deviendra son médecin personnel. Celui-ci est passionné de photographie et d'études sanguines. Pour le remercier de ses bons soins, l'Etat-Major américain lui fait cadeau d'un microscope à contraste de phase, appareil plus sophistiqué que le microscope classique. Il va, grâce à lui, effectuer des milliers d'observations en direct du sang de malades et de bien-portants, et se rendre compte ainsi des importantes modifications d'images et de coloration dont celui-ci est le siège, notamment au cours de l'évolution d'une pathologie. Et sa spécialité le porte vers les sangs cancéreux.

« Au microscope à contraste de phase, le sang normal apparaît bien étalé. Le réseau fibreux se voit distinctement, enserrant les hématies empilées en « pièces de monnaie ». Sa couleur est rouge brique.

Le sang cancéreux montre les modifications suivantes :

1 – Le réseau fibrinaire est détruit partiellement ou même totalement.

2 – L'enveloppe, la cuticule (membrane) des hématies est érodée (en dents de scie), parfois totalement détruite.

3 – Dans le centre de la goutte de sang se trouve une masse indifférenciée donnant un aspect en « paquet de colle ».

4 – Cette masse glutineuse est entourée par des lacunes de dimensions variables dans lesquelles apparaissent de petits corpuscules de formes différentes. Ces agglomérats sont dûs soit à la destruction des enveloppes globulaires par les toxines cancéreuses, soit à la floculation des déchets »*.

Mais ces modifications n'étant pas spécifiques, bien qu'existant dans 95 % des états cancéreux — l'artérite, le diabète, l'anémie grave, la cirrhose et surtout les troubles inflammatoires pouvant provoquer des déformations analogues, Henri Heitan, pour établir un diagnostic différentiel et éliminer ces autres causes possibles, s'est tourné vers la micro-photographie en couleur qui permet dans un second temps, après le premier examen direct, de se faire une idée encore plus précise, si le doute existe.

---

* In *Cancers : lumière sur les thérapeutiques rejetées,* du Dr Philippe Lagarde.

Le « micro-photo-color hémo-test »

La micro-photographie en couleur du sang permet d'obtenir une gamme de colorations établissant la différence entre un sang sain et un sang cancéreux.

« Le point capital de l'observation repose sur le changement des couleurs. En effet, lorsqu'il s'agit d'un sang cancéreux, les espaces sont teints de jaune ou jaune verdâtre, surtout aux bords des agglomérations ou masses et des lacunes, avec un jaune grisâtre dans les grandes lacunes. Ces colorations ont été identifiées, classées et comparées sur plusieurs milliers d'hémogrammes. Ces mutations de couleur deviennent de plus en plus intenses avec la gravité de l'affection pour finir par une teinte blanc bleuâtre.

Ces colorations vertes, jaunes ou brunes sont dues à la présence de pigments libérés lors de la destruction des hématies. L'origine de la formation de la « masse indifférenciée » en « paquets de colle » est certainement à rapporter, elle aussi, à cette hémolyse très caractéristique du sang cancéreux, ainsi qu'aux troubles de l'état colloïdal »*.

En 1960, le Dr Heitan présente, pour la première fois, ses travaux, lors du Congrès international de Cancérologie de Vienne.

En 1967, le Dr Philippe Lagarde entend parler de lui — le médecin allemand s'étant retiré sur la Côte-d'Azur —, et commence à s'intéresser à ses travaux. En 1972, comme nous l'avons vu**, il va l'entretenir du cas de sa grand-mère, atteinte d'un cancer du pancréas, et, grâce à ses conseils, la fera survivre 15 ans — elle mourra d'autre chose —, alors que la médecine classique l'avait condamnée dans les six mois.

Né en 1941, Philippe Lagarde vient, alors, de soutenir sa thèse à Marseille, après avoir, dès 1960, obtenu un certificat de physique, chimie et biologie, après quoi il a poursuivi ses études à Paris, jusqu'en 1967, et, en 1968, réalisé un certificat d'études spéciales en stomatologie et chirurgie maxillo-faciale à Marseille. En 1974, il fait un stage de deux mois, à titre d'auditeur libre, aux U.S.A., à la Boston University; en 1983-1984, il suit l'enseignement du Pr Lucien Israël, à Bobigny, et obtient le Diplôme Universitaire de cancérologie. En 1984-1985, il fait un stage de six mois dans les services du Pr Pierquin, en radiothérapie, à l'hôpital Henri Mondor... Et puis, il écrit. Etant devenu le proche collaborateur du Dr Heitan, il a pu, grâce au micro-photo-color hémo-test qu'il pratique, lui-même, à son cabinet, suivre, d'une visite à l'autre, les effets de la thérapeutique qu'il prescrit sur « le » cas concerné. Chaque malade a sa

---

* Dr Philippe Lagarde, *op. cit.*

** Document 18, page 79.

réaction propre, et l'étude approfondie qu'il peut faire en collationnant et classant les travaux du Dr Heitan, après la mort de celui-ci, en 1977 (Henri Heitan lui a légué toutes ses études, de même que son microscope à contraste de phase personnel), lui confirme que l'éclectisme, en médecine, est un plus dont, en particulier en cancérologie, le praticien doit faire bénéficier son malade.

Evidemment, il n'est pas question d'agir au hasard, et cela oblige le médecin à s'ouvrir à toute thérapeutique dont il a la preuve qu'elle obtient des résultats positifs, sans effets secondaires, et à ne pas avoir d'œillères. Et c'est pour rendre service à ses confrères que, en 1980*, il publie *Cancers : lumière sur les thérapeutiques rejetées,* dont il est l'éditeur.

C'est un livre technique, s'adressant aussi bien au médecin qui va faire le prélèvement, qu'à l'infirmière qui sera à-même de réaliser la perfusion, par exemple lorsqu'il est prescrit un produit qui peut poser, dans ce cas, un problème. Il le fait avec une minutie extrême. Exemple :

Document 50

Micro-photo-color hémo-test

Prescription :

Le test d'Heitan-Lagarde n'est pas inscrit à la nomenclature des actes biologiques et, par conséquent, n'est pas remboursé par la Sécurité sociale.

Exemple de prescription : Hémotest d'Heitan-Lagarde
Nom, prénom, âge et sexe du malade
Date du prélèvement
Adresse du malade

Où pratiquer le prélèvement?

*— Soit dans un laboratoire ayant l'habitude de pratiquer ce type de prélèvement (la vulgarisation de la technique est en cours)***.

— Soit par le médecin traitant qui suivra scrupuleusement les indications techniques qui suivent.

Comment effectuer le prélèvement?

Il s'agit de prélever 3 gouttes de sang sur une lame de verre pour microscope, au bout d'un doigt, en suivant scrupuleusement la technique suivante :

1. désinfecter la pulpe d'un doigt de la main exclusivement à l'éther;

---

* De février 1978 à décembre 1980, le Dr Lagarde a effectué, dans le service du Pr Gilly, à l'Hôpital de Menton, des tests d'Heitan, en double-aveugle, sur 102 malades, dont les résultats ne comporteront que 7 erreurs.

** En fait, cette vulgarisation envisagée en 1980 n'a pas eu lieu, la subtilité de l'interprétation ayant fait préférer aux confrères du Dr Lagarde avoir son interprétation personnelle du test, et c'est l'une des raisons à l'origine du procès qui lui fut fait par la suite.

2. piquer très légèrement la pulpe du doigt, pulpe vers le ciel. Laisser perler une minuscule goutte de sang sans presser ou en pressant imperceptiblement à la rigueur;

3. après s'être assuré de la propreté absolue de la plaque (passée à l'éther), prélever 3 gouttes de sang. La pulpe du doigt toujours regardant vers le ciel, laisser la plaque écraser la goutte par son propre poids jusqu'au contact de la peau sans fournir aucune pression surajoutée en maintenant la plaque bien horizontale pendant toute l'opération. Procéder ainsi trois fois consécutives.

Les gouttes de sang légèrement écrasées par la pression effectuée par le poids de la plaque devront être :

— minces,

— pas trop importantes du point de vue surface. Il vaut mieux une petite goutte mince qu'une grande trop épaisse;

4. laisser sécher 30 minutes sans bouger la plaque, celle-ci en position bien horizontale, à l'abri de toute source de chaleur;

5. emballer la plaque avec précaution, en évitant tout contact avec les gouttes de sang séchées. Les laboratoires possèdent des emballages spéciaux;

6. expédier au laboratoire spécialisé versé dans l'interprétation du test en express. Réponse dans les 3 à 8 jours.

Des détails aussi précis sont donnés aux infirmières (« le rôle de l'infirmière est capital ») aussi bien en ce qui concerne le matériel à utiliser (choix du calibre de l'aiguille à perfusion, qualité du sparadrap) que la pose de la perfusion selon l'état de la veine, lieu d'injection, la surveillance des réactions éventuelles, ou le climat de calme à faire régner autour du malade pour que celui-ci supporte au mieux son traitement.

On sent en tout ceci le médecin hyper-attentif au moindre détail et la classification qu'il a faite en six catégories des images et colorations différentes, allant du sang normal (K 0) au sang du malade en période terminale (K 5) permet — et ceci dès la première rencontre avec le patient, puisque l'examen peut être réalisé au cabinet même du médecin — de prendre à bras-le-corps un cas et de lutter à toutes armes déployées contre la maladie, au stade même où on l'aborde. Et le livre décrit les autres techniques de diagnostic dont il a connaissance — classiques et non classiques —, ainsi que de nombreuses thérapeutiques et les résultats qu'il en a obtenus. Car, dit-il, « l'intérêt du micro-photo-color hémo-test n'est pas seulement limité à définir le stade de la maladie. Il permet également d'établir le PRONOSTIC. Il représente un moyen de contrôle de l'évolution de la maladie et de l'action des traitements ».

Ce suivi visuel de l'évolution de la pathologie lui a également appris qu'il ne faut jamais stopper brutalement un traitement, même si le malade paraît guéri, notamment, dit-il, dans l'emploi des Physiatrons Synthétiques du Dr Solomidès : « Il s'en suivrait une récidive catastrophique dont l'évolutivité serait intense et contre laquelle nous serions, cette fois, désarmés. Ce processus porte le nom d' " effet rebond ". Le traitement d'entretien est donc vital. » Et l'on comprend pourquoi, lors de l'arrêt de fabrication des produits en question les conséquences en ont été si lourdes.

Moralité que tire le Dr Lagarde de l'ensemble des tests qu'il a étudiés, et des résultats des prescriptions diverses qu'il a utilisées :

— Le traitement peut être actif même sur des cas désespérés et abandonnés par la cancérologie conventionnelle.

— Le traitement permet assez souvent une survie dans de bonnes conditions.

— Il ne faut jamais arrêter le traitement trop tôt pour éviter l' « effet rebond ».

— Le médecin doit surveiller étroitement son malade.

— Le malade ne doit jamais se croire guéri.

Et, inlassablement, Philippe Lagarde, sa conviction étant faite par les constats « de visu » qu'il a pu faire à longueur d'années, va se battre et plaider pour une « convergence thérapeutique » sans exclusion d'aucune sorte — « Il ne faut pas non plus rejeter complètement et systématiquement les thérapeutiques classiques » —, dira-t-il dans le nouveau livre qu'il publie en 1983*, et dans lequel il aborde longuement le problème de la prévention, tout en revenant inlassablement sur l'éclectisme nécessaire de l'information du praticien, et les stratégies diversifiées et souples que permet, justement, cette convergence.

« Chaque cancer est différent, chaque malade est unique », plaide-t-il, et il cite René Dumesnil : « Quel est le bon médecin? Celui qui se trompe le moins. Quel est celui qui a le moins de risque de se tromper? Celui dont l'horizon est le moins borné. » Et ce sera son attitude constante : informer les malades, informer ses confrères. Jusque dans le détail des régimes alimentaires (et il prône lui aussi la consommation d'une alimentation issue de l'agriculture biologique, sans engrais chimiques), jusque dans les effets de l'environnement, jusque dans la plus grande diversité des tests et des remèdes, d'où qu'ils viennent.

Lorsque je l'interviewe pour *Vogue***, à l'occasion de la parution d'un troisième ouvrage***, Philippe Lagarde précise :

---

* *Ce qu'on vous cache sur le cancer : lumière sur d'autres thérapies,* éditions Pierre-Marcel Favre (Lausanne).

** Article paru dans le numéro d'octobre 1984.

*** *Le Cancer : tout ce qu'il faut savoir - Dictionnaire de A à Z,* éditions Pierre-Marcel Favre (Lausanne).

— Aujourd'hui, pour suivre mes malades, j'emploie plusieurs tests sanguins dont aucun, du reste, n'est spécifique du cancer, mais dont, par recoupement, on arrive à affiner la fiabilité. Il s'agit, en particulier, en plus de celui d'Heitan, des tests de Vernes-Augusti et des cristallisations sanguines, techniques qui sont exposées dans cet ouvrage, et qui permettent d'arriver à une fiabilité d'environ 90 %, ce qui est largement supérieur aux tests habituellement utilisés en cancérologie.

— Citez-vous des cas particuliers? Prenons, par exemple, le « vaccin de Maruyama », dont, je crois, vous parlez et que vous employez. Décrivez-vous les résultats que vous en avez obtenus?*

— Non. Pas dans ce livre, car j'ai voulu faire un ouvrage tout à fait impartial. Disons que c'est plutôt une palette des connaissances actuelles que j'essaye de donner, de façon à ce que les malades, leur famille, voire les médecins, qui sont si peu enseignés à la Faculté sur ce problème, puissent comprendre le langage compliqué du cancérologue —, je dirai même volontairement compliqué le plus souvent, pour que personne ne comprenne.

En ce qui concerne le « vaccin de Maruyama », j'ai effectivement eu des résultats intéressants, notamment sur des gliomes, qui sont des tumeurs primitives du cerveau. Tumeurs-limite, si je puis dire, puisqu'il s'agit de tumeurs malignes mais ne métastasant presque jamais. Actuellement, nous n'avons pas de thérapeutique à ce sujet, à proprement parler, c'est-à-dire que si le gliome est en bonne position par rapport aux centres vitaux du cerveau, on arrive quelquefois à réaliser l'ablation totale de la tumeur, mais très souvent, malheureusement, soit l'intervention n'est pas possible, soit on laisse en place une partie de la tumeur. On fait alors de la radiothérapie, bien qu'on sache que cette tumeur n'est pas très radio-sensible, parce que la médecine classique n'a pas autre chose à proposer, et, parfois, certains essayent une chimiothérapie qui est, chaque fois, un échec, puisque l'on sait très bien qu'actuellement celle-ci ne passe pas la barrière méningée et ne peut atteindre le gliome.

En ce qui me concerne, j'ai traité une quinzaine de gliomes. Tous m'ont été adressés (il s'agit d'enfants en général), après avoir subi soit une intervention chirurgicale, soit de la radiothérapie, de la chimiothérapie, ou les trois, sans succès. Pour 5 de ces malades, j'ai utilisé le « vaccin de Maruyama ». Alors que les 10 pour lesquels je

* Voir page 341.

ne m'en suis pas servi sont tous décédés dans les 2 ans, malgré le secours de thérapeutiques adjuvantes diverses, sur les 5 autres pour lesquels je m'en suis servi, 4 sont toujours là, 3 ans après. C'est pourquoi je pense que l'on ne peut ignorer une telle thérapeutique, la marginaliser. Ceci dit, il faut prendre du recul, faire des statistiques.

— *Je vous ai entendu parler de «médecines convergentes»... Vous n'aimez pas qu'on dise : «médecines naturelles», «médecines parallèles», «médecines classiques» ?*

— Non. Parce que j'estime qu'il y a une seule médecine... Et puis, parce qu'en fait tant de choses jouent dans le cancer, et il se passe tant de choses, dans la Recherche, à ce sujet, qu'il faut se remettre en question tous les ans, sinon tous les mois.

Voici le médecin, voici l'homme qui était enchaîné par ses menottes à un tuyau, le 12 février 1988, à Nice, en attendant d'être interrogé par le juge d'instruction. On comprend la révolte de ses malades et le discrédit dans lequel tombe la médecine française «officielle», quand elle utilise, pour briser la vie de ceux qui obtiennent de meilleurs résultats que les autres, des procédés aussi inacceptables.

A noter. Le Micro-photo-color hémotest est particulièrement axé sur le cancer. Il permet, dès la première visite au cabinet du médecin d'en déceler la présence à partir de deux ou trois gouttes de sang prélevées au bout d'un doigt.

SEMYON KIRLIAN

L'histoire commence en 1939, à Krasnodar, en Russie. Un électricien a été appelé dans un laboratoire pour réparer un appareil de physiothérapie utilisant le courant à haute fréquence, et il remarque, en testant celui-ci, après avoir fait sa réparation, une petite lueur entre l'électrode du dispositif et la peau du patient. L'électricien s'appelle Semyon Kirlian. Comme il est aussi photographe, à ses heures, il se risque (en se brûlant les doigts) à fixer sur un film l'image de cette lueur, et, peu à peu, obtient des photos qui vont retenir l'attention des scientifiques : il semble, en effet, que l'intensité de cette luminescence varie chez les plantes et chez les humains en fonction de leur état de santé. Semyon Kirlian explique :

« Le principe repose sur la transformation des propriétés non électriques du sujet photographié en propriétés électriques. Cela s'effectue par le déplacement d'un champ dans lequel se produit le transfert contrôlé d'une charge, à partir d'un certain objet jusqu'à la pellicule photographique ou sur un écran... La structure électrique d'un organisme vivant n'est pas constante, car elle dépend de la condition de celui-ci au moment où l'on opère. » Techniquement parlant, les choses se passent de la façon suivante.

L' « électrobioluminescence »

« On place l'objet à photographier, ou, s'il s'agit d'un humain, on fait poser l'extrémité des doigts et des orteils de celui-ci, sur la pellicule ou le papier photographique, eux-mêmes placés sur une plaque de verre les isolant de l'électrode, plaque de métal qui, sous le verre, est reliée au générateur d'électricité.

Dans le noir, le photographe déclenche le générateur, ce qui crée un champ électrique (sorte de « bain » électrique dans lequel sont plongés alors pellicule et sujet à photographier) à haute fréquence et à haut voltage, mais de faible intensité. Sous l'action de cette « avalanche électronique », il se forme une auréole luminescente, résultant du fait que l'objet, la plante ou l'organisme humain a transmis la décharge électrique, auréole que la plaque photographique enregistre automatiquement, et qui est modifiée selon que le sujet étudié est en bon état de santé, ou non. Cette technique est appelée « électrobioluminescence », ou, plus couramment : « effet Kirlian ».

Georges Guilpin, qui est professeur de photographie à l'Ecole des Beaux-Arts de Bourges, lorsqu'il entend parler, par Etienne Guillé, de ce phénomène, va se consacrer à son étude; il me donne quelques précisions, lorsque je l'interviewe en 1981 : « C'est une Américaine, spécialiste en psychologie, le Dr Thelma Moss, qui a introduit en Occident l'effet Kirlian, dont elle avait entendu parler à Moscou, en 1968. En 1970, elle se rend à l'Université d'Alma-Ata, au Kazakhstan, où l'on étudie le phénomène : elle y est bien accueillie par le jeune biophysicien Victor Inyouchine, mais ne peut visiter les laboratoires. A son retour aux U.S.A., elle se fait construire l'appareil, d'après les plans qu'elle a rapportés. » Aujourd'hui, son usage s'est vulgarisé et lorsque, le 15 avril 1991, a eu lieu, à La Défense, un colloque organisé avec des scientifiques de l'Université de Kiev, au sujet de la maîtrise des nuisances des écrans cathodiques — dont les effets peuvent être mesurés grâce à cette technique photographique —, il nous a été précisé que les appareils Kirlian étaient classiquement utilisés dans les hôpitaux ukrainiens pour mesurer l'état de l'immunité naturelle des patients — c'est-à-dire de ce qui a pu en être préservé, après l'accident de Tchernobyl.

Georges Guilpin : « Chez l'être humain, la qualité de l'auréole, autour des doigts, est en rapport avec l'énergie vitale que les acupuncteurs manipulent. En fait, c'est une espèce de répercussion qui filtre à travers notre corps, de la décharge électrique que nous envoyons. Si vous êtes en parfaite santé, l'auréole sera très régulière, mais si, au niveau d'un méridien d'acupuncture, tout n'est pas en très bon état, il y aura barrage au passage de la répercussion du courant ou, au contraire, impossibilité à le maîtriser, et il y aura, dans l'auréole, soit des creux, soit des surcharges.

Mais le champ d'application de l'électrobioluminescence est vaste, s'utilisant aussi bien en biophysique que pour l'étude des corps inanimés : c'est ainsi qu'il permet d'analyser les qualités d'une pièce conductrice, métallique, et d'en détecter les défauts, les fissures, par exemple. Quant à la biophysique, elle n'est pas limitée à la médecine : les qualités des aliments peuvent être testés, et l'on différencie facilement les produits « naturels » (cultivés sans engrais chimiques) des produits industriels, ceci étant très net pour les céréales.

En ce qui concerne le corps humain, une véritable cartographie a été établie, après étude de 5 000 cas, en Clinique Universitaire, dit le Dr Lerner, conseiller scientifique de la Société Francophone de Biospectrographie électronique, au deuxième Symposium International des Médecines Bio-énergétiques — et à l'aide de certaines données de l'organométrie de Völl : les foyers rhino-pharyngés se projettent sur le pouce, le colon sur l'index, l'intestin grêle et le cœur sur l'auriculaire, le rein et la vessie sur le petit orteil, etc. où se trouvent les points des méridiens d'acupuncture : « Je puis vous garantir, après 7 ans d'études intensives, que ces correspondances ne sont pas aléatoires et que les images de type dégénératif se projetant en un point particulier de la photo Kirlian des pulpes des doigts et des orteils correspondent effectivement à une pathologie lésionnelle de l'organe correspondant », me dit le Dr Pierre Richand, qui connaît bien cette technique.

A noter. L'Electrobioluminescence permet, dès la première visite au cabinet du médecin, et en quelques minutes, une aide à l'orientation du diagnostic, en indiquant les zones de blocage ou de surcharge de l'organisme.

ÉMILE PINEL

Diplômé d'Etudes Supérieures de Mathématiques, docteur ès-sciences mathématiques du « London College of Applied Sciences », docteur en médecine physique du « Lincoln College of Naturopathic Physician and Surgeons of Indianapolis » (U.S.A.), ancien conseiller scientifique du ministère de l'Air, professeur à l'Ecole d'Anthropologie de Paris, Emile Pinel n'était pas médecin, mais le fait que sa sœur aînée, Suzanne, prépare, en 1926, sa thèse de doctorat en médecine à l'hôpital Necker, lui ouvre les portes du laboratoire du Pr Legueu, où celui-ci poursuit des recherches sur les cellules sanguines.

Né à Avranches, en 1906, c'est donc un jeune mathématicien qui est amené à s'intéresser aux problèmes hématologiques, vu les difficultés d'interprétation rencontrées par les spécialistes, dans certaines expériences qui doivent figurer dans ladite thèse — jeune mathématicien qui, avec la fougue de ses vingt ans, « ne peut admettre que les phénomènes humains échappent à la rigueur mathématique », et pressent que la solution au problème des travaux patronnés par le Pr Legueu peut être apportée par l'introduction des mathématiques en biologie. Et le voici enrôlé dans l'équipe de ce grand praticien.

Sa vie, désormais, va se dérouler sur deux plans. La conséquence de ses diplômes l'ayant orienté, au point de vue carrière, vers l'étude des variations des fluides visqueux — pétrole et autres produits huileux destinés à l'industrie —, il y consacre, en tant que conseiller du ministère de l'Air, ses journées. Mais c'est à détecter les secrets de cet autre fluide visqueux qu'est le sang que, de 1926 à 1932, il se voue avec passion, dès qu'il a un instant de libre.

La « biométrie leucocytaire »

Il étudie, d'abord, les rythmes des températures du corps humain et met en évidence le fait que ce rythme évolue, et se raccourcit, en cas de maladie. Et puis, une simple remarque de Legueu qui avait dit, un jour, devant lui : « On peut espérer beaucoup des globules blancs du sang, mais, malheureusement, ils varient d'une façon inconsidérée », va l'inciter à se tourner vers l'étude des globules blancs, ou leucocytes, et il va y consacrer sa vie, aboutissant à la découverte de la « biométrie leucocytaire ».

De quoi s'agit-il? D'abord d'introduire l'ordre à la place du désordre. Emile Pinel a remarqué que l'empirisme le plus sauvage règne dans la façon de recueillir les leucocytes. Et son premier souci va être d'inventer un appareil, qu'il perfectionnera plusieurs fois : l'hémo-étaleur automatique, lequel donne toute sa rigueur aux prises de sang. Après quoi, il va s'attacher à l'étude du « terrain ». Vaste programme.

On sait que chaque être humain a sa texture propre, faite de facteurs mêlés : hérédité, habitudes de vie, alimentation, carrences, psychisme, équilibre énergétique, intoxications (apport de toxiques), intoxinations (relevant des toxines), etc., tout ceci se traduisant par un ensemble de réactions physiques, chimiques, biologiques, et d'inter-réactions qui sont personnelles à chacun. Et cela détermine nos prédispositions à certaines maladies, nos réactions immunitaires, bref : notre santé.

Contre l'attaque des maladies, ou plutôt des germes pathogènes, la réponse normale de notre organisme est de lutter en produisant un type spécial de globules blancs : les phagocytes. Ceux-ci sont, en quelque sorte, les soldats auxquels incombe la tâche de réduire l'adversaire (le microbe, virus ou autre attaquant), de le détruire et de l'éliminer. Ces phagocytes, tout au long de notre vie, notre organisme les produit pour faire le nettoyage des multiples germes et toxines que charrie notre sang. Et Emile Pinel découvre que, chez l'être en bonne santé, la vague de production des phagocytes se déclenche toutes les 84 minutes, ce rythme se raccourcissant, chez le malade, et ceci proportionnellement à la gravité de la maladie. A telle enseigne qu'en phase terminale, au moment où celle-ci a atteint un stade très aigu, jugé irréversible, ce rythme est de 22 minutes. Et cela quelle que soit l'affection en cause.

Constat très important puisqu'il va permettre non seulement de juger de l'intensité de l'attaque de l'agent pathogène — donc d'établir un pronostic (et de sauver certains cas jugés, à tort, « désespérés ») —, mais encore de déceler l'action plus ou moins efficace de tel ou tel remède sur la maladie, ou plus exactement de son effet positif ou négatif sur le retour à la normale du rythme de reproduction des phagocytes. Car, très vite, Pinel a constaté que ce retour à la normale coïncidait toujours avec celui de la bonne santé, et cela, répétons-le, quelle que soit la maladie en cause.

Ces rythmes de reproduction leucocytaire sont décelés à la suite de 7 prélèvements (réalisés de 10 en 10 minutes, et dans des conditions spéciales), d'une goutte de sang au bout d'un doigt, chaque fois différent. Chaque goutte est étalée sur une lame de verre différente, de façon particulièrement régulière et précise, grâce à l'hémo-étaleur automatique, l'heure exacte, à la minute près, étant notée; et chaque prélèvement est immédiatement étudié au microscope par le spécialiste qui établit un décompte exact des phagocytes circulant dans le sang à ces instants précis. Les chiffres obtenus, portés sur un graphique, permettent d'établir une courbe qui va mettre en évidence la cadence de reproduction de ces globules, donc les moments exacts qui sont les plus favorables à la prise des médicaments — l'expérience ayant montré à Pinel que cet « instant favorable » est le creux de la courbe, celui où le nombre de phagocytes-mangeurs-de-microbes est le plus faible. Et l'on conçoit (cela paraît très simple, mais encore fallait-il le mettre en lumière, et le prouver) que ce soit à ce moment minimal que l'organisme défaillant ait besoin du « coup de pouce » du remède pour donner aux phagocytes qui se battent contre l'agresseur le temps de souffler, et, ainsi, de reprendre leur tonus et de rallonger la courbe.

Une thérapeutique moins lourde

De plus, les tests sanguins ont fait apparaître que les doses médicamenteuses devaient être, du fait de l'accroissement de l'effet obtenu par cette technique, considérablement allégées — la prise à l'instant favorable multiplie jusqu'à 30 fois l'effet thérapeutique —, pour obtenir l'effet recherché, ce qui a pour avantage une moindre intoxication de l'organisme.

De 1932 à 1938, les recherches hématologiques d'Emile Pinel se poursuivent au laboratoire du Pr Hyacinthe Vincent, au Collège de France (annexe Val de Grâce). Après la guerre : contrôle officiel de la validité de la thérapeutique définie par Pinel des instants favorables, sous la responsabilité du Dr André Bocage, de l'Hôpital Pasteur; publication d'un livre : *La méthode statistique en médecine**, où il est question de la régulation leucocytaire; exposé des travaux de Pinel à la Société Française d'hématologie, puis, sous le patronage du Pr Laignel-Lavastine, à l'Académie de Médecine (22 juillet 1947) : là, Pinel démontre qu'il existe des instants défavorables à l'administration des remèdes, et des périodes de moindre action. En 1948-49, autres communications à l'Académie des Sciences. En 1952 : médaille de vermeil, pour l'invention de l'hémo-étaleur. En 1962, il est nommé membre du Comité Scientifique de la Revue Internationale de Biologie Mathématique; en 1964, le voici à la chaire de biologie mathématique de l'Ecole Supérieure d'Anthropologie; en 1973, il publie, chez Maloine, *Les fondements de la biologie mathématique non statistique : biométrie leucocytaire.* La cellule y est

* Presses Universitaires de France.

considérée comme étant un milieu visqueux dans lequel tout déplacement infiniment petit provoque une déformation, milieu naturellement soumis aux lois de l'Hydrodynamique dans les fluides visqueux, et nous y voyons déferler les chiffres et équations... Bref, nous avons affaire à un grand scientifique aux titres indiscutables, aux travaux d'un intérêt indéniable.

En effet, les dizaines de milliers de « cas » qui ont été testés par l'hémo-étaleur (c'est à partir de 28 000 diagrammes sanguins qu'ont été définis les différents rythmes leucocytaires) constituent une documentation d'un intérêt exceptionnel, surtout si l'on se rappelle que la plupart des médecins qui envoient des malades à la Fondation Pinel adressent surtout des cas dramatiques, et que 82% d'entre eux évoluent de façon favorable.

Mais... Emile Pinel est mathématicien. Pas médecin. Et la hiérarchie médicale, malgré 40 années d'éminents résultats, notamment dans le cancer, n'a pas cru devoir s'intéresser à la découverte des rythmes leucocytaires... En 1975, un procès lui est intenté pour exercice illégal de la médecine. Les malades guéris par Pinel se groupent en une association, vont apporter leur témoignage en justice, et les juges déboutent ses accusateurs...

En fait, après la disparition des Prs Legueu, Hyacinthe Vincent, Laignel-Lavastine, le voile de l'indifférence médicale est tombé sur les découvertes de Pinel. D'où sa réflexion désabusée : « N'aurait-on pas le droit de découvrir un moyen de sauver des vies humaines en danger si le diplôme qu'on a n'est pas " le " bon ? », me dit-il, lors de l'interview qu'il a bien voulu m'accorder pour *Vogue**.

Emile Pinel est décédé le 10 mai 1985.

A noter. La Biométrie leucocytaire permet de déceler les moments privilégiés auxquels doivent être pris les médicaments prescrits, pour être le plus actifs, — et cela quels que soient ceux-ci et quelle que soit la maladie.

---

* Pour l'article paru en novembre 1978.

LE TERRAIN ET LES AMENDEMEMTS POSSIBLES

Tout être humain est un univers en soi, qui est la conséquence de son hérédité, son alimentation, ses habitudes, l'environnement dans lequel il vit, il travaille, les stress qu'il subit, et où se produisent des échanges et inter-réactions qui donnent lieu à des « productions » différentes, des maladies, relevant directement ou indirectement de ses composants spécifiques — comme un sol, selon sa composition, est favorable à la culture de telle ou telle plante : nous l'avons vu.

Mais un terrain, cela s'amende — entendez par-là qu'on peut le modifier. L'horticulteur bien informé sait que les hortensias bleus poussent en terre ardoisière, et sont naturellement roses ailleurs : pour que l'hortensia, rose dans votre jardin, devienne bleu — et cela est possible —, il faudra mettre à son pied de la poudre d'ardoise, et la renouveler de temps en temps. C'est la même chose pour l'être humain.

Nous venons de prendre connaissance des principales techniques d'appréciation du terrain des patients, par lesquelles les adhérents des associations de malades, dont il a été question dans ces pages, sont suivis. Certaines sont chiffrées, introduisant la notion de mesure, donc la possibilité d'établir un graphique objectivant l'évolution de la maladie, d'autres sont visuelles.

Aucune n'est à 100 % certaine : il n'existe pas, actuellement, dans le monde, un seul examen *global* qui ne comporte une possibilité d'erreur. Mais un utilisant pour le même patient deux, voire trois de ces techniques non traumatisantes et en croisant les résultats, on obtient 90 % de fiabilité, selon le Dʳ Lagarde. Ce qui est supérieur aux techniques classiques.

Il s'agit là de tests de tendance, qui attirent l'attention du prescripteur sur l'état « global » du terrain du patient, à un moment donné, et l'amènent, si besoin est, à pousser la recherche de la cause de la perturbation constatée en s'adressant à des examens classiques spécifiques d'organes.

Ces techniques, chiffrées ou visuelles, ont le grand avantage non seulement d'être une aide au diagnostic, et pour certaines au choix des médicaments, mais encore d'objectiver l'impact du traitement sur « le » cas en question, chaque malade ayant ses réactions propres.

Avec ces techniques, le médecin n'est plus aveugle : il voit quoi fait quoi sur qui. Il peut aussi apprécier le moment où l'action du produit prescrit diminue et s'annule, et lui en substituer un autre, après en avoir objectivé l'effet positif. Et il en vient à constater que deux produits parfaitement valables peuvent très bien s'annuler l'un l'autre, chez un patient et pas chez l'autre. Il peut aussi, si le malade est régulièrement et convenablement suivi, prévoir les récidives...

Nous allons, maintenant, nous tourner vers les découvreurs dont les travaux ont porté en particulier sur les produits de traitement, ceux qui vont « amender » le terrain pour le rendre inapte à favoriser la maladie. Tous les remèdes dont il va être question ont vu leur action positive authentifiée par les examens de laboratoire dont il vient d'être question. Tous ont des décennies de résultats prouvés à leur actif et, à la connaissance des associations, aucun n'a jamais été taxé d'avoir des effets secondaires, s'ils sont correctement utilisés.

Leur diversité atteste de la souplesse et de la variété des traitements qu'ils rendent possibles soit employés seuls, soit comme il arrive très souvent, prescrits comme adjuvants aux thérapeutiques classiques, plus lourdes, qu'ils permettent de mieux supporter.

JEAN SOLOMIDÈS

Docteur en médecine, né à Famagouste (Chypre) en 1911. A l'époque, l'île est sous administration britannique : il est donc sujet de Sa Majesté. Après des études classiques dans sa ville natale, l'admiration qu'il a pour la Révolution Française le porte à venir étudier la médecine en France, qu'il croit terre de liberté. Il fait son P.C.N. à la Faculté de Montpellier en 1929, puis monte à Paris où il passe, en 1938, son doctorat en médecine, une licence ès-sciences naturelles, une autre ès-sciences physiques et obtient un diplôme de bactériologie, en 1939.

Jean Solomidès s'oriente alors vers la Recherche. Il n'a pas le choix. En effet, la France a institué deux dénominations différentes pour sanctionner les mêmes études médicales : un diplôme dit « d'Etat » réservé aux médecins français, et leur donnant le droit d'exercer leur profession en France — et un diplôme dit « d'Université », réservé aux étrangers qui ont choisi de faire leurs études en France, mais qui, ayant obtenu leur doctorat, n'auront pas le droit d'exercer dans notre pays, ceci afin que le fait d'avoir les mêmes connaissances n'en fasse pas des concurrents au plan national. Que vous soyez le plus remarquable des médecins étrangers, ou le dernier des rebouteux-escrocs, vous allez tomber, si vous exercez en tant que médecin, sous le coup de la même loi d'exercice illégal de la médecine. En revanche, le diplôme d'Université n'empêche en rien de faire une carrière de chercheur.

En 1938, l'Institut Pasteur l'engage. Mais en septembre 1939, c'est la guerre... et l'étranger qu'il est se voit « assigné à résidence » à Toulouse. En 1943 et 1944, il y passe trois nouveaux certificats (chimie générale, chimie physique et botanique générale) qui font de lui un chercheur particulièrement au fait des connaissances qui le concernent. L'après-guerre le retrouve à Paris, à l'Institut Pasteur à nouveau, où, ayant obtenu une bourse du Centre National de la Recherche Scientifique, il est attaché au service du Professeur Van Deinse. Celui-ci, qui s'intéresse à ce brillant sujet, lui conseille de se lancer dans des recherches sur les huiles.

Ses travaux étant axés sur la tuberculose expérimentale, ses recherches vont se porter en particulier sur les huiles de foie de morue et de ricin, puis sur le citral (issu du citron) et le géranyl (issu du géranium). Il met ainsi au point un médicament complexe et très actif, qui va devenir le produit de base d'où il va tirer toute une gamme de dérivés qu'il appelle d'abord des Péroxydases synthétiques, puis, plus tard, des Physiatrons synthétiques.

Très vite, le Dr Solomidès constate l'efficacité de la formule qu'il a mise au point sur la tuberculose expérimentale, certains eczémas, et sur les radiodermites (brûlures causées par les rayons X, qui, à l'époque, affectaient certains radiologues ou radiothérapeutes n'ayant pas pris assez de précautions dans leurs manipulations).

Fin 1949, il apprend brusquement que son père est mourant, à Chypre. Selon les médecins grecs, il s'agit d'un cancer et l'homme est jugé perdu. Alors, puisqu'il faut tenter le tout pour le tout, Solomidès expédie à Famagouste des ampoules du produit favorable aux radiodermites, puisqu'il existe des analogies entre celles-ci et certaines formes de cancers. Et, à l'étonnement de tous, son père se rétablit.

A l'Institut Pasteur, le chercheur a parlé du succès de son remède sur ce mal considéré comme implacable... Peut-être a-t-il été trop exubérant quant au résultat obtenu? Toujours est-il que — est-ce une coïncidence? —, en 1950, le Secrétaire Général de l'Institut Pasteur le prie de quitter la maison. Le voici à la recherche d'une situation. Est-il déjà sur une liste noire?

Personne ne veut de lui. Convoqué à l'Institut du Cancer de Villejuif, le directeur de l'Institut Gustave Roussy estime, après une expérimentation de trois semaines sur dix rats que les produits de Jean Solomidès ne méritent pas des travaux plus approfondis. On le licencie. Il ne retrouvera plus, dès lors, de poste officiel, et le C.N.R.S. l'informe que son contrat va cesser le 1er janvier 1951. Le Dr Solomidès tente en vain de connaître la raison de cette décision : au C.N.R.S., personne ne le reçoit.

Dans le livre très documenté qu'il a écrit sur la question*, André Conord indique :

« Le Professeur Van Deinse, son ancien maître, avouera plus tard au Dr Boisseau, un autre pastorien qui a notamment dirigé l'Institut Pasteur d'Athènes : " Je me demande comment il a fait pour ne pas se suicider "... »

La porte officielle s'est refermée — le Dr Solomidès devient un chercheur solitaire. Il entreprend alors de soigner des malades qui, ayant entendu parler de ses travaux, s'adressent spontanément à lui. Ce faisant, il est en situation d'exercice illégal de la médecine. Marié à une Française, naturalisé Français après la guerre, il demande, alors, à ce que son diplôme « d'Université » soit transformé en diplôme « d'Etat » : mais on exige pour cela qu'il recommence deux années d'études... Ce qui signifiait, pour lui, la cessation de la mise

---

* *L'affaire Solomidès,* Pauvert, éditeur. André Conord avait eu l'un de ses proches qui, atteint d'un cancer dont il avait été jugé perdu à brève échéance, y avait survécu sept ans, grâce aux remèdes Solomidès.

au point de ses découvertes, et l'éloignement des patients que, déjà, il traitait. Le Dr Solomidès préféra les procès à l'abandon de ses malades. Et, en cela, il fut servi : une dizaine ont déferlé tout au long de sa vie.

Mais en 1977, en raison de la nouvelle législation de la Communauté Européenne, la loi sur les diplômes a changé, et le docteur en médecine qu'il est fondé (puisque le diplôme d'Université est désormais reconnu comme l'équivalent du diplôme d'Etat) à demander son inscription à l'Ordre des Médecins. Immédiatement, il s'adresse au Conseil Départemental de l'Ordre des Hauts-de-Seine, dont dépend Sceaux où il réside. Celui-ci rejette sa demande... « Parce que », me dira le Dr Solomidès, lorsque je l'interviewe pour *Vogue**, « entre 1963 et 1965, il a été établi que je faisais de la médecine de façon illégale. »

Il est également accusé d'exercice illégal de la pharmacie, bien qu'ayant engagé un pharmacien pour être en règle, au laboratoire de Sceaux où sont fabriqués ses produits, et, le 18 décembre 1978, toujours en procès, il est condamné plus gravement que de coutume, son institut devant être fermé et le matériel de production saisi. Mais il interjette appel aussitôt.

Le 27 avril 1979, un article infamant paraît dans un grand hebdomadaire français sous le titre : « Solomidès : ce que je pense de son commerce. » Il s'agit de l'interview d'un célèbre cancérologue qui présente le chercheur de Sceaux comme un profiteur des malades. Il y a longtemps que l'épithète de « charlatan » a été accrochée à son nom. Mais, là, trop, c'est trop. Et Solomidès, que j'avais déjà trouvé très déprimé, lors de notre rencontre, meurt le 28 mai 1979, avant que n'intervienne le jugement en appel : la procédure, du fait de son décès, est donc abandonnée, et l'Institut Solomidès peut, de ce fait continuer à fonctionner normalement, jusqu'au jour de 1985 où il sera fermé sur ordre de Mme Georgina Dufoix, dans les conditions exposées précédemment.

Avant de mourir, le Dr Solomidès eut ce mot que l'on m'a rapporté : « Ils veulent ma mort : il l'auront. » L'homme s'avouait vaincu. Mais en réalité, ce que l'on voulait éliminer, c'étaient ses remèdes. Et, même lorsqu'ils ont été fabriqués hors de l'hexagone, en Belgique, donc un pays de la C.E.E., la vindicte française les a poursuivis jusqu'à disparition. Quant aux médecins qui s'en servaient, ils ont été inlassablement pourchassés par le Conseil de l'Ordre, sous le prétexte d'emploi de produits « insuffisamment

* Entretien du 7 décembre 1977, paru dans le numéro de mars 1978.

éprouvés », donc « charlatanesques », alors que, en quelque quarante années d'utilisation, aux résultats dont j'ai eu l'opportunité de vérifier l'efficacité, il n'a jamais été signalé d'effets secondaires défavorables.

Les « Physiatrons synthétiques »

L'Article 30 du Code de déontologie médicale, dans sa version parue au *Journal Officiel* dit ceci :

« Les médecins ne peuvent proposer aux malades ou à leur entourage, comme salutaire et sans danger, un remède ou un procédé illusoire ou insuffisamment éprouvé. Toute pratique de charlatanisme leur est interdite. »

C'est du mixage entre les termes de cet article que l'on s'est servi pour accréditer l'idée que Solomidès était un charlatan, et celle qu'étant un « charlatan », ses produits faisaient courir des risques aux malades, tout en lui rapportant beaucoup d'argent, ce que prétendait l'auteur de l'article d'avril 1979, en titrant « ce que je pense de son commerce ». Or, la vérité est toute autre.

Illusoires, ces formules? Les examens de laboratoire par lesquels sont suivis les milliers de malades pour lesquelles elles ont été utilisées, montrent qu'elles sont actives de façon scientifiquement prouvée.

Insuffisamment éprouvées? Toutes n'ont pas leur A.M.M., mais, contrairement à ce que croient et diffusent ceux qui pensent être bien informés, le produit de base, le « Citral-Uréthane », commercialisé dès 1952, a eu l'Autorisation de Mise sur le Marché sous le n° 302 326. 6, pour sa présentation sous forme d'ampoules injectables, et sous le n° 302 327,2 pour la formule « pommade ». En ce qui concerne les propriétés du produit, il est indiqué : « Adjuvant des traitements antimitotiques*. Bactéricide Antiviral. Fongicide. Antalgique**. Cytophylactique***. » Et, à « indications » : Algies néoplasiques****. Zona. Eczémas.

Il est donc bien clair, et accepté par le « Vidal » que le remède est actif, notamment dans les traitements du cancer, et qu'il a des propriétés calmant la douleur. De fait, tous les parents de malades qui, cette thérapeutique ayant été appliquée trop tard, n'ont pu être sauvés, témoignent que la fin n'a pas, sauf rare exception, comporté

* Est dit « antimitotique » un produit employé dans le traitement des tumeurs.
** Propre à calmer la douleur.
*** Favorable à la reconstitution cellulaire.
**** Douleurs consécutives à la tumeur.

ces intolérables souffrances qui nécessitent l'appel aux traitements à la morphine. « Il a eu une fin calme et digne » — telle est la phrase que j'ai maintes fois entendue au cours de mon enquête sur les Physiatrons synthétiques.

Par ailleurs, dans son édition de 1984, où le Citral-Uréthane figure toujours — mais pour la dernière fois —, le Vidal indique : « Prix : Ampoules : 6,20 F (Boîte de 12); Pommade : 3,80 F (Tube de 35 g). Remboursement Sécurité sociale à 70 %. »

Dans les cas les plus graves, il est administré jusqu'à six ampoules par jour, en intraveineuses, ce qui porte le traitement à 3,10 F, et donc entraîne, en 1984, la Sécurité sociale à rembourser environ 2 F par jour. En tout. Car le traitement se fait au domicile du malade. Or, à la même époque, le prix de journée en service de soins intensifs, à l'hôpital, est d'environ 4 000 F par jour (400 000 centimes). Et, selon ce que m'a dit l'un de mes informateurs, le prix de « consultation privée » du cancérologue qui a traîné dans la boue le Dr Solomidès, de 1 000 F (100 000 centimes).

Et la question se pose : n'est-ce pas parce que ce traitement est trop peu cher que tout a été fait pour l'éliminer?

En fait, c'est très probablement parce que le laboratoire Sceaux-Pharma, producteur des remèdes Solomidès, n'a pas fait de bénéfices substantiels qu'il fut exclu, pour lui, de faire face aux sommes fabuleuses dont il aurait fallu pouvoir disposer pour les expertises nécessaires aux différentes A.M.M.

Le Citral-Uréthane fut, en effet, la base de départ d'une douzaine de produits, permettant une grande souplesse dans les traitements, puisque présentés sous formes injectables, buvables, en suppositoires, en pommade. La formule des principaux, ainsi que leur mode d'emploi a été évoquée dans le livre du Dr Lagarde : *Cancers : lumière sur les thérapeutiques rejetées.*

Lorsque j'ai, pour information, demandé à l'un des laboratoires de tests agréés par le ministère de la Santé, à combien pourrait revenir l'ensemble de ceux exigés pour obtenir les A.M.M. de ces remèdes, la réponse a été : « Il n'est pas sérieux d'envisager le problème sous cet angle : il n'y a pas, actuellement, au monde, un seul laboratoire qui, étant donné les prix demandés par les experts, soit capable de financer la mise sur le marché de douze produits en même temps »*. Et lorsque, au cours des années, par lettres, par pétitions, il a été demandé aux pouvoirs publics que soit menée une « expérimentation réelle, dans le délai le plus rapproché, des médicaments mis au point

* Entretien du 26 janvier 1988 en présence de Me Frémaux.

par Jean Solomidès* », il n'a été donné aucune suite à la démarche, et, plus tard, il sera dit, avec insistance, que le découvreur a toujours refusé que soit pratiquée cette expérimentation. Ce qui est totalement inexact, les documents que j'ai sous les yeux le prouvent.

Malades et médecins témoignent

Lors de la préparation de mon article de 1978, j'ai pu, grâce aux associations, rencontrer personnellement quelques malades et certains médecins. Voici l'abrégé de leurs témoignages :

Document 51

Jean-Pierre P., de Paris, a 19 ans quand, le 18 novembre 1970, il est pris d'un malaise sur le quai du métro, à St-Lazare. On appelle Police-Secours. Hôpital Beaujon. Transfert à Lariboisière, et série d'examens. Le diagnostic est sévère : les radios ont décelé une tumeur du cerveau. Le 24 novembre : intervention chirurgicale. On ouvre et on referme sans toucher (heureusement!) en rien au cerveau : la tumeur, cancéreuse, est inopérable. Espoir de vie : 3 semaines, disent les médecins. Le 7 décembre, Jean-Pierre rentre chez ses parents. En janvier, des paralysies apparaissent; en février, il ne peut plus rester debout — il a perdu le sens de l'équilibre —, le 27 février, il sombre dans le coma. Est-ce la fin?

L'ambulancier qui a transporté Jean-Pierre de Lariboisière chez lui a donné à sa mère une adresse que celle-ci a notée pour le cas où...

Cette adresse est celle du Dr Solomidès. Voyant en lui l'homme de la dernière chance, elle en fait part au Dr T. qui suit son fils à l'hôpital, et qui ne

---

* Dans *Le Matin* du 28 mars 1979, par exemple, est paru (aux frais du C.D.I.C.) un appel à l'expérimentation des médicaments Solomidès, signé par :

— 157 médecins français et belges — dont les Prs Jean de Mirleau, de la Faculté de Paris, et Henri Laborit, de l'Université de Vincennes,

— 23 vétérinaires français et belges,

— 11 chirurgiens-dentistes,

— 14 pharmaciens français et belges — dont le Pr Pierre Laporte, membre de l'Académie de Pharmacie,

— 32 infirmières et 2 infirmiers français,

— 5 sages-femmes,

— 29 sénateurs, députés ou maires, dont Henri Caillavet, sénateur du Lot-et-Garonne, et J.-P. Welterlin, membre du Conseil d'Administration de l'Assistance publique, conseiller municipal de Paris,

— 94 personnalités diverses — dont Mgr Decourtray, évêque de Dijon, les dessinateurs Wolinski et Cabu, Laurent Terzieff, Cavanna, le journaliste Philippe Alfonsi, etc.

La publication de cet appel a coûté 15 000 F, financés par les cotisations des membres de l'association. Il ne suscitera aucun écho, de la part des autorités interpellées.

lui laisse, lui, aucun espoir — ce pourquoi il approuve la mère de tenter le tout pour le tout.

Depuis février, Jean-Pierre, pour se distraire, a commencé à écrire son journal. A partir du moment où il est entré dans le coma, c'est sa mère qui prend la plume. Elle raconte la lente sortie de l'inconscience où il a sombré. Car, le 12 mars, le traitement aux Physiatrons est entré en jeu, et, pendant des semaines, les parents vont guetter de jour en jour les signes de mieux entrecoupés de rechutes et de crises dramatiques. Peu à peu, la paralysie s'atténue, ses membres recommencent à bouger et, le 8 juin 1971, il fait ses premiers pas sans le secours de personne. Il est sauvé...

J'ajoute que j'ai été amenée à rencontrer Jean-Pierre de nombreuses fois depuis, notamment en 1991 — il est maintenant marié, père de famille, et continue à aller bien.

Document 52

Pascal L. est atteint, à l'âge de 4 ans, en 1968, d'une tumeur inopérable du cerveau, qui l'a fait sombrer, le 12 juin, dans un coma, dont il était sorti paralysé et aveugle. D'abord hospitalisé à Reims, il avait été transporté à Paris. Après 12 jours d'examens, diagnostic : il s'agit d'un gliome (tumeur maligne) du chiasma optique. « Le cas est sans espoir », dit le Pr Jean-François H.

Pascal rentre à Reims où il subit 32 séances de cobalt, et, au cours de l'une d'elles, cet enfant aveugle, et entièrement paralysé des membres, a l'œil grillé par les rayons. Il souffre atrocement. Le 20 septembre, c'est à nouveau le coma.

C'est alors qu'une amie donne l'adresse du Dr Solomidès et, le 20 octobre, ne sachant plus que faire, les parents amènent chez lui Pascal, agonisant, sur un brancard. L'enfant, qui n'a cessé de souffrir depuis les séances de cobalt, hurle de douleur dès qu'on le touche, et le médecin hésite à traiter ce moribond. Mais la mère supplie qu'au moins on lui donne quelque chose pour l'empêcher de souffrir. Et le Dr Solomidès tente...

Très vite, l'enfant cesse de souffrir. Et puis... Le 3 janvier 1969, son père, qui le veille, voit sa petite main bouger... Il m'appelle. Nous ne comprenons pas. Le lendemain, il essaie de tourner sa petite tête : il essaie de saisir un jouet qu'on lui met dans la main, car il ne voit plus, depuis des mois. Et puis, de jour en jour, nous constatons un léger progrès, très continu... Enfin, un jour, il me dit : « Maman, je te vois. » (Extrait d'une lettre écrite par Mme L.)

J'ai rencontré Pascal L. le 6 novembre 1977 : neuf ans ont passé, l'enfant est en pleine forme, et semble avoir une bonne vue.

Voici, maintenant, le point de vue de quelques-uns des nombreux médecins que j'ai rencontrés, tel que cité dans *Vogue :*

Document 53

Le Dr X. se sert des P.S. depuis plus de 10 ans. « J'envoie mes malades chez le Dr Solomidès, lorsqu'ils me le demandent, ou bien je traite ceux qu'il m'envoie. Je ne recommande pas son traitement, sauf à des amis intimes, si cela ne m'est pas demandé par le malade, car je ne veux pas avoir d'ennuis...

Les résultats que j'ai constatés? Dans les cancers du sein, opérés ou non, ce traitement prolonge les malades indéfiniment, avec des métastases limitées. J'ai des malades qui n'ont pas voulu se faire opérer, dont les tumeurs se sont indurées, elles se sont calcifiées et restent tout à fait stabilisées. J'ai vu un cas qui m'a paru extraordinaire et est vérifiable sur radios : une femme avec un cancer du sein non opéré, mais calcifié, avait une métastase énorme à l'humérus. Le cancer avait complètement rongé l'os, intérieurement : il ne restait plus que la périphérie de celui-ci. Eh bien, au cours du traitement par les Physiatrons, on a vu, de radio en radio, toutes les travées osseuses se reconstituer. Actuellement, en une dizaine d'années, son os ne s'est peut-être pas encore complètement reconstitué, il y a encore des géodes dans cet os, mais la malade n'a jamais fait de fracture spontanée et n'a jamais cessé de se servir de ce bras.

En 10 ans, j'ai soigné de cette manière une quarantaine de cancers du sein. Je peux également citer le cas d'un malade atteint, il y a 6 ans, d'un cancer généralisé de l'œsophage. Inopérable. On l'avait rendu à sa famille en lui donnant 3 mois de survie. Six ans plus tard, il va bien, il mange, il déglutit. La tumeur est encore visible, mais elle est stabilisée. L'homme a, actuellement, 75 ans... Pour moi, la valeur du remède est indiscutable. »*

Document 54

*Le Dr Y. ayant eu, en fin de carrière, son local professionnel exproprié, a repris, en 1973, le cabinet d'un confrère et a continué à suivre par la technique du Dr Solomidès ceux des malades de son prédécesseur que celui-ci traitait ainsi. Cela « par curiosité médicale ». Mais il ajoute : « Je ne l'ai jamais rencontré moi-même par prudence, pour ne pas avoir d'ennuis. » Et il ne traite que ceux qui le demandent. Il a sous les yeux, entre autres, la fiche d'une malade qui, en 1961, a été vue, à l'Institut du cancer de Villejuif, par le Dr P., pour un cancer du colon. Le chirurgien voulait l'opérer : elle a refusé. Elle a été soignée, alors, avec les P.S. Aujourd'hui, donc 17 ans plus tard, ayant eu une nouvelle alerte en 1975, elle est à nouveau suivie pour des troubles intestinaux de même nature, mais continue à suivre sa vie normale. « Je viens de prendre ma retraite ce mois-ci », me dit le Dr Y. « Mes jeunes successeurs ne continueront pas à traiter les malades avec les P.S. : ils ne veulent pas risquer d'avoir des ennuis**. »*

---

* Entretien du 17 janvier 1978.

** Entretien du 19 janvier 1978.

Document 55

Le Dr Z. est un homéopathe connu. Il fait partie d'un Centre d'informatique et d'automation médicale. Il a eu avec les P.S. des résultats favorables dans des domaines très divers. Pour lui, les résultats avec ces remèdes sont absolument indiscutables. Il me précise : « Mes malades sont toujours suivis par un ensemble d'examens biologiques qui font que, quand il y a des lésions importantes ou évoluées, il y a toujours une " signature biologique " marquée, à différents niveaux : au niveau des globulines; dans les tests sanguins de Vernes à l'acétate de cuivre; dans les tests au Cétavlon...

J'utilise les P.S. depuis plus de cinq ans. J'ai traité surtout des cancers du sein, puis des cancers de la vessie, de l'intestin, du larynx, de l'utérus : et puis des cancers gravissimes, comme celui de la verge. Avant, j'utilisais la méthode du gui (la viscum-thérapie) et le Carzodélan et des produits homéopathiques : je me suis même, un temps, servi du sérum de Lorenz. Mais ce n'était pas suffisant. Les P.S. me donnent des résultats supérieurs. »

A ma question : « Est-ce que vous avez constaté que des tumeurs cancéreuses (prouvées cancéreuses) ont complètement disparu d'elles-mêmes, sans opération, par la méthode du Dr S. ? », le D^r Z répond : « Oui. Bien entendu. J'en ai vu un grand nombre. Pour le sein, au point de vue diagnostic, nous utilisons la mammographie, la thermographie, la xérographie, et, en plus des tests sanguins déjà cités, je fais procéder à une recherche, dans les urines, d'une diastase : la zymolactase. Le dosage de la zymolactase — test utilisé par un laboratoire parisien depuis quelques années — donne des indications extrêmement précises, d'un grand intérêt. Avec lui, on peut très bien se passer de biopsie dans beaucoup de cas.*

*Eh bien, en suivant mes malades avec ce test, j'ai la preuve de l'action des remèdes Solomidès — et cela depuis plusieurs années. Ce que je tiens à dire, c'est que les P.S. peuvent aussi être employés à titre préventif, étant donné leur totale innocuité, et que cette oxygénation des cellules par des dérivés terpéniques a une action dans beaucoup d'autres cas... Mais, évidemment, dans tous les cas, plus on intervient tôt, plus sûrs sont les résultats**. »*

Voici un abrégé de cette longue histoire de remarquables produits anti-cancer dont les principaux épisodes ont été évoqués depuis les premières pages de cet ouvrage, mais dont j'aurais dû citer également les expertises diverses qui ont été faites, telles celle réalisée par le vétérinaire Michel Lapras, Professeur de Clinique Médicale à l'Ecole Nationale Vétérinaire de Lyon — travaux toxicologiques portant sur : rats, lapins et cobayes*** —, et l'étude des Drs M. Kaluma et

---

* Le biologiste qui pratiquait cette technique ayant pris sa retraite, celle-ci n'est plus utilisée en France. Il s'agissait des dosages enzymatiques créés par l'Allemand Altzeimer.

** Entretien du 19 janvier 1978.

*** Compte rendu d'expertise daté du 30 juillet 1979.

P. Clerckx poursuivie en Belgique, sur les P.S. 70 et 410, prescrits à un panel de trente-neuf malades, et dont les résultats ont été publiés dans le numéro 5 des Cahiers de la S.I.R.E.S. (1983).

J'aurais dû signaler que Jean Solomidès a déposé de nombreux brevets, dont un, le 13 octobre 1955, sur les substances péroxydantes et leur procédé de fabrication. Mais j'ai des kilos de documentation en faveur de ces produits et des dizaines de lettres de malades, dont certains me font parvenir la photocopie de la réponse qu'ils ont reçue des autorités concernées auxquelles ils se sont adressés et dont voici un exemple-type :

Document 56

Ministère des Affaires sociales
et de la Solidarité Nationale

Paris, le 15 octobre 1985

Direction de la Pharmacie
et du Médicament

Mission Scientifique

Madame,
Monsieur,

En réponse à la lettre que vous avez adressée le 22 août 1985 à M. le Président de la République, je vous précise que les « produits Solomidès » ont fait l'objet d'études en France et que les résultats de celles-ci n'ont pas paru probants. C'est la raison pour laquelle, devant le refus du laboratoire fabricant d'interrompre la distribution de produits dont la qualité, l'efficacité et la sécurité ne pouvaient être garanties en l'état par les pouvoirs publics, une action judiciaire a été décidée.

Il est bien évident que si des études respectant les textes réglementaires en vigueur et conduites selon les normes scientifiques actuelles étaient fournies, elles seraient examinées avec le plus grand soin.

J'attire votre attention sur le fait que l'importation de tels produits en France, est, dans l'état actuel, tout à fait illégale.

Je vous prie d'agréer, Madame, Monsieur, l'assurance de ma considération distinguée.

Pour le Ministre et par délégation,
Le Directeur de la Pharmacie
et du Médicament
Professeur Jacques Dangoumau

Bien entendu, aucune « étude » n'a été menée officiellement, par les pouvoirs publics, en dehors de l'analyse de quelques ampoules dont nous avons parlé précédemment, analyses comportant un « examen à l'oeil nu », un examen de stérilité bactériologique, et une analyse chimique.

Je ne peux, enfin, manquer d'évoquer la comparution, devant le tribunal de la 12e Chambre correctionnelle de Nanterre, en 1987 — huit ans après la mort du Dr Solomidès —, de son fils, Jean-Michel, et de Pierre Landrin, pharmacien de l'Institut de Sceaux, et fidèle collaborateur du disparu, prévenus d'infraction à la réglementation générale sur la pharmacie et d'infraction d'exercice illégal de la pharmacie. Le 9 octobre, à 13 h 30, nous étions à nouveau réunis pour assister à cet ultime règlement de comptes, à cette « fin de partie », entre la Loi et l'humanité souffrante : dans la salle, grise, du tribunal de Nanterre, les anciens malades, les représentants d'associations, écoutaient, silencieux, sans apparemment comprendre pourquoi, plus de deux ans après la fermeture du laboratoire, celui qui prenait, sur une étagère, un produit pour le remettre au malade, et le pharmacien qui le préparait avaient fait un acte répréhensible. Mais voilà : ces gestes, ils les avaient faits *sans autorisation*. L'un et l'autre furent condamnés à 5 000 F d'amende.

Où en sont les choses actuellement ? Les malades et les associations qui les défendent continuent à se battre, en France, pour avoir le droit d'utiliser, en France, ces produits inventés en France.

A noter. Les Physiatrons synthétiques, selon les médecins prescripteurs, peuvent donner des résultats très positifs dans : cancers, leucémies, sclérose en plaques, polyarthrite évolutive rhumatoïde, maladies auto-immunes, terrains inflammatoires, sida.

JEAN LE FOLL

Chirurgien-dentiste, né à Nantes en 1921, il passe, en 1939, son bac de mathématiques, puis se dirige vers la Faculté des Sciences de Rennes, où il est moniteur de physique générale, tout en travaillant pour la Résistance. Etudes dentaires à la Faculté de Médecine de Bordeaux, et concours au titre de l'enseignement des « agents physiques » (radiologie, etc.). Il est nommé chargé de cours de physiothérapie à l'Institut d'Ordontologie de Nantes, en 1956, où il a ouvert son cabinet en 1950.

En 1966 et 1967, Jean Le Foll passe deux certificats, de physiologie animale; en 1969 : certificats de physiologie végétale, de chimie biologique, de microscopie électronique et de cytologie végétale, à Nantes. Après quoi, il reprend ses études sur les cancers végétaux, entre autres des géraniums, provoqués par injections d'Agro bacterium tumefaciens, qu'il traite, avec succès, par trois molécules qui sont, avec la mise au point d'aiguilles d'acupuncture creuses (réalisées d'après l'équation du physicien scandinave Nersnt) la base de sa thérapeutique. Voyons en quoi consiste sa méthode.

Les « trois acides » et les « aiguilles creuses »

Comme il arrive souvent, le hasard est au rendez-vous de la découverte. Un jour, un de ses confrères lui raconte qu'après avoir arraché, à tort, une dent à un patient, il lui est venu à l'idée de la brosser soigneusement avec du savon de Marseille. Puis, la dent étant belle, il l'a réimplantée après obturation des canaux, dans son orifice. La semaine suivante, à sa grande surprise, la dent tient toujours. Et elle sera si solide que, des années plus tard, elle sera très difficile à extraire, l'os de la mâchoire ayant pratiquement fusionné avec elle.

Le Dr Le Foll est un homme attentif — et curieux. Il doit y avoir une explication au phénomène... Le savon de Marseille, pense-t-il, a dû jouer un rôle de tensio-actif, supprimant la « barrière » entre le maxillaire et la racine. Il va donc orienter ses recherches vers des molécules susceptibles d'agir de façon similaire, et crée une pâte avec laquelle il obtient des résultats surprenants, tels que l'obturation spontanée de canaux dentaires par une colonisation cellulaire naturelle (en lieu et place du bourrage artificiel habituel) et la régénération totale d'un os alvéolaire, qui avait été partiellement détruit par l'infection.

Les molécules qu'il a isolées, et qui sont à la base du traitement connu sous la dénomination des « trois acides », sont, comme les « Trois Mousquetaires » d'Alexandre Dumas, quatre, en réalité : l'acide trichloroacétique, à base de chlore ; l'acide tribromoacétique, à base de brome ; l'acide trifluoroacétique, à base de fluor ; l'acide triiodoacétique, à base d'iode.

Le Dr Le Foll explique* : « Pour être assimilé par notre organisme, tout produit, quel qu'il soit, doit passer par le stade acide acétique. A commencer par nos aliments, composés de lipides et de glucides, qui doivent être mâchés, puis broyés (par les contractions stomacales), puis décomposés (au niveau intestinal) pour arriver, comme tirés par une locomotive, à s'inclure au mécanisme général du cycle de Krebs**, afin de nous apporter leur énergie. Mais, pour cela, encore faut-il que les produits arrivent dans le broyeur. »

Afin d'éviter la « locomotive », Jean Le Foll s'est adressé au principe qui consiste à transformer l'acide acétique en halogénoacétique***, ce qui le rend mobile de lui-même (auto-mobile) et lui permet de rentrer directement dans le cycle de Krebs, sous forme homéopathique, à des dilutions variables.

Les « trois acides » se présentent donc en granules homéopathiques, en suppositoires, en préparations buvables, en ampoules injectables (à utiliser en intramusculaires, intraveineuses ou perfusions, selon la gravité du cas), à des dilutions de 4 CH, 5 CH et 7 CH, les acides étant généralement associés dans la préparation — l'acide trifluoroacétique ayant une spécificité anti-cancer et anti-ostéopo-rose.

Dans les cancers, le traitement comportera généralement pendant les deux premiers mois des intraveineuses, des granules et un suppositoire (en partie remboursés par la Sécurité sociale, sur ordonnance médicale).

A ceci, le Dr Le Foll associe un traitement par acupuncture réalisé grâce à des aiguilles creuses, spécialement créées à son intention. « Il est pour le moins paradoxal, dit ma consoeur C. Baudet****, d'entendre un dentiste bardé de diplômes de maths, physique et chimie, raisonner en termes d'énergie. Rien d'étonnant pourtant, quand on sait que, ses études à peines achevées, le Dr Le Foll a découvert et appris l'acupuncture dans les livres de Soulier de Morant. Mais, là, aussi, il a innové. » Et la journaliste de *l'Impatient* de citer

---

* Entretien du 6 janvier 1992.

** Biochimiste allemand (Prix Nobel 1953) qui a établi les mécanismes généraux d'oxydation dans l'organisme.

*** Les produits halogénés jouent un grand rôle dans les synthèses.

**** Article «Trois molécules contre le cancer», *L'Impatient*, n° 70.

ce que lui a dit un médecin-acupuncteur adepte de la méthode du dentiste de Nantes :

Document 57

— *Rien à voir avec ce que l'on m'a enseigné. Le punctoscope est inutile avec Le Foll : il sent des doigts les endroits où il y a blocage, travaille quelquefois plusieurs heures pour résorber le ou les noeuds et remettre en route la machine.*

— Mais cela tient du don, de la passe ?

— *Non, puisque moi et d'autres sont capables d'apprendre. C'est une technique. Maintenant, moi aussi je sens les points d'énergie... Ce sont comme des petits geysers qu'on attrape avec les doigts, qui suivent alors notre mouvement comme des chewing-gums. Mais j'y arrive, parce que j'ai voulu essayer et que Le Foll m'a aidé.*

— Et quelle est la place des trois molécules dans tout cela ?

— *Pour moi, elles sont le complément adéquat de l'acupuncture, elles apportent au niveau cellulaire ce que les aiguilles procurent au corps tout entier. Elles sont le carburant, et les aiguilles le réglage du moteur.*

A noter. Les Trois Acides, après que l'acupuncture ait permis d'éliminer les blocages physiques de l'organisme, agissent en remettant en marche les défenses immunitaires de celui-ci. Cette méthode est surtout employée dans les cancers, mais préconisée aussi dans la plupart des défaillances de l'organisme.

PIERRE TUBÉRY

Docteur en médecine, né en 1929 à Villespy (Aude). Ne revenons pas sur l'historique de sa création de produits à base de plantes africaines, dont les péripéties ont été évoquées par ailleurs.

Les plantes dont il a étudié les propriétés de certaines des substances qu'elles contiennent sont :

— Securidaca Longepedonculata (S.L.)

— Lasiosiphon Kraussianus (L.K.) dont le nouveau nom botanique international est : Gnidia Kraussiana.

— Desmodium Ascendens.

Les extraits de plantes africaines

Les substances extraites des deux premières plantes ont un impact sur l'immunité. En raison de la complexité de notre système de défense, où toute action entraîne une réaction, on n'utilise plus les termes d' « immunosuppression » (sauf en cas d'action brutale très toxique) ou d' « immunostimulation ». On préfère employer celui d' « immunomodulation » qui s'applique parfaitement ici : ces substances qui ont une cible précise et visent droit au but respectant ainsi le reste de la machine immunitaire.

Exemples :

1) Le S.L. Mg (Sénégénate de magnésium), obtenu à partir du Securidaca, est spécifiquement inhibiteur de la transformation blastique des lymphocytes : cela signifie qu'il leur interdit le rajeunissement précédant obligatoirement leur multiplication et leur augmentation d'agressivité. Cette propriété est précieuse dans les maladies auto-immunes : sous l'effet d'une stimulation malencontreuse, certains lymphocytes s'équipent pour attaquer tel ou tel de nos organes. Le S.L. Mg va les désarmer et, petit à petit, les mettre en sommeil, transitoirement ou définitivement. Les autres cellules de la défense : polynucléaires, macrophages, ne sont pas touchées et continuent leur travail.

Cette propriété de « sédatif de la division cellulaire » est utilisable dans certains cancers bien différenciés, à évolution lente, comme certaines formes (chez les personnes âgées) de maladie de Kahler ou du cancer de la prostate.

2) Le Primeverosyl-Genkwanine : cette molécule avait été trouvée dans le Gnidia Kraussiana, mais sa purification y était très difficile. En 1987, Mlle Ragot, pharmacienne du Centre de Recherches Phytothérapiques*, l'a extraite, dans une forme presque pure, d'une plante méditerranéenne : le Daphné Gnidium, de la même famille. Ce D.P.G. (Daphné-Primeverosyl-Genkwanine) a remplacé les autres préparations moins purifiées, et présente des propriétés surprenantes :

— A faible dose, il intervient aussi dans les maladies auto-immunes (en particulier les poussées de sclérose en plaques).

— A forte dose, il est utile dans de nombreux cas de leucémie aiguë et dans certains cancers.

Phénomène étonnant : lorsqu'il agit dans une leucémie aiguë (lymphoblastique ou myéloblastique), on assiste à la diminution ou parfois à la disparition des cellules leucémiques (blastes) sans lésion importante des cellules normales : globules blancs, rouges, plaquettes.

Cette « spécificité » permet de l'utiliser en même temps que la chimiothérapie. Et, si celle-ci est inopérante ou impossible, on peut l'utiliser seul ou en association avec des antileucémiques peu aplasiants : Asparaginase à faibles doses par exemple. On peut ainsi faire monter d'un cran de plus le pourcentage des guérisons.

Ce D.P.G. est aussi précieux dans certaines formes de cancers : maladie de Kahler dans ses formes agressives, cancer du rein, du pancréas, de la vessie, et mélanomes. Peu ou pas d'action sur les autres variétés de cancers.

On peut noter que ce champ d'action correspond exactement à celui de l'interféron alpha, avec lequel, d'ailleurs, le D.P.G. peut être associé pour renforcement mutuel de leur action (des mélanomes, par eux, qui n'obéiraient ni à l'un ni à l'autre, obéissent à l'association des deux).

Cette intervention dans le champ des interférons ouvrira certainement de nouvelles voies dans le traitement des cancers et leucémies.

3) Le L.K.D. (Lasiosiphon Kraussianus Dialysé) permet de restaurer un taux trop bas de gammaglobulines : d'où son grand intérêt dans les infections à répétition de l'enfance, ou dans les infections de l'adulte liées à un déficit immunitaire.

Un mot, enfin, sur Desmodium Ascendens : en simple décoction, cette plante équatoriale a une remarquable efficacité sur la phase aiguë des hépatites virales. Elle protège le foie contre les agressions

---

* C.R.P. : le laboratoire qui étudie et traite ces plantes, à Castanet-Tolosan (31).

toxiques : d'où son intérêt, aussi, dans la prévention des effets secondaires de la chimiothérapie.

Afin de réaliser cette recherche et de préparer les médicaments en question, le Dr Tubéry avait créé la « Coopérative de Recherche Thérapeutique ». Mais, à la suite des tracasseries judiciaires survenues en 1980/1981, des malades se sont regroupés en une « Fondation Solidarité », afin de pouvoir continuer à disposer de ces traitements, et de les diffuser à ceux qui en ont besoin. La production est assurée par le Centre de Recherches Phytothérapiques dans lequel la Fondation Solidarité* est actionnaire. Une certaine forme d' « autogestion » de la pharmacie?

Pierre Tubéry, par ailleurs, a été, jusqu'en 1991, président du G.R.E.T.A.C.** qui a pour but de permettre aux médecins qui en sont membres de comparer et d'échanger les résultats obtenus par les uns et les autres en différentes thérapeutiques et donc d'avancer leurs connaissances en matière de médecines nouvelles.

Très soucieux de sortir de l'ornière, où elles végètent, les médecines dites parallèles (qu'il appelle plus volontiers les médecines minoritaires), il a clairement exposé ses idées au colloque sur l' « Expérimentation des Médecines Alternatives » qui a eu lieu à la Faculté de Médecine de Bobigny, le 26 janvier 1985, en ces termes :

Document 58

Qui doit assumer la responsabilité de la mise en chantier d'un médicament?

A mon avis, le problème des Médecines parallèles n'est que la goutte d'eau qui fait déborder le vase. Le vase plein des aberrations du système qui préside au progrès thérapeutique.

Notre colloque parle de l'expérimentation des médecines parallèles, c'est-à-dire du stade où, avec, souvent, un complément de toxico-pharmacologie, une technique déjà expérimentée de façon plus ou moins illégale par le promoteur peut affronter l'épreuve de vérité des essais cliniques. Mais en pensant à tous les chercheurs dits « officiels », du C.N.R.S., I.N.S.E.R.M. et autres institutions, qui n'ont pas réussi à promouvoir les thérapeutiques souvent très valables qu'ils ont élaborées, je pose la question fondamentale suivante :

Qui, et selon quels critères, a la possibilité de mettre en chantier un nouveau médicament?

Question corollaire : Qui devrait avoir cette possibilité?

J'entends par mise en chantier : les expertises chimiques, toxicologiques et cliniques qui suivent la découverte d'une action pharmacologique originale et

---

* Devenue par obligation légale « Association Solidarité pour le soutien aux malades ».

** Groupe de Recherche et d'Etudes Thérapeutiques Alternatives et Complémentaires.

probablement féconde. La réponse est claire : ce sont les instances dirigeantes de l'industrie pharmaceutique.

Et selon quels critères? Au premier plan, la rentabilité. C'est une simple constatation, dépourvue de toute considération morale. Il n'est en effet pas question de jeter la pierre à ces instances dirigeantes quand on sait que cette mise en chantier va mobiliser plusieurs milliards de centimes, et que tout établissement pharmaceutique, fut-il nationalisé, est soumis à la loi de la rentabilité (malgré le vœu qu'avait exprimé M. Ralite, en 1981).

Certes, nous avons entendu fréquemment, dans la bouche de gens qui se disent scientifiques, l'affirmation suivante : « Un bon médicament est obligatoirement rentable. » Cette affirmation n'est que le postulat de l'économie qui se fait appeler libérale.

L'application de ce postulat aboutit à la situation actuelle : pour que la médecine soit rentable, il faut beaucoup de consultations; pour que la pharmacie soit rentable, il faut vendre beaucoup de médicaments; pour que les cliniques et hôpitaux soient rentables, il faut qu'ils soient pleins; pour que l'industrie pharmaceutique soit rentable, il faut qu'elle fasse consommer le plus possible de médicaments, selon les impératives courbes de la croissance économique.

Ce serait à ce prix que les Français auraient la meilleure santé possible.

Donc, système aberrant, qui ne peut que stériliser les meilleures initiatives, d'où qu'elles viennent, *même des P.-D.G. de la grande industrie pharmaceutique, eux-mêmes victimes du système.*

Que proposer?

Nous avons à combattre un mal national *(puisque nous avons à réfléchir à notre échelle hexagonale) : le cancer et autres maladies graves.*

Les finances sont nationales : *la Sécurité sociale, et la quête sur la voie publique.*

Les décisions sont privées : *Eh bien,* Non! *Les décisions doivent être nationales.*

Un pouvoir aussi lourd de conséquences doit appartenir à la collectivité. Les instances nationales de décision ne manquent pas sur le papier.

— La Sécurité sociale, selon les textes de 1946, avait le droit d'étudier, de fabriquer et de promouvoir de nouveaux médicaments.

— L'I.N.S.E.R.M. s'est vu attribuer une plus modeste part : orienter la politique du médicament.

— Le Conseil National supérieur du Médicament, créé en juin 1982, avait la même tâche. Il avait aussi l'avantage d'être composé en partie par des gens ne faisant pas partie du corps sanitaire. Il s'est réuni... deux fois, depuis sa fondation.

— Quant à la Concertation nationale sur le Cancer, sa grand messe du 21 janvier 1983, au palais de l'U.N.E.S.C.O., a été une messe d'enterrement.

Nous sommes devant une vaste affaire de recel : le savoir *est jalousement gardé par le corps médico-pharmaceutique, à chaque échelon. L'*avoir *(les fonds publics) est mis dans la caisse commune dont quelques privilégiés détiennent les clefs.*

L'Union sacrée des receleurs du savoir et de l'avoir doit compléter sa gamme avec les receleurs du pouvoir *: le jeu des influences saura bien influencer les instances dirigeantes, même élues sur des programmes de participation du public aux grandes décisions concernant la santé.*

Nous nous heurtons, et nous heurterons toujours à cette union sacrée des receleurs du savoir, de l'avoir et du pouvoir.

On en vient donc à la nécessité de créer une institution démocratique avec pouvoir de décision pour la mise en chantier de nouveaux médicaments.

Cette instance peut osciller entre deux pôles :

A) Une instance officielle, dépendant du ministère de la Santé, comme, par exemple, le Conseil National supérieur du Médicament. Mais avec des modifications capitales :

- Pouvoir de décision et non de consultation.

- Possibilité d'étudier des dossiers présentés par des chercheurs du secteur public ou privé.

- Réunions régulières, ou convoquées sur l'initiative d'un ou plusieurs membres, selon statuts à étudier.

- Participation réelle des usagers de la santé, par l'intermédiaire de leurs associations plutôt que par les syndicats. Ces derniers sont, certes, représentatifs, mais leur implication dans les problèmes de santé n'est pas toujours évidente.

Cette solution « idéale » serait malheureusement suspendue au bon vouloir du pouvoir politique, qui pourrait le rayer d'un trait de plume.

B) La création d'une société indépendante du pouvoir pourrait disposer des capitaux nécessaires.

On peut suggérer une participation coopérative par actions : le statut coopératif qui impose une voix par tête et non une voix par action, préserverait le caractère démocratique de l'institution. Aux juristes d'élaborer une forme qui laisse le pouvoir réel *aux usagers et qui assure la transparence totale des opérations financières.*

Nous n'en sommes de toute façon qu'aux principes généraux, et le temps manque pour entrer dans les détails. Mais les « signes des temps » ne trompent pas : l'évolution des esprits a fait son chemin.

On peut déjà plagier le pamphlet de Sieyes concernant le Tiers Etat en 1789 :
Que sont les malades dans les problèmes de santé ? — Tout.
Qu'ont-ils été jusqu'ici ? — Rien.
Que demandent-ils ? — Devenir quelque chose.

A noter. Ces Extraits de plantes africaines, selon les médecins qui les prescrivent, peuvent donner des résultats très positifs dans les leucémies, cancers, sclérose en plaques, hépatites, déficits immunitaires, maladies auto-immunes, etc.

ROGER BOCQUET

Docteur vétérinaire, né à Paris, en 1924, sorti de l'Ecole vétérinaire d'Alfort, en 1947 (Thèse de Doctorat en 1949). Passionné de biologie, il reprend des études de cancérologie en 1969 à Villejuif, et y obtient les certificats de cancérologie expérimentale, génétique médicale, cytologie générale.

Après un stage (1974-1976) au laboratoire du Dr Barski à Gustave Roussy, à Villejuif, en hybridation cellulaire, il obtient sa Maîtrise, en 1978, et en 1979, après avoir obtenu son Attestation d'Etudes Approfondies sur l'immunologie du cancer et des transplantations, son Diplôme d'Etudes et de Recherche en biologie humaine décerné par les Prs Mathé, Jasmin, Schwarzenberg et Pompidou.

Ensuite, il poursuit seul, et de ses propres deniers, ses recherches personnelles axées sur la membrane cellulaire, dans un laboratoire privé.

Biologiste fondamentaliste, il découvre, en février 1981, que la cellule cancéreuse, si on l'y aide de façon convenable, peut redevenir normale.

Il dépose sa demande de brevet en janvier 1982 et obtient successivement ses brevets en Afrique du Sud (1983), France (1984), Canada (1985), Israël (1986), Europe (1987), U.S.A. (1987). Ce qui a prouvé l'antériorité de la découverte puisqu'il a été vérifié par les organismes d'examen de La Haye qu'effectivement personne n'avait obtenu la « réversion définitive » d'une cellule cancéreuse.

Membre de la S.I.R.E.S., il a publié dans les « Cahiers », nº 11 et 19 d'importants articles dans lesquels il explique en détail le principe de sa découverte : la réversion tumorale. Avec, à l'appui, photographies cellulaires, prouvant le résultat acquis in vitro, et exposé de cas obtenus en médecine vétérinaire et humaine, après application de sa « composition revertante ».

Comme il arrive souvent, un fait personnel a été à l'origine de ses recherches : voir mourir ses parents et ses beaux-parents du cancer l'avait fortement marqué.

Qu'est-ce que la réversion tumorale?

Le Dr Bocquet la définit lui-même ainsi :

— C'est la renormalisation des cellules cancéreuses.

— C'est le retour à l'inhibition de contact* par action sur l'A.D.N.

---

* L'inhibition de contact est l'arrêt automatique de la multiplication cellulaire dès que le tapis formé par les cellules se heurte à un obstacle.

— C'est un processus biologique permettant de reconvertir les cellules cancéreuses en cellules socialement admissibles par la communauté dont elles sont issues.
— C'est la perte du caractère anarchique et le recouvrement d'un état de vie quiescent permanent et héréditaire.
— C'est la perte de la malignité.

Le fait que les membranes des cellules modifiées par la cancérisation, soient épaissies au point d'avoir des difficultés de communication avec le milieu extérieur lui fait penser qu'il faut d'abord trouver le moyen, pour pouvoir agir sur elles de les pénétrer sans, pour autant, les tuer. Ses travaux vont l'amener à mettre au point ce qu'il appelle un « outil biologique », composé de plusieurs produits qui œuvrent en synergie, lequel n'agit que sur les cellules cancéreuses et pas sur celles qui sont saines.

Lorsqu'on lui pose la question : « S'agit-il d'un médicament? », le Dr Bocquet répond :

« Il s'agit d'un " outil biologique " qui détermine un effet très précis dans l'organisme, matérialisé par la stabilisation des tumeurs qui autrefois étaient évolutives.

Parfois, la tumeur s'enkyste, plus souvent, chez les chiens en particulier, la tumeur se nécrose, s'abcède et s'écoule à l'extérieur.

Dans tous les cas, le tissu cancéreux s'individualise du tissu environnant, duquel il procède, et cela permet des opérations chirurgicales dans des conditions bien supérieures, et des suites opératoires bien supérieures aussi. Une précaution essentielle doit néanmoins être connue : la composition revertante est absolument incompatible avec la chimiothérapie dont elle renforce les effets nuisibles. La cortisone, elle, est fortement déconseillée, car elle renforce ses effets secondaires de nuisance sur les lymphocytes.

Bien que n'étant pas un médicament, le produit a été étudié pour sa toxicité aiguë et chronique (résultat : sa toxicité est nulle), pour sa stabilité. Son analyse biochimique, sa bibliographie pharmacologique ont été faites. Un très grand pas a été fait pour la constitution d'un dossier d'A.M.M., mais il ne m'est plus possible d'aller au-delà pour des raisons très faciles à comprendre.

Pour un médicament anti-cancéreux, il faut compléter le dossier par une expérimentation clinique, qui demande de 7 à 12 ans, et plus du milliard de centimes sans que, pour cela, on soit assuré de l'obtention de l'autorisation de mise sur le marché. Or vous savez qu'en France, en particulier, le chercheur n'est pas aidé, sauf s'il fait partie des deux grands organismes que sont l'I.N.S.E.R.M. et le C.N.R.S.

C'est donc avec mes deniers personnels que j'ai tout réalisé, aussi bien les études du 3e cycle de Cancérologie expérimentale à Villejuif, que toutes les expérimentations. « Je me suis offert » mon dossier de Toxicologie et de Pharmacologie sans aucun apport extérieur.

C'est pourquoi, aujourd'hui, je parle. Une découverte a été faite au niveau fondamental, je vous l'expose. Je suis allé aussi loin qu'un chercheur isolé pouvait aller. Maintenant, je ne peux rien faire d'autre que d'informer. Ces paroles, je les ai pesées avec toute la rigueur que l'on peut trouver chez un chercheur scientifique qui les a pensées au cours de 8 années de travail. Je ne suis pas porteur de faux espoir. L'espoir réel est là, à disposition. Du jour au lendemain, on peut soigner avec un produit non toxique. Je ne peux offrir plus.

Vous allez m'objecter que je n'ai pas parlé de l'Homme, celui qui nous intéresse au plus haut point, et de l'espoir que l'on peut mettre, pour lui, dans ce nouveau procédé.

C'est bien là le point le plus délicat. Il n'est pas dans mes intentions d'épiloguer, de polémiquer, ni de proposer des espoirs que je ne pourrais tenir. Je ne peux que raisonner par analogie, puisque, vétérinaire, je n'ai pas le droit, malgré un Diplôme d'Etudes et de Recherche en Biologie Humaine, de faire des observations sur l'homme.

Il m'est néanmoins possible d'énoncer ceci : l'homme est un animal dégénéré en ce sens que les animaux lui sont nettement supérieurs quant à la qualité de leurs défenses immunitaires. Vous n'êtes certainement pas inquiet de voir un chien boire dans le ruisseau, alors qu'il ne vous viendrait pas à l'idée d'en faire autant. En conséquence, il faudra donc s'occuper de stimuler ces défenses insuffisantes.

L'homme est un animal hyperstressé, par la vie courante, au sein d'une Société où il subit un environnement mental contre lequel il ne peut se défendre. Dans cette conjoncture, il assume très mal un stress hautement préjudiciable qui, de surcroît, lui détruit l'efficacité de ses défenses immunitaires, puisqu'il a été prouvé scientifiquement qu'il y a relation entre la pensée, la production d'adrénaline, et surtout celle de cortisol.

Bien souvent, c'est lorsqu'un malade a été soigné par la médecine classique à fortes doses de chimiothérapie ou de radiothérapie, qu'il est abandonné, et que la médecine, s'avouant vaincue, baisse les bras. Comment, dans ces conditions, considérant déjà que les organismes sont inégaux devant la vie, en fonction de leurs défenses immunitaires, obtenir des résultats sur des organismes encore plus déprimés, et déjà à moitié détruits?

Le même produit donnera des résultats différents en fonction du terrain sur lequel on l'applique. Néanmoins, ces restrictions étant faites, la médecine humaine étant dotée actuellement de moyens extraordinaires de diagnostic, mais aussi de suivi du traitement et de son évolution pour, au besoin, le compléter, il est permis d'apporter un espoir certain à des individus qui pourraient être traités sans effets secondaires insupportables.

Aucune toxicité, des effets secondaires bienfaisants, une revitalisation nette, une facilité de traitement par injections sous-cutanées, une possibilité d'interrompre et de reprendre le traitement à tout moment, du fait que ce qui est acquis reste acquis, les cellules réversées ne se recancérisant pas à nouveau, voilà ce qu'aujourd'hui je suis en droit de vous proposer, avec toute la rigueur qu'un sujet touchant à l'éthique exige de ma part. »

Ce manifeste, signé du Dr Bocquet, est daté du 11 février 1989. Le jour où, sous ses yeux, le microscope objectiva le succès de son « outil » sur la réversion tumorale, était le 21 février 1981.

Où en sont les choses aujourd'hui ?

Le médecin vétérinaire continue ses expériences en culture cellulaire « in vitro», et informe — faute de pouvoir aller plus loin, face au blocage administratif et financier auquel il se heurte.

A noter. La Réversion tumorale, telle qu'envisagée par le Dr Bocquet, est bloquée, en ce qui concerne la suite des investigations la concernant, par le manque de possibilités permettant de continuer les recherches.

GASTON NAESSENS

Chercheur français, né à Roubaix, en 1924, Gaston Naessens, pour continuer ses travaux, a dû s'expatrier. Nous ne reviendrons pas sur ses affrontements avec la justice, évoqués précédemment. Comme nous l'avons vu, il est le créateur d'un microscope aux possibilités exceptionnelles, et d'un produit anti-cancer, le 714-X, au sujet duquel j'ai sous les yeux un document dans lequel l'inventeur donne les précisions suivantes.

Du 714-X au Somatoscope

Document 59

714-X (Camphoriminium Cl) injectable, inhibiteur du Facteur Cocancérigène K.

La présente invention a pour objet une solution aqueuse d'un sel d'acide de la camphorimine, à savoir le chlorure de camphoriminium, de formule... ainsi qu'un procédé de préparation de cette solution.

La camphorimine est un produit connu. Plusieurs sels de celle-ci sont également connus, tels que, par exemple, le cyanure ou le nitrate de camphoriminium mentionnés dans le Chemical Abstracts, Volume 21, à la page 1808.

A la suite de différents travaux de recherche effectués sur la camphorimine et ses dérivés, il a été découvert que la solution de chlorure de camphoriminium selon l'invention est douée d'une remarquable propriété pharmacologique puisqu'elle empêche la formation d'une substance désignée sous le nom de « facteur cocancérigène K », qui est sécrétée par les cellules néoplasiques et est responsable de la passivité du système immunitaire chez les cancéreux. Cette substance met, en effet, les leucocytes et autres éléments phagocytaires de l'organisme en état de chimiotactisme négatif, c'est-à-dire en état de paralysie.

La solution aqueuse selon l'invention permet de supprimer la sécrétion de cette substance, ce qui permet alors au système immunitaire de considérer toute forme néoplasique comme corps étranger à détruire. Cette solution s'avère donc du plus grand intérêt pour le traitement du cancer puisqu'elle ramène la caryocinèse (mitose) à son état premier et stabilise le système de contrôle qui maintient habituellement l'harmonie cellulaire.

...

La solution aqueuse de chlorure de camphoriminium obtenue selon le mode de réalisation préféré de l'invention peut être utilisé directement comme médicament, par voie intraveineuse, ou, de préférence, par voie intra-lymphatique, puisque cette dernière voie est la voie d'élection des propagations précoces dans les affections cancéreuses.

Cette solution peut se présenter sous toutes les formes pharmaceutiques couramment utilisées pour les préparations injectables, telles, par exemple, des ampoules auxquelles peuvent être introduits des excipients habituellement employés tels que des véhicules aqueux ou non, des glycols, divers agents mouillants, dispersants ou émulsifiants et des conservateurs.

Ce document est issu de la demande de brevet du 714-X, en date du 20 juin 1978 — brevet accordé le 26 février 1980, sous le n° 305-855, au Canada.

Cette introduction est suivie de détails précis sur la conduite des traitements, la voie orale, intramusculaire et sous-cutanée étant à proscrire. Il y est fait état d'essais de stérilité — tous les tubes sont restés stériles; de toxicité — absence de toxicité; d'essais thérapeutiques : l'activité thérapeutique du produit a été observée pendant près de trois ans sur 26 chats et 20 chiens cancéreux atteints en particulier de lymphosarcomes et adénocarcinomes. L'activité thérapeutique du produit a pu être observée, est-il dit, dans tous les cas, dès le deuxième jour du traitement. Celle-ci s'est manifestée par une régression des masses tumorales ou ganglionnaires, par une reprise des fonctions vitales et un retour à un état général satisfaisant entre huit et quinze jours.

Lors de la tentative d'introduction, en France, de cette thérapeutique, en 1983, j'ai été amenée à être en contact avec un certain nombre de malades obtenant des résultats nettement positifs : quelques-uns m'ont fait part de leur désespoir quand leur traitement fut, brusquement, interrompu.

Le 714-X a, depuis 1989, été officiellement autorisé, au Québec. Il est utilisé dans le monde entier par le corps médical (une prescription est requise pour son obtention), et est distribué par le « Centre d'Orthobiologie somatidienne »* : plus de 450 médecins l'utilisent d'une manière régulière.

Par ailleurs, Gaston Naessens est également le créateur du « Somatoscope Naessens », cet étonnant microscope qui lui permet de voir ces miriades de poussières de « somatides » qu'aucun autre ne permet de discerner dans le sang. Voici les détails techniques qu'il donne à ce sujet.

Document 60

Le principe sous-jacent de cet appareil réside dans l'augmentation de la fréquence lumineuse.

Deux sources lumineuses : l'une incandescente de 3300 A., l'autre ultra-violette de 1850 A. entrent en battement pour produire une troisième longueur d'onde.

---

* Adresse en annexe.

Cette onde passe à travers un filtre monochromatique qui produit une raie.

Cette raie est soumise à un champ magnétique (effet Zeeman) qui la divise en raies parallèles.

Une de ces raies est traitée par une cellule de Kerr qui en augmente la fréquence. La modulation d'une lumière visible à des fréquences de 250 à 1 200 Meg. Hz, produit une fréquence fondamentale de l'ordre de 250 à 1 200 Meg. Hz, mais aussi des harmoniques à fréquences plus élevées.

Par un procédé non encore protégé, nous avons pu utiliser les caractéristiques tout à fait particulières quant au comportement et à la pénétration du faisceau qui en résulte. C'est cette onde lumineuse, invisible à l'oeil nu, qui analyse l'échantillon à étudier.

A noter. 714 X : les médecins prescripteurs signalent des résultats très intéressants dans les cancers.

Le Somatoscope permet de suivre ces résultats, au cabinet du médecin, à partir d'une goutte de sang prélevée au bout d'un doigt.

JEAN THOMAS

Médecin français qui, en 1931, enseigne la bactériologie et l'histologie pathologique à l'Université de Carthagène, en Colombie, le Pr Jean Thomas décide d'étendre ses travaux à l'étude de procédés qui lui permettraient de renforcer l'immunité naturelle de ses patients.

Tout être vivant, s'il est en bon état physique, est doté d'un système immunitaire qui lui permet, naturellement, de neutraliser tout agent bactérien ou autre qui lui est étranger et s'attaque à ses forces vives. C'est ce système qui, s'il est déficient, cède devant l'agresseur qui va terrasser, alors, ce qu'il lui reste de défenses. Cette immunité est fonction de l'action des globules blancs de notre sang, de ces « anticorps » dont la force d'intervention, le nombre, la qualité, la durée, va décider de la victoire : cela, nous le savons.

Au cours de ses travaux, le Pr Jean Thomas est amené à constater que chacun des « tissus » ou organes — foie, utérus, bronches, os, intestins, etc. —, d'un être humain, lorsqu'il est injecté à un animal, suscite la formation d'anticorps spécifiques, et il s'est rendu compte qu'en mettant au point, selon sa méthode, de tels anticorps ou « sérums », on pouvait obtenir un effet protecteur, rééquilibrateur, vis-à-vis des tissus ou organes correspondants, lesquels, s'ils étaient malades, se guérissaient d'eux-mêmes, du seul fait de la stimulation de leurs capacités de réactions tissulaires.

Il s'agit donc de produits ayant trait aussi bien à la prévention qu'à la guérison, et qui s'adressent, en particulier, aux maladies dégénératives (arthrosiques, vasculaires, etc.); infectieuses chroniques (cystites, rhino-pharyngites à répétition); inflammatoires (polyarthrites rhumatoïdes, maladies de systèmes qui nécessitent de longs traitements adjuvants et au cours desquelles on va, grâce aux anticorps tissulaires administrés, arriver à restaurer le terrain); mais qui, également, ont un rôle à jouer dans la maladie cancéreuse.

Après avoir, dans un premier temps, mis au point la thérapeutique en France, le Pr Thomas a été amené à s'expatrier, à nouveau, et à créer, en Suisse, un laboratoire de « sérocytologie », à Lausanne.

Les Sérocytols : une gamme de 80 anticorps spécifiques

Le Dr Jacques Janet précise* : « A l'opposé des vaccinations, la sérothérapie agit d'une manière directe, même si les capacités de réaction immunitaire du malade n'existent plus. Aucune contre-indication ne vient en limiter l'emploi. Pratiquement, elle n'existe actuellement que sous la forme des Sérocytols de Thomas. Elle devrait occuper dans l'arsenal thérapeutique anti-cancéreux une place très importante, mais la prescription en est limitée par les difficultés d'approvisionnement.

Par une série d'expériences effectuées sur le lapin, J. Thomas a pu démontrer la réalité du passage des anticorps à travers la muqueuse rectale ce qui autorise l'administration des Sérocytols en suppositoires. L'action des anticorps tissulaires est susceptible d'agir directement sur la tumeur et de provoquer la lyse** brutale des tissus néoplasiques. C'est pourquoi nous évitons de prescrire, en début de traitement, le Sérocytol homologue du tissu cancérisé, comme, par exemple « Glande Mammaire » pour un cancer du sein. Cette prescription, faite d'emblée et surtout en présence d'une cancérométrie révélant une forte évolutivité, risque d'entraîner un blocage des organes d'élimination. »

Et le Dr Janet donne en détails les conseils de prescription que sa longue expérience lui a dictés en la matière.

Il existe, en Suisse, 80 anticorps tissulaires spécifiques, dont le principe de réalisation est le suivant.

On injecte à un cheval des extraits d'un organe d'embryon d'un autre animal (de porc notamment, cet animal étant le plus proche de l'humain au point de vue constitution tissulaire). Il s'agit soit d'organes complets, comme le foie, le cœur, soit de tissus qui pourront, par exemple, être prélevés au niveau de l'œsophage, de la muqueuse de la vessie, etc.

Ce cheval fabrique des anticorps dirigés contre les divers constituants protidiques de cet organe : les anticorps antitissulaires. On prend le sérum du cheval et on le conditionne soit en ampoules injectables, soit en suppositoires, qui est la forme privilégiée. Qu'elles soient utilisées sous l'une ou l'autre forme, ces préparations apportent à l'organe malade une régulation de sa fonction qui lui permettra de chasser celles de ses cellules qui sont atteintes par la maladie.

Les A.M.M. de ces produits ont été obtenues en Suisse, en Angleterre, en Autriche, où on les trouve partout en pharmacie. En Belgique, Italie, Allemagne, et, en fait, dans les pays de la C.E.E.

* In *Le traitement des cancers par la méthode Vernes, op. cit.*, p. 66.
** Dissolution, élimination de la tumeur par les voies naturelles.

on peut les commander en pharmacie sans problème. Seule exception : la France, où, pourtant, de nombreux médecins les prescrivent.

En avril 1979, la revue *50 millions de consommateurs*, dans son numéro 100, publie un dossier qui, sous le titre : « Médicament anti-cancer : les Escrocs du Sérocytol » se veut accablant pour le produit incriminé. Dans le numéro 101, le magazine récidive sous le titre : « Le scandale du Sérocytol : de nouvelles preuves, des témoignages ».

En fait, cette campagne de diffamation, qui sera reprise par une partie de la presse, a pour point de départ une information erronée. Car « le » Sérocytol, ce médicament qui, dit la revue, soigne aussi bien « les accidents cardiaques, que les hémorroïdes, l'acné, la cellulite, la grippe, les crampes, que le cancer », cela n'existe pas. Ce qui existe, ce sont « les » Sérocytols, comme nous l'avons vu, avec leur gamme de sérums tissulaires adaptés aux divers organes.

Bien entendu, la firme Suisse a attaqué en diffamation le magazine et a gagné son procès.

A noter. Les Sérocytols, de par l'importance de leur nombre, répondent à une grande diversité de pathologies. Les médecins qui les prescrivent signalent les très intéressants résultats obtenus dans : cancers, sida, maladies neuro-glandulaires, remontée des déficits immunitaires, drainage des émonctoires, etc.

CHISATO MARUYAMA

Ancien président de la Nippon Medical School, le Pr Maruyama est, au Japon, le directeur de « l'Institut de Recherches sur la vaccinothérapie contre les tumeurs et les maladies contagieuses » de l'Université Nippon Ika Daïgaku.

Le premier à m'avoir parlé des résultats favorables qu'il avait obtenus avec le « vaccin de Maruyama » est le Dr Philippe Lagarde.

Un vaccin qui vient du Japon

La correspondante japonaise de *Vogue* a bien voulu, alors, organiser une interview avec le Professeur-cancérologue : elle a été réalisée à Tokyo par Terouko Akiyama*. Voici l'essentiel de ce que lui a dit le créateur du produit :

« La base de la technique est une thérapeutique conçue à partir de l'utilisation du bacille de Koch, qui est l'agent infectieux de la tuberculose. Le début de mes travaux remonte à 1944, en pleine deuxième guerre mondiale. La dermatologie était ma spécialité, et je peux vous dire que la tuberculose de la peau est quelque chose de bien plus difficile à traiter que la tuberculose pulmonaire.

A cette époque, j'étais jeune et plein d'enthousiasme. J'ai voulu étendre mes recherches à la tuberculose pulmonaire, et, après avoir mis au point un vaccin, j'ai voulu expérimenter celui-ci sur les lépreux. Je me suis donc rendu à la léproserie de Higashimurayama, car lèpre et tuberculose sont des maladies extrêmement proches, et, au microscope, à première vue, il est très difficile de distinguer l'un de l'autre leur agent causal.

La lèpre était alors une maladie qui effrayait. Et, même parmi les étudiants en médecine, il était pratiquement impossible de trouver un assistant pour entreprendre ces recherches. Ce qui est compréhensible, puisqu'il s'agit d'une maladie contagieuse. J'étais donc obligé de me rendre seul à la léproserie.

Un jour, au cours de l'un de ces déplacements, il me vint soudain à l'esprit la remarque suivante : il y a environ 1 300 malades à la léproserie; dans tous les autres services hospitaliers, lorsqu'il y a un tel nombre de patients, il se trouve toujours parmi eux des cancéreux.

* Article paru dans le numéro de novembre 1983.

Or, aucun cas de cancer n'existe à la léproserie. C'est cette constatation qui fut à l'origine de mes nouvelles recherches. A proximité, se trouvait un sanatorium où je me suis rendu aussitôt : on n'y comptait aucun cas de cancer. A cet instant, j'ai eu une sorte de révélation... Il devait y avoir une relation entre ces deux constats : sans doute ces deux germes empêchaient-ils la formation de cellules cancéreuses. Bien sûr, ce n'était qu'une simple hypothèse...

Comme il était trop dangereux d'utiliser des bacilles à l'état pur, j'ai donc débuté mes travaux en essayant de fabriquer un vaccin dérivé de ceux-ci.

T.A. Depuis que cette idée capitale germa dans votre esprit, il y a 27 ans, et que, depuis 19 ans, elle fut mise en application en tant que traitement, de nombreux malades viennent vous témoigner leur reconnaissance, telle cette personne, condamnée à la suite d'un cancer de l'estomac et qui, alors qu'elle était déjà en phase terminale, a été sauvée par votre vaccin. Il paraît qu'actuellement vous délivrez 600 à 700 doses par jour?

— Le nombre officiellement enregistré des patients traités par cette technique s'élève aujourd'hui à 180 000.

— *Vous préconisez le traitement, essentiellement par le vaccin, sans y adjoindre aucune autre thérapeutique?*

— Exactement. Je ne souhaite pas, en effet, l'adjonction d'un autre traitement, et demande aux patients de suivre exclusivement ma technique vaccinale car, à la longue, elle mène à la guérison.

— *Faut-il continuer le traitement après la guérison?*

— Non, cela n'est pas nécessaire. Personnellement, je dis qu'il est inutile de prolonger celui-ci au-delà de cinq ans. Mais ce sont les patients qui, tellement heureux d'avoir été guéris, ne veulent plus l'interrompre.

— *Comment expliquez-vous, aujourd'hui, le mécanisme de cet extraordinaire résultat?*

— Je suis arrivé à ce résultat au prix d'énormes difficultés; par ailleurs, j'ai eu aussi beaucoup de chance. De nombreux et éminents professeurs m'ont apporté leur concours. L'un d'entre eux, M. N. Ishida, Professeur de microbiologie, récemment nommé Recteur de l'Université de Tohoku, a fait une communication sur l'un des aspects de mes recherches que je n'avais pas remarqué : lorsqu'on inocule mon vaccin à un malade, il se produit de l'interféron dans l'organisme. Cet interféron empêcherait la prolifération virale. Certains savants prétendent que le cancer est causé par un virus. Il devient donc plus aisé ainsi d'expliquer la pharmacodynamique du produit d'après la théorie de l'interféron. Mais, en ce qui me concerne, je ne pense pas qu'il se limite seulement à cet effet.

M. T. Kimoto, Professeur de pathologie à l'Université Kawasaki Ika Daigaku à Kyrashiki, s'est vivement intéressé à mon vaccin et fit à son sujet des études remarquables. Lorsqu'on observe au microscope un cancer, on voit le collagène, une fibre, entourer la cellule cancéreuse. L'inoculation de mon produit provoque une augmentation rapide du collagène qui pénètre dans le groupe des cellules cancéreuses. C'est très intéressant à observer. Bientôt, les cellules cancéreuses se trouvent complètement « ficelées » par ces fibres, et finissent par être anéanties. C'est un phénomène cellulaire facile à comprendre, même pour un profane. Cette constatation est indiscutable. Mais le mécanisme final demeure encore assez obscur, prétendent certains savants; pourtant, ces travaux l'expliquent clairement.

— *Quel est le mode d'emploi de votre vaccin?*

— Il y a deux sortes de vaccin Maruyama : le « A » et le « B », que l'on administre alternativement par voie sous-cutanée.

— *Le moyen de se le procurer semble être un problème; on ne peut en obtenir n'importe où : il faut, dit-on, s'inscrire directement à l'Institut de Recherches sur la vaccinothérapie de l'Université Nippon Ika Daigaku, à Tokyo, parce que l'Etat n'a pas encore donné son autorisation pour qu'il soit commercialisé. Pourtant, une vaste campagne est menée en faveur de ce vaccin, et déjà 120 000 signatures ont été recueillies, ce qui est un fait de société sans précédent pour un produit pharmaceutique...*

— A l'Assemblée Nationale, je jouis d'un soutien au-delà des partis politiques.

— *A propos de cette affaire, le Pr Shinohara, de l'Université de Tokyo — sommité universitaire —, nous a déclaré que la législation des produits pharmaceutiques est aux mains d'un milieu particulièrement fermé et tout puissant de la société japonaise. Les autorisations sont accordées ou refusées selon le bon vouloir, et au gré, des intérêts d'une petite minorité représentant certains gros capitaux, détenus par d'importantes firmes de produits pharmaceutiques, ou de quelques savants privilégiés, et couverts par le ministère de la Santé publique. Si, par tous les moyens, ils essaient de dénigrer le vaccin de Maruyama, c'est sans doute parce qu'il y a de gros intérêts en jeu. Quand pensez-vous obtenir l'autorisation de mise sur le marché ?*

— Je n'en ai aucune idée.

A noter. Ce Vaccin est spécifiquement prescrit dans certains cancers.

RUDOLF STEINER

Créateur de l'anthroposophie*, Rudolf Steiner (1861-1925) est autrichien. Fils d'un petit fonctionnaire des chemins de fer, dans la bourgade hongroise de Krajevicz, très doué pour les mathématiques, il sera boursier de l'Ecole technique supérieure de Vienne. Un de ses professeurs, Schröer, professeur de littérature, est un spécialiste de Goethe et un remarquable commentateur de *Faust :* il va devenir le « patron » amical qui orientera, peu à peu, les études de Rudolf. C'est alors qu'intervient un de ces hasards non hasardeux qui font les destinées.

Goethe, qui est mort en 1832 n'a pas été seulement le génie littéraire dont on connaît les œuvres. Dans la vie quotidienne, il était régisseur des propriétés du Prince de Weimar, et l'homme passionné de découvertes scientifiques qui transparaît dans *Faust,* appliquait ces mêmes dons aux responsabilités agricoles qu'entraînait son emploi de Directeur des domaines de son maître.

A l'époque où Steiner est étudiant, à Vienne, l'œuvre de Goethe n'a pas encore été intégralement publiée. Sur l'intervention de Schröer, c'est à Rudolf Steiner que va être confié le soin d'en présenter, dans la « Littérature nationale allemande », la partie scientifique.

Goethe avait légué par testament à ses enfants, à charge de les publier, une masse de manuscrits poussiéreux, dont son petit-fils avait fait cadeau à la grande-duchesse de Saxe-Weimar, dont l'ancêtre, Charles-Auguste, avait su attirer à sa Cour l'auteur de *Faust.* Rudolf Steiner, nommé archiviste, habite alors Weimar et s'attelle à la publication des textes scientifiques du fonds testamentaire. Tous les jours, et pendant sept ans, il va traverser le parc dessiné par le poète lui-même (le château a été également construit sur ses plans). Fervent observateur de la nature, dans ses changements de formes, d'aspects, l'auteur de *Faust* s'intéressait aux « progressions sensibles », qui trahissent l'action « suprasensible » de la vie, à laquelle, voulant en restituer l'image, il consacre son attention, sa vocation d'artiste. Steiner s'imprègne ainsi des méthodes de pensée du poète qui vont droit au cœur des choses — or Goethe est l'homme-Protée qui a eu mille idées d'une richesse étourdissante, et qu'il a consignées quotidiennement tout au long de sa vie.

---

* Anthropos = l'homme; Sophia = la science au niveau le plus haut. S. Rihouêt-Coroze a publié aux éditions Triade une très complète *Biographie de Rudolf Steiner : une épopée de l'esprit au XXe siècle.*

L'une de celles-ci concerne l'agriculture, et il sera le concepteur de l'idée selon laquelle existent des forces formatrices spécifiques déterminantes de tout ce qui existe dans l'univers. Ceci amenant Steiner à s'attacher à comprendre ces formes, à en déduire les forces qui les animent : si une tige de blé est verticale, c'est parce que les cellules qui la forment tendent vers cette verticalité, si la vrille de la vigne se tord, à partir du cep, c'est parce que les forces des éléments qui la font croître l'obligent à se développer de la sorte. Ceci, dans la pensée anthroposophique, en fonction des énergies qui animent globalement l'univers. Steiner alors s'intéressa de plus près aux facteurs déterminant ces forces formatrices et nous avons vu qu'il fut l'inspirateur de Pfeiffer auquel il suggéra de réaliser l'étude du sang humain par le moyen des cristallisations sensibles — technique qui s'applique également aux recherches sur les plantes, au travers des cristallisations de leur sève, qui sont spécifiques.

La Viscumthérapie, traitement par le gui

C'est en imaginant le processus en action dans les phénomènes de cancérisation et de formation des tumeurs que Rudolf Steiner conçut, en 1920, la thérapeutique faisant appel au gui, plante parasite, notamment du chêne et du pin. Pour lui, les cellules cancéreuses échappent au contrôle des forces formatrices — ce qui est une aberration. Le gui, lui, pousse sans avoir de contact avec la terre, il fleurit en hiver, il produit sa chlorophylle sans tenir compte des règles habituelles de la photosynthèse — autre aberration. Cette concomitance retint son attention. De là est partie l'étude de l'extrait de gui fermenté, ou Iscador.

« Un travail statistique effectué à la Lukas Klinik d'Arlesheim (Suisse) par le Dr Rita Leroi, et portant sur 547 cas de cancers du sein aux stades 1 et 2 traités en post-opératoire par la viscumthérapie, montre, dans les chiffres de survie après 5 et 10 ans, une différence significative en faveur du gui par rapport aux traitements classiques » indique le Dr Jacques Janet*.

La préparation de l'Iscador se fait en plusieurs étapes : récolte du gui en été et en hiver; préparation des plantes fraîches; fermentation, puis extraction du jus; entreposage du jus du Viscum pendant plusieurs mois; mélange des jus; dilution, filtrage stérile et mise en ampoules. Les injections se font sous-cutanées, en particulier dans l'abdomen.

---

* In *La pratique de la cancérométrie,* éditions Bionat, p. 47.

Le traitement s'accompagne de thérapies de complément, tels les exercices d'eurythmie*, le massage rythmique, et autres techniques physiques ; le patient est invité à pratiquer la peinture et le modelage, chaque thérapie étant planifiée individuellement en fonction du cas et de la personnalité du malade.

« A la Lukas Klinik, le docteur, le vôtre », me dit Mme V.**, dont nous avons parlé précédemment, « vient chaque jour deux fois. Il est très disponible, écoute, parle et répond. Deux ou trois infirmières se relaient, et si vous y ajoutez les thérapeutes qui vous prennent en charge, vous avez un soutien psychologique constant, quasi 10 heures par jour. Pour ma part, j'ai fait de la peinture, du modelage, de l'eurythmie curative et une thérapie basée sur les couleurs. D'autres font de l'expression orale — il paraît que je n'en avais pas besoin ! »

Dès son admission, le patient passe sur place tous les examens habituels, bilan biologique, gynécologique, foie, pancréas, etc. Ces examens ont lieu 3 fois, puis 2 fois par semaine, pour modifier le traitement s'il y a lieu. Il est attaché une grande importance à la température qui est prise à heures fixes trois fois par jour (ne pas avoir de température est interprété comme une indication que le produit n'agit pas, dit-on). Aux doses fortes d'injection la température est d'environ 37,8°.

Une attention spéciale est donnée à la nourriture. Les repas sont strictement végétariens, provenant de cultures biodynamiques (sans engrais chimiques). Les repas sont pris en commun avec les médecins et collaborateurs de la clinique, ce qui renforce les facilités de communication et le sentiment de former une communauté. Des conférences, des discussions et des concerts occupent les soirées et les week-ends, faisant vivre chacun dans une atmosphère artistique.

La Lukas Klinik d'Arlesheim traite en soins intensifs plus de 600 patients chaque année — la capacité d'accueil étant de 20 chambres, dont certaines à plusieurs lits.

Créée en 1963, l'Association pour la Recherche sur le Cancer qu'elle abrite, a, depuis plus de 20 ans, fourni de l'Iscador, gratuitement, dans les Etats de l'ancien bloc de l'Est (Hongrie, Roumanie, Pologne, Tchécoslovaquie, R.D.A.).

Le rapport annuel de la Lukas Klinik précise : « Avec le temps, l'Iscador a atteint une telle renommée dans ces pays que le nombre des patients pris en charge augmente chaque jour : environ 20 envois

---

* Pratique des « mouvements harmonieux ».

** Voir page 231.

partent quotidiennement. La plus grande partie va en Roumanie, où nous approvisionnons actuellement environ 1 000 patients... En février 1991, deux médecins de la Lukas Klinik, les Drs Peter Heusser et Gabriele Schniedermann firent un voyage d'une semaine à Kiev, pour répondre à l'invitation de l'organisation d'entraide "Sojus Tschernobyl" afin de discuter des possibilités d'un traitement à base d'Iscador pour les personnes ayant une déficience immunitaire due aux radiations consécutives à l'accident du réacteur nucléaire, et commencer les premiers essais. »

En France, le Viscum Album qui est fabriqué, dans l'hexagone, par les laboratoires Weleda, n'est généralement pas remboursé par les caisses de la Sécurité sociale.

A noter. Viscumthérapie : les médecins prescripteurs signalent les très intéressants résultats obtenus dans : cancers et états précancéreux, déficits immunitaires hormonaux-dépendants, etc.

DISPARUES DANS L'INDIFFÉRENCE...

Nous avons pris connaissance, au cours de ces pages, des tests d'orientation du diagnostic précoce et de suivi du malade, ou tout au moins des principaux parmi ceux qui ne sont pas acceptés par la hiérarchie médicale officielle, et venons de citer un certain nombre de produits dont les résultats, contestés par celle-ci, ne sont pourtant pas contestables.

Outre ces découvertes, il existe des méthodes de soins qui sont également, en matière de cancer, des innovations; nous allons en parler.

Mais je ne voudrais pas clore ce chapitre sans évoquer deux thérapeutiques du plus grand intérêt qui ont, elles, disparu. Il s'agit :

— Du « 816 » et du « 817 », formules créées par Raoul Estripeaut, avant la dernière guerre, qui lui valurent, en 1959, de se voir décerner la Grande Médaille d'Or d'encouragement au progrès, qui lui fut remise, sous la présidence d'André Malraux, Ministre d'Etat et de Bernard Chenot, Ministre de la Santé Publique, au Grand Amphithéâtre de la Nouvelle Faculté de Médecine, en présence de son doyen, avec la citation suivante :

« Professeur à l'Ecole d'Anthropologie de Paris — Directeur de l'Ecole Supérieure d'Anthropo-Biologie pendant 15 ans — Spécialisé pour les Recherches de Physiologie et de Pathologie cellulaire. Ses travaux, homologués par le Ministre de la Santé Publique, ont conduit au traitement auxiliaire des déchéances organiques et des lésions tissulaires. »

« Un grand savant qui a sauvé de nombreuses vies humaines. »

Le rapport indique, par ailleurs qu' « un référendum effectué auprès de ses confrères spécialisés par un médecin expert assermenté de cancérologie pour les Administrations de l'Etat s'avère unanime à reconnaître la valeur thérapeutique de cette découverte », qui, après qu'une commission de six experts se fut prononcée en faveur de la commercialisation du 816, a abouti à l'autorisation de mise sur le marché du produit, de façon très officielle, le 15 février 1956.

« Mais l'Ordre des Médecins y reste opposé et, me dit le Pr Estripeaut lorsque je le rencontre*, l'offensive contre le produit continue, à coup de perquisitions à mon domicile, et de tracasseries de tous

---

* Entretien du 28 octobre 1969. J'ai eu devant moi un homme déçu, brisé, et n'ai pu tirer un article de cette interview. J'ai longuement évoqué cette « affaire » et donné la formule du 816 dans *On peut vaincre le cancer, op. cit.*

ordres. » Tout ceci aboutissant à une suppression du « visa humain » du médicament, qui n'était plus autorisé, dès lors, qu'à titre vétérinaire.

Le produit, dont j'avais été à même de constater les extraordinaires résultats positifs sur une personne de mon entourage dont le cancer intestinal récidivant et, alors, généralisé, avait guéri de façon contrôlée, notamment par les radiographies, sans aucune intervention autre que le traitement au 816, et auquel elle survécut 32 ans, pour mourir à 82 ans d'autre chose, a disparu avec le décès, en Belgique où il avait fini par se réfugier, du Pr Estripeaut, en novembre 1972.

C'est à ce grand découvreur, constamment brimé et persécuté que je dois d'avoir été mise en contact avec l'Institut Prophylactique de Paris, où Raoul Estripeaut avait travaillé, et avec son directeur, le Dr Arthur Vernes.

— De l'appareil de Priore. Antoine Priore était italien. Après s'être évadé d'Allemagne, pendant la guerre, il s'est réfugié à Bordeaux, en 1943. Ayant appartenu à la Marine de son pays, il y avait reçu une formation en électricité et était devenu un spécialiste des radars, mais sans posséder de titres universitaires. Il est décédé en 1983, au bord de la Gironde, après une vie de luttes incessantes pour faire reconnaître le bien fondé de l'appareil qu'il a conçu et construit, lorsqu'il eut observé la capacité de conservation des fruits après leur passage dans un champ magnétique associé à des ondes électro-magnétiques.

Ce premier appareil, compliqué et peu orthodoxe, dont il gardera jalousement le secret, sera modifié, perfectionné, reproduit à deux ou trois exemplaires.

Lorsque je suis allée moi-même à Bordeaux, en 1979, pour essayer d'interviewer son créateur*, la dernière mouture était d'une taille impressionnante. En fait, c'était une machine produisant des ondes électro-magnétiques spéciales, pulsées, lesquelles stimulent me dit-on les défenses immunitaires de l'organisme. Je m'étais déplacée pour voir ce qu'il en était après avoir eu connaissance des résultats obtenus dans un cas de cancer de l'intestin très avancé, chez une Bordelaise amie d'une collaboratrice de *Vogue,* qui semblait, alors que la médecine classique l'avait déclarée perdue, en avoir eu un succès tout à fait net.

Plusieurs médecins et scientifiques bordelais s'étaient intéressés à cette découverte, et un article fut publié dans une revue médicale décrivant leurs travaux qui avaient abouti au constat de l'arrêt de

---

* Là, je suis devant un homme fermé, se méfiant des journalistes, et qui ne veut rien leur livrer de son secret. D'où : pas d'article à la clef.

métastases cancéreuses chez des rats greffés. Mais, en 1964, le Pr Courrier, de l'Académie des Sciences, qui avait présenté à cette assemblée une communication au sujet de cette technique, en tant que biologiste, se heurta à l'un des académiciens, le Pr L., radiobiologiste, qui prit la parole pour déclarer sa totale incrédulité... La guerre de l'opinion contre les constats commençait : elle allait prendre de l'ampleur dans la presse.

Cette nouvelle technique en matière de thérapeutique anti-cancéreuse était soutenue avec un tel intérêt par ceux qui en avaient une connaissance réelle, que des moyens financiers ont été octroyés, pour en développer l'étude, par la Région d'Aquitaine, l'Institut National de la Recherche Agronomique, la D.G.R.S.T., l'O.M.S. Mais il faudra, pour cela, recommencer à plusieurs reprises les mêmes expériences avec des interlocuteurs scientifiques chaque fois différents... pour ne jamais, en définitive, arriver à trouver une structure adéquate permettant de mener à bien la mise au point définitive des études et ayant pouvoir de décision réel...

Le 14 janvier 1978, l'hebdomadaire italien *Oggi,* publié à Milan, informait qu'un savant, Giovanni Fornero, avait mis au point un appareil du même ordre dont on signalait les intéressants résultats. Citant les travaux des Soviétiques A.-S. Presman, Botkin et Karmilov, selon lesquels l'énergie magnétique est l'énergie élémentaire d'où dépend toute la vie de l'organisme, et très documenté, l'article était signé de Cesare Capone...

QUELQUES TECHNIQUES DE SOINS À CONNAÎTRE

Nous venons de voir que, depuis des décennies, l'étude des effets de l'électromagnétisme sur le corps humain a suscité l'intérêt de certains scientifiques attentifs, en particulier, aux traitements envisageables contre le cancer. Voici à ce sujet, une découverte qui a fait ses preuves.

Jacques Janet et l'ionocinèse

Docteur en médecine bordelais, Président du Groupe d'Etudes et de Recherches Biologiques d'Aquitaine, Jacques Janet a conçu un appareil — réalisé par l'ingénieur, M. Deplanche —, et une méthode d'électrothérapie utilisant les propriétés des champs électriques « régulés » qu'il a nommée « ionocinèse ».

Particulièrement intéressé à l'aspect électronique du probème « cancer », ce disciple du Dr Vernes a été amené à mettre au point sa méthode, à partir de la conception selon laquelle l'apparition d'une cellule cancéreuse est déterminée, d'une manière absolue, par les modifications du milieu extra-cellulaire.

Il est en effet bien connu, maintenant, que toute cellule vivante possède une membrane qui est polarisée — c'est-à-dire que sa surface externe est le siège d'une charge électrique négative. D'autre part, les physiciens enseignent que les solutions colloïdales, telles que le milieu extra-cellulaire, sont le siège d'un phénomène connu sous le nom d'hydratation, qui fait que les mollécules d'eau sont attirées par les charges électriques. Celles-ci, en se groupant, réalisent donc une sorte de carapace d'eau autour des cellules. Cette carapace ayant elle-même une charge électrique négative périphérique qui repousse les ions-oxygène venus du sang, cela oblige la cellule à vivre sans oxygène, c'est-à-dire à devenir anaérobie, ce qui est le propre de la cellule cancéreuse.

L'épaisseur de la carapace d'eau dépend de la charge électrique du liquide dans lequel baignent les cellules, laquelle peut être modifiée par l'ionocinèse.

Celle-ci consiste à soumettre la région malade à un champ électrique régulé, n'exerçant aucune action excitative sur les tissus vivants. Ce champ électrique provoque alors la mobilisation des ions (parcelles de matière électriquement chargées) d'où le nom de « ionocinèse », qui veut dire : mouvement des ions. L'ionocinèse permet également d'introduire dans l'intimité des tissus malades de notre corps des substances médicamenteuses qui seront dirigées sur la localisation voulue.

Il ne faut pas confondre l'« ionocinèse » avec l'« ionisation » ou la « galvanothérapie », qui utilisent des courants différents qui, eux, peuvent se montrer très nocifs en pareil cas, les courants galvanothérapiques pouvant à la limite, en provoquant l'excitation des tissus, se montrer cancérigènes. Tandis que l'ionocinèse, conjuguée avec la méthode Vernes, a montré, avec plus de 20 ans de recul, une action favorable sur un grand nombre de cancers, notamment dans certaines localisations particulièrement faciles à traiter telles que : sein, prostate, rectum.

Dans l'important article que le Dr Janet y a consacré dans les Cahiers de la S.I.R.E.S.*, il précise :

« La notion de régulation différencie de manière fondamentale l'ionocinèse des techniques de galvanothérapie ou d'ionisation. En effet, l'organisme modifie profondément les courants électriques qui lui sont appliqués. Ainsi, si l'on soumet les tissus vivants à une tension constante, par exemple 6 volts, l'intensité obtenue, loin d'être fixe, présente des variations irrégulières et la courbe de l'intensité en fonction du temps est représentée par un tracé complexe. L'ionocinèse, par l'emploi d'un générateur corrigeant automatiquement toute variation de l'intensité, permet d'obtenir un courant rectiligne, d'intensité constante...

... L'existence dans la plupart des organismes sains de micro-climats cancérigènes et même de quelques cellules néoplasiques est très probable. Dans la majorité des cas, la réaction de défense intervient lorsque le cancer est encore microscopique. Pour que la tumeur puisse parvenir au stade clinique, une défaillance des moyens de défense est nécessaire. A ce moment, la thérapeutique est encore capable de rendre à nouveau l'organisme réfractaire au développement de la maladie.

En provoquant la migration d'ions, le champ électrique régulé est en mesure de faire disparaître les micro-climats cancérigènes et de rétablir des constantes bio-électroniques normales, une augmentation de perméabilité des membranes et un rétablissement des échanges normaux. Et, sous l'effet du courant régulé, les médicaments pénètrent pratiquement sur toute la surface de la zone d'application.

Par ailleurs, en plus de l'action directe du courant, l'ionocinèse exerce un deuxième effet thérapeutique par les ions médicamenteux qu'elle est en mesure d'introduire et de fixer dans la zone à traiter sans en imprégner le reste de l'organisme, d'où activité plus grande et absence d'effets toxiques.

---

* *In* Cahier n° 4 (1982).

Catherine Kousmine et l'irrigation colonique

Le Dr Catherine Kousmine est le médecin nutritionniste le plus connu de Suisse, et l'un des diététiciens les plus expérimentés. Lauréate de l'Université de Lausanne, elle a travaillé des années avec l'Université de Zürich, notamment sur le cancer et sa prévention, et son expérience l'a amenée à concevoir l'importance d'une « réforme alimentaire » en ce qui concerne la santé, et à exposer les remarquables résultats qu'elle a obtenus, depuis plus de 30 ans, dans des cas aussi graves que la sclérose en plaques, le cancer, la polyarthrite chronique évolutive, en changeant l'alimentation des malades, dans un livre au titre évocateur : *Soyez bien dans votre assiette jusqu'à 80 ans et plus**.

Cette attention donnée aux effets de la nourriture lui a permis de constater que certaines formes d'alimentation augmentent la perméabilité de la muqueuse intestinale et permettent de ce fait à des bactéries et des poisons de pénétrer dans la circulation sanguine et lymphatique.

Plus le transit intestinal est ralenti, plus est augmenté le risque de l'absorption des bactéries et toxines, donc d'infection, de putréfaction intestinale, laquelle entraîne une diminution du potentiel immunitaire et des mécanismes de défense. C'est pourquoi le Dr Kousmine recommande le lavage intestinal du colon de façon complète et contrôlée afin d'obtenir une désintoxination et une désintoxication en profondeur.

L'hydrothérapie du colon est réalisée avec un appareillage sophistiqué, le praticien devant garantir qu'il utilise à chaque séance un kit d'irrigation (tuyaux et canule) à usage unique, c'est-à-dire qui n'a en aucun cas déjà servi, même pour le même patient recevant une série de séances.

C'est la seule façon, à la fois douce et efficace, de stopper le cercle vicieux de l'auto-intoxication, et de redonner plus de tonus et de dynamisme à un intestin paresseux**.

Monique Couderc et le jeûne

Grande, mince, blonde, la quarantaine heureuse, mère de quatre enfants, femme d'un ingénieur, Monique Couderc, consciente que la santé cela se défend à longueur de vie, se veut à l'abri du cancer, et

---

* Sand, éditeur.

** Le traitement classique comprend 3 hydrothérapies à une semaine d'intervalle, puis une séance un mois plus tard. Seule contre-indication : le cancer du colon opéré.

se fait surveiller, au point de vue utérus, depuis 1967, par le très classique test de Papanicolaou. Tout à coup...

Le 25 novembre 1972, l'examen cytologique annuel révèle des anomalies assez fortes pour qu'un nouvel examen de vérification soit conseillé, après traitement anti-infectieux; 10 janvier : nouvel examen après traitement. Les anomalies ont progressé. Conclusion : à biopsier. 16 janvier 1973, résultat de la biopsie : carcinome épidermoïde de type « in situ », classe 5. Autrement dit : cancer du col de l'utérus.

Coup de tonnerre pour elle et les siens... « Pourtant », me dit-elle, lorsque je la rencontre* lors de la parution du livre dans lequel elle raconte l'histoire de son retour à la santé, « je ne me souviens pas avoir été immédiatement prise de panique, sans doute trop choquée pour réaliser la valeur du mot " cancer "... » — « Quel traitement préconisez-vous? » demandai-je calmement, encore étourdie par le choc. Réponse : « L'opération immédiate. Il s'agit d'une hystérectomie, c'est-à-dire l'ablation de tout l'appareil génital. » — « N'y a-t-il donc aucune autre voie de salut? » — « Non, madame. Aucune. Chaque heure qui passe amenuise vos chances de guérison : vous n'avez pas le choix. Je prends rendez-vous pour vous avec un des meilleurs chirurgiens... »

Mais le dialogue se poursuit. Monique Couderc insiste : « Vous m'assurez, docteur, que telle est la seule voie à suivre. Mais celle-ci me permettra-t-elle d'extirper les racines du mal alors que l'on ignore les conditions de son développement? » « Alors », me dit Monique, « devant cette " indécente insistance " », le médecin a jeté l'anathème : « Découvrez la cause de votre cancer, et vous obtiendrez le prix Nobel. Votre stupide entêtement vous conduira à la mort... »

Le titre du livre est : *J'ai vaincu mon cancer,* sous-titre « Histoire d'une guérison par la médecine naturelle »**. Il est très explicite. Car sans chirurgie, sans chimiothérapie, sans rayons, Monique Couderc a guéri son cancer par un jeûne médicalement contrôlé, qui s'est déroulé en Angleterre. Jeûne qui va durer 3 semaines jusqu'au 27 avril 1973. « Ce voyage de retour », dit-elle, « fut pour moi, celui de l'exilée en marche vers la Terre Promise ».

Monique a tenu un journal de sa cure qui montre que le jeûne thérapeutique n'est pas une amusette. Rappelons qu'il s'agit d'un jeûne total, sans prendre aucune nourriture solide ou liquide (pas de jus de fruits, pas de tisanes, etc.). Seule exception : l'eau distillée et

---

* Pour l'article paru dans *Vogue* d'octobre 1977.

** Belfond, éditeur.

ce en quantité limitée à ce qu'il est nécessaire pour étancher votre soif.

Il est passionnant de lire ce que fut, au jour le jour, cette expérience — et je vous renvoie au livre car il y a toute une technique d'entrée en jeûne (qui commence pour certains par des lavages intestinaux) et une autre de sortie du jeûne avec une réalimentation progressive.

Dans la préface, qu'il a signée, le Dr de Tymowski indique : « Jusqu'à présent, on expliquait mal l'action du jeûne. Aujourd'hui, l'étude des modifications bio-électroniques du sang montre l'action acidifiante et le rétablissement de la résistivité par cette pratique d'autant mieux fondée que le cancer serait une maladie alcaline, avec diminution de la résistivité sanguine et élévation de l'oxydation, d'après les travaux de Louis-Claude Vincent. Le jeûne et la diète provoquent un nettoyage massif et une réhydratation cellulaire ; sans compter que l'absence d'ingestion de protéines étrangères évite la mobilisation, plusieurs fois par jour, de globules blancs. On sait, en effet, qu'après un repas, il y a une mobilisation considérable de l'appareil immunitaire, à savoir l'hyperleucocytose post-prandiale.

Le problème est immense. Considérons ce livre comme un chant d'espoir. Il montre qu'il existe des moyens d'augmenter le potentiel de défense de chacun. « Guérison spontanée », dira-t-on, mais alors encourageons notre corps à faire des guérisons spontanées le plus possible, et surtout rappelons-nous que le cancer, ce n'est pas l'affaire des autres, ni une question de budget. C'est l'affaire de chacun de nous. De notre volonté. »

Avant d'écrire l'article, j'ai tenu à voir les examens de laboratoire réalisés avant et après la cure. Les résultats de la biopsie indiquaient vraiment la présence d'un cancer.

Ensuite, les tests ont permis de suivre, pas à pas, le retour à la normale des analyses du mucus vaginal. Aujourd'hui, 20 ans après, Monique Couderc va toujours bien. Mais en se surveillant, et en faisant toujours, de temps en temps, des jeûnes.

Elle raconte que lorsque, le compte rendu des examens ayant indiqué : « Aucun signe de malignité sur les prélèvements de classe 2 », débordante d'allégresse, elle eut, en mai 1973, le réflexe de vouloir faire partager sa joie au gynécologue, elle se fit mettre à la porte du cabinet médical avec un : « Sortez, Madame, tout cela n'est que verbiage ! »

QUATRIÈME PARTIE

UNE APPROCHE DU FUTUR

« Il est très difficile de découvrir de nouvelles vérités.

Il est beaucoup plus difficile de les faire accepter, surtout si elles renversent les idées en place, proclamées définitives par l'officialité académique ».

Voltaire.

VAINCRE LE CANCER : UNE AFFAIRE POLITIQUE?

Il y a des images qui restent à jamais sur l'écran de votre mémoire. J'ai encore sous l'œil de mon regard intérieur cette journée du 21 janvier 1983 à l'U.N.E.S.C.O., conclusion de la Concertation Nationale sur le Cancer voulue par un Ministre de la Santé, Jack Ralite, qui tentait, par tous les moyens, y compris « hors normes » en matière de recherche, de faire avancer les choses.

Celui qui prit la parole pour inaugurer la séance est l'un des plus titrés des grands pontifes du cancer. Il commença son allocution avec beaucoup de bienveillance, mais après toutes les félicitations qu'il adressa au Ministre pour son initiative, il ajouta : « Mon seul regret, c'est que l'on ait évoqué, au cours de cette Concertation, la possibilité de s'intéresser aux médecines parallèles. Parce que tout ce qui n'est pas officiel est charlatanesque. »

Voilà. Tout était dit, tout remis au point, sur un ton à la fois courtois et définitif. Etant donné ses titres et son âge, il n'y avait plus à y revenir. La question était entendue : un seul mot annulait des mois de travaux communs et concertés.

Tandis qu'il parlait, je voyais, des premiers rangs réservés à la presse — la salle était comble : tous les cancérologues, pharmacologues, les associations anti-cancer étaient là —, en contre-fond, se détachant, derrière lui, de la pénombre, le visage de... devinez qui? Notre jeune Toulonnais, qui, neuf ans plus tôt, condamné, comme nous l'avons vu*, par la médecine officielle, avait été sauvé par le Dr Solomidès. Oui, c'était bien lui en chair et en os car, figurez-vous, travaillant alors pour la firme de communication chargée de l'enregistrement de la séance, c'était lui qui s'occupait des magnétophones et micros...

J'admirais la sérénité avec laquelle, en technicien, il écoutait l'homme chargé de tous les honneurs et applaudi de tous ses éminents confrères, émettre une affirmation inexacte dont lui-même, par le seul fait qu'il était en vie, était une preuve de contre-vérité. Et je me demandais ce que pouvait penser ce jeune, rescapé des traitements classiques, de cette génération de spécialistes dont les recherches, d'un intérêt incontesté, leur avaient valu une place prépondérante sur le marché de la science officielle, laquelle les autorisait à accabler d'un mot — toujours le même : charlatan — d'autres chercheurs, afin d'en faire disparaître les découvertes, sans en avoir jamais pris réellement connaissance.

---

* Page 177.

Autre arrêt sur image. Nous sommes en 1989. Je sors, aux côtés d'un jeune médecin — moins jeune qu'il ne paraît, ayant une grande expérience des malades et un diplôme de cancérologie en poche —, d'une rencontre avec René Naccachian qui vient de faire à son intention une démonstration de ce que peuvent les appareils de mesure permettant de tester la compatibilité malade/médicament qu'il utilise.

Il est pâle. Le regard à la fois fixe et lointain, comme perdu dans un brouillard d'où émerge la netteté d'une évidence. Il se tait. Nous marchons. Certainement, comme moi, il a encore en tête les réactions chiffrées des appareils enregistrant les ondes vibratoires des produits, au travers de leurs emballages, y compris en ampoules de verre... Comment croire que cela est possible? Et comment ne pas l'accepter puisque... c'est indéniable?

Et, tout à coup très calme, le médecin desserre les lèvres et laisse tomber, à voix basse : « C'est la fin des prescriptions empiriques... »

Il était 17 heures. Nous étions à Neuilly. C'était le 18 octobre 1989. Un médecin de formation très classique, mais d'esprit ouvert et de bonne foi, reconnaissait le bien-fondé, en médecine, de la nouvelle biophysique en se rendant à l'évidence.

La dérision subjective

Mais tout le monde n'a pas cette honnêteté, ou cette finesse d'observation et d'analyse, et l'esquive est souvent la règle.

Rappelons-nous les dérisions, qui frisent l'arrogance, qualifiant de magie, de tapis volants, certaines des techniques d'aide à l'orientation du diagnostic et de suivi du malade dont nous avons parlé, et qui, elles aussi, ont un grand intérêt, quoique différent. Souvenons-nous des termes de « délire chronique », utilisés pour parler du comportement des médecins qui prescrivent les thérapeutiques non encore officialisées par des A.M.M. Ce que leur interdisent — et ces détracteurs sont très au courant — les prix extravagants nécessaires pour faire face aux tests demandés pour les obtenir.

En 1985, le Pr Mathé, éminent cancérologue, disait : « La médecine, c'est foutu; elle vit un second Moyen Age. La seconde Renaissance viendra peut-être du Japon ou des Etats-Unis. En attendant, il y a de plus en plus de cancers, parce que le dépistage est beaucoup plus précoce, mais on ne les maîtrise pas aussi bien qu'on le dit, malgré la chimiothérapie, qui est surtout prônée par les chimiothérapeutes et par les laboratoires. Et pour cause : ils en vivent »*.

---

* *L'Express* du 4 au 10 octobre 1985. Cf. « L'effet cancérigène des radiations est

Il faut bien dire que l'on peut comprendre que les industriels de la pharmacie, qui doivent faire face à des budgets de quelque 700 millions de francs (70 milliards de centimes) pour mettre, à l'heure actuelle, un seul nouveau médicament sur le marché, ne peuvent pas se permettre, sauf à risquer la faillite, et donc à licencier du personnel — chômage! —, de voir se développer un médicament, ou une série de produits dont les résultats vont surclasser les leurs et, peut-être, les faire disparaître, avant que leur coût n'ait été amorti.

Dès 1981, *le Quotidien du Médecin,* citant *Le Point**, indiquait :

Document 61

Médecine et économie sont désormais indissolublement liées

Wu Huan-Hsing, Carlos Chagas, D. Jolly, J.-F. Lacronique, J. Bernard, F. Jacob, R. Marjolin, M. Albert, R. Lenoir et quelques autres, réunis à l'initiative du président de la « Fondation pour la Recherche médicale » et nommés en un paragraphe cossu par Le Point, *sont tombés d'accord sur un point fondamental : « La période des vaches grasses est passée. »*

Il faut donc bien « instaurer des priorités », « tenter de définir la méthode la plus efficace pour y parvenir », et surtout choisir entre le libéralisme, cher aux chercheurs, et le dirigisme, difficile à éviter à l'heure actuelle, si difficile que personne ne peut plus y échapper complètement, et que « l'effort public ne se concevra plus que dans une optique de rentabilité ». Une conception peut-être encore mal sonnante mais indispensable.

En 1982, un mot d'ordre : la reconquête du marché intérieur

Pour satisfaire cette rentabilité nécessaire, le Ministre de la Santé d'alors, Jack Ralite, prône la reconquête du marché intérieur. Le Dr Monique Vigy, rend compte de son point de vue dans *le Figaro*** :

---

connu depuis longtemps. L'effet cancérigène de nombreuses chimiothérapies est connu ou suspecté. Le pouvoir cancérigène de l'association radiothérapie et chimiothérapie est fortement mis en cause. » (Extrait de la Conclusion de : *Les risques de la radiothérapie et de la chimiothérapie en cancérologie,* rapports présentés au XLVe Congrès Français de Médecine (Paris, 1985) dont les coordonnateurs étaient M. Tubiana et D. Chassagne.)

* *Le Quotidien du Médecin* du 21 janvier 1981, citant *Le Point* no 435.

** Le 8 septembre 1982.

Document 62

Soignons-nous français

Selon les termes mêmes qu'a employés, hier, Jack Ralite dans sa conférence de rentrée, le domaine de la santé « vaste ensemble humain, économique et social » est « un atout pour la France ». Comment la santé peut-elle être « un enjeu financier, industriel, démocratique d'innovation? » Comment peut-elle contribuer à « combattre la crise, à en sortir par une politique de progrès »? En schématisant les réponses qu'apporte le ministre de la Santé à ces questions, on peut dire qu'il considère qu'il est prioritaire de se soigner français. Il s'agit, en effet, de lier l'effort de progrès social à l'action pour l'efficacité économique en contribuant à la reconquête du marché intérieur.
...

La prévention? Trop chère. « Economiquement, le dépistage systématique ruinerait la France, non seulement à cause de son coût, mais parce qu'il impliquerait un détournement de l'énergie du corps médical et des patients; le premier n'aurait plus le temps de soigner, les seconds auraient moins de temps pour travailler », indique très sérieusement en caractères gras, sous le titre : « Cancer : le dépistage tous azimuts est-il raisonnable? » *le Quotidien du Médecin**.

Bref, dès qu'on touche au cancer pour y consacrer de nouvelles possibilités de traitement ou pour en circonscrire les risques, c'est l'affolement à tous les niveaux. Et me revient, alors, à la mémoire, ma rencontre avec l'un des chefs du service « médicaments », au ministère de la Santé, auquel j'expliquais et montrais, preuves à l'appui, en quoi consistaient les tests qui objectivaient les résultats positifs obtenus chez les cancéreux par les thérapeutiques contestées, lequel refusa d'en prendre connaissance en me disant : « Je n'ai pas le droit de m'y intéresser »**.

Et j'en reviens à l'organométrie et à l'émetteur de Lecher, créations allemandes, très classiquement employées outre-Rhin. Plusieurs firmes y fabriquent différents appareils de type organométre : lorsque l'une d'elles, la Svesa, est venue s'implanter en France, cherchant à intéresser les médecins de l'hexagone, elle a dû, très vite, saborder cette succursale. Quant à l'appareil de Lecher, il est d'usage courant dans le bâtiment où on l'emploie notamment pour tester l'homogénéité du béton et en rechercher les failles qui le fragilisent. Personne n'aurait l'idée de s'en scandaliser. Ici, si vous en parlez, vous passez, et pas seulement dans le monde médical, pour un suppôt de Satan.

---

* Le 15 février 1988.
** Entretien du 30 octobre 1985.

Lorsque, puisqu'il s'agit d'appareils du domaine de la physique, mesurant des manifestations physiques, la F.A.P.E.S. a cherché à y intéresser deux physiciens français de grand renom : ils ont refusé, l'un et l'autre, même d'en prendre connaissance. « Je ne puis croire », m'a dit le plus âgé, « qu'émane quoi que ce soit de mesurable d'une potion ou d'une pilule ». — Moi : « Mais nous ne vous demandons pas de nous croire, Monsieur le Professeur, mais d'accepter de le constater. » Réponse : « Je m'y refuse. » Le Pr Keilling, qui était présent, n'en revenait pas*.

Quelque temps plus tard, il écrivit à l'autre éminent physicien**, beaucoup plus jeune, pensant trouver une oreille plus attentive, vu la curiosité qu'on lui attribuait. Celui-ci lui fit téléphoner par sa secrétaire qu'il s'adresse à une autre porte. Là, encore, le Pr Keilling fut plus que surpris.

Et pendant ce temps-là, on ne cesse de nous parler d'économie. Eh bien parlons-en, voulez-vous?

Des décès qui coûtent cher

Le 16 novembre 1991, lors de l'émission « Rue des Entrepreneurs » sur le thème : « Très chère santé », il est indiqué que, sur un budget social de 1 600 milliards de francs, 520 milliards étaient consacrés à la santé, et, précise Michel Lépinay***, « plus de 500 milliards sont entre les mains de gens qui n'ont aucun compte à rendre à qui que ce soit : il s'agit d'une gestion syndicale entre les mains de F.O, et du C.N.P.F. »

Dans son ouvrage, il explique : « Les médecins ne vont pas bien... ils ont un mal fou à s'intégrer à leur époque. Ils sont en marge de la vie économique et sociale, depuis que les concepteurs de la Sécu leur ont accordé un droit de tirage illimité sur la collectivité... Même un ministre doit rendre des comptes à l'agent comptable de son ministère lorsqu'il engage une dépense. Les médecins, non! Ils ne s'en sont pas privés. Seule profession à pouvoir dépenser sans compter les deniers publics, ils ont tiré sur la corde sans aucune retenue.

Et puis un beau jour, parce que le déficit de la Sécurité sociale devient ingérable, qu'on ne veut plus augmenter les cotisations et qu'il y a trop de médecins, on leur dit : « Stop, la partie a assez duré, maintenant on change les règles, on va contrôler ce que vous faites. »... Il ne faut pas s'étonner si, entre ces médecins accrochés à

---

* Entretien du 9 novembre 1990.

** Courrier du 7 novembre 1991.

**; Auteur de : *Sécu : faillite sur ordonnance, op. cit.*

leurs privilèges et une collectivité — Etat ou Sécurité sociale — qui essaye tant bien que mal d'amorcer un contrôle des dépenses de santé, les négociations tournent le plus souvent au psychodrame quand ce n'est pas du Grand Guignol! »

En tout ceci, comme vous le voyez, pas une seule fois l'intérêt du malade n'est cité. Et si l'on prenait la peine de voir les choses d'un peu plus près?

La mortalité par cancer ne cesse d'augmenter, nous dit-on, et les chiffres le prouvent : en 1980, pour un total de 547 107 décès, 22,7 % étaient dûs au cancer; en 1986, sur un total de 546 936, elle a été de 25 %, avec 133 008 morts cancéreux, soit un décès toutes les 4 minutes... En 1989, il y en a eu 28,5 % , soit 151 764*.

En l'année 1986, les produits Solomidès anti-cancers, qui viennent, alors, de Belgique, étaient cédés à prix coûtant, par les associations qui en assuraient la distribution : 2,10 F l'ampoule; il en faut 6 par jour en perfusion pour les malades très atteints, ce qui arrivait à un prix de traitement journalier de 13 F environ. Lequel, n'étant pas remboursé par la Sécurité sociale, ne coûtait strictement rien à l'Etat.

La même année, le prix de journée hospitalier, en service de « soins intensifs », où sont reçus les grands malades, donc les cancéreux, était de 4 500 F par jour. Il était de 6 766 F en 1991, et, en 1992, a atteint 7 156 F...

Mais, en revanche, la France est le quatrième producteur et exportateur mondial de produits pharmaceutiques. « C'est une industrie créatrice d'emplois, qui joue un rôle de premier plan dans l'économie du pays... C'est aussi un service en contact permanent avec les différents acteurs de santé, médecins, pharmaciens, personnels paramédicaux, pour qui le médicament est l'arme n° 1. C'est enfin une des pièces maîtresses du dispositif de Santé Publique, avec tout ce que cela implique comme contraintes, contrôles, dépendances administratives », dit le préambule d'un document distribué par le S.N.I.P.**.

Or, pour répondre aux contraintes et contrôles relatifs à la production d'un médicament, il faut que, après avoir été testé sur des animaux, celui-ci le soit et ceci, bien sûr, en milieu hospitalier***, sur des malades. La plupart du temps, ceux-ci ne sont pas au courant (les tests en double-aveugle****, du reste, l'interdisent). Mais qu'il le

* Selon l'I.N.S.E.E.

** Syndicat National de l'Industrie Pharmaceutique.

*** L'ensemble hospitalier français totalise 700 000 lits.

**** Dans lesquels ni le malade, ni celui qui fait le soin ne sait quel produit est utilisé, certains malades ne recevant du reste qu'un « placebo », c'est-à-dire de l'eau distillée pour qu'on puisse comparer les résultats obtenus avec les remèdes.

soit ou non, en aucun cas le patient n'est rétribué. Ceux qui le sont pour effectuer le travail (piqûres, perfusions, observations, statistiques, etc.) sont les gens du service auquel a été confiée l'expertise.

Etonnée des chiffres qui m'étaient donnés, en ce qui concerne les prix de revient de telles expertises, dont j'ai donné ailleurs les coûts, je me suis adressée au ministère de la Santé pour en savoir les raisons et demander s'il ne pourrait pas intervenir pour que ceux-ci soient plus accessibles aux chercheurs privés. Il m'a alors été répondu que ces budgets étaient le résultat d'accords passés, de gré à gré, directement entre les experts agréés et les laboratoires qui faisaient tester leurs produits et « qu'aucune loi n'existait permettant au Ministère d'intervenir en la matière ».

Intervention au Parlement européen

C'est alors que, voyant l'impasse dans laquelle se trouvait, en France, la recherche privée, la F.A.P.E.S. décida de s'adresser aux instances européennes.

Dès 1985, deux rencontres* eurent lieu avec M. François Roelants du Vivier, député belge à la Commission Santé Environnement du Parlement européen à Bruxelles.

A l'époque, y était en préparation une action sur le cancer et sa prévention. Suivant les conseils de son interlocuteur belge, la F.A.P.E.S. mit au point, en accord avec les membres de son conseil d'administration, un rapport, qui fut envoyé à tous les membres de la Commission, dans lequel étaient signalées : les techniques de diagnostic précoce qui étaient susceptibles de désigner très tôt les symptômes de présomption d'un terrain cancéreux en voie de formation (organométrie, cristallisations sensibles, photo-color hémo-test d'Heitan, photométrie de Vernes-Augusti-Mistiaen); l'importance, dans le cancer et sa prévention, de l'alimentation; de l'environnement (professionnel, habitat, agricole (engrais et pesticides)); des amalgames dentaires, du psychisme; et qui faisait les propositions suivantes.

Document 63

1) Création, dans le cadre d'une Europe des citoyens, d'une entité « Consommateurs et Usagers de la Santé » qui servirait de lien entre le public

---

* Les 27 juin et 20 décembre.

et la Commission chargée du problème cancer, la section « usagers de la santé.» comprenant un groupe « associations de malades » — car les cancéreux ont beaucoup à dire en faisant part de leur expérience personnelle. Participation d'un représentant de ce groupe aux délibérations du Conseil.

2) Création d'un groupe international de biologistes-experts, qui aurait pour charge d'apprécier les possibilités et les limites des tests d'observation et de suivi du terrain indiqués ici et de les comparer, au point de vue fiabilité, avec les tests actuellement utilisés en biologie classique.

3) Etude de toute thérapeutique et de tous procédés de recherche ayant démontré leur sérieux, ceci, notamment, par l'emploi qu'en ont fait les médecins qui les utilisent de façon suivie. Contact avec ces praticiens.

4) Prise en charge, à l'échelle européenne, de l'organisation de cette étude des thérapeutiques, ceci afin que ne soit pas éliminée d'emblée la découverte valable d'un chercheur privé qui n'a pas les capitaux nécessaires pour en obtenir l'A.M.M.

5) Etude des thérapeutiques « adjuvantes », pour en connaître les possibilités et les limites (ostéopathie, chiropraxie, phytothérapie, acupuncture, homéopathie, naturothérapie, diététiques diverses, complémentaires, etc.).

6) Reconnaisance des praticiens non-médecins titulaires de diplômes d'écoles privées de valeur reconnue, utilisant ces thérapeutiques adjuvantes, tels que heilpraktikers en Allemagne, et délivrance d'un droit d'exercer européen.

7) Etude de l'impact de l'alimentation à base de produits issus de l'agriculture biologique sur la santé.

8) Etude au point de vue contraception, de la méthode Billings de planification des naissances, nouvelle méthode naturelle évitant l'emploi de la « pilule ».

9) Remboursement par les organismes d'assurance (Sécurité sociale ou autres) de toute thérapeutique dont l'efficacité a été reconnue.

10) Libre circulation, au travers de la C.E.E. des informations, des techniques, des thérapeutiques et des produits pharmaceutiques, des médecins et des praticiens non-médecins de valeur reconnue.

11) Enseignement de l'hygiène de vie anti-cancer et de la prévention des maladies dans les écoles et lycées.

12) Enseignement aux étudiants en médecine de techniques d'observation du terrain et de suivi du malade, de même que de tout élément (alimentation, tabac, pollution, etc.) susceptible de concourir à la prévention et au diagnostic précoce du cancer.

Ce rapport fut communiqué le 12 février 1986, à M. Roelants du Vivier ainsi qu'à tous les députés européens membres de la commission « Prévention du Cancer » dont le rapporteur était une Italienne, Mme Squarcialupi.

De leurs travaux, résulta un important document de 10 pages, commençant par ces lignes :

« A. Considérant avec inquiétude que, chaque année, dans la Communauté européenne, le cancer touche près d'un million de personnes et que la moitié environ en meurent,

B. considérant qu'un grand nombre de vies humaines pourraient être sauvées par l'amélioration de la prévention et des traitements, mais aussi et surtout par l'élimination des causes de cancer déjà connues ou probables..., etc., etc. »

Lequel rapport avait inclus un amendement consécutif aux propositions de la F.A.P.E.S., que François Roelands du Vivier fit voter* et qui fut adopté à une voix de majorité (45 voix contre 44). En voici le texte qui fut utilisé par la suite par les avocats défendant les associations distributrices et les médecins prescripteurs de thérapeutiques « différentes » :

Document 64

« ... prise en compte des thérapeutiques adjuvantes et libre circulation à l'intérieur de la Communauté des techniques, thérapeutiques et produits pharmaceutiques de toute nature, dont l'efficacité a été reconnue dans le cadre de la lutte anti-cancer. »

Ce n'était pas, bien sûr, une grande victoire. Mais c'était un petit pas important sur la route de l'espoir pour les malades attendant anxieusement une régularisation de leur approvisionnement en produits pour eux indispensables.

Cependant, la vieille garde, fidèle au poste, veillait...

A l'Elysée, lancement de « L'Europe contre le Cancer »

Le 20 février 1986, François Mitterrand, dans le jardin d'hiver de l'Elysée, préside la cérémonie de lancement de « L'Europe contre le

* Séance du 7 mai 1986. Amendement no 40 au rapport Squarcialupi. Doc. A 2 - 26/86 du Parlement Européen.

cancer », qui s'enclenchera, après l'année « prévention » (1986), dans le programme de l'Europe des 12, de lutte contre la maladie, pour les années 1987-1989.

A noter que, dès septembre 1985, Mme Georgina Dufoix, Ministre des Affaires sociales et de la Solidarité nationale a annoncé une action européenne d'initiative française contre le cancer sous l'appellation « Eurespoir », le Pr Schraub et le Pr Jasmin devant faire partie de l'équipe de cancérologues désignés pour représenter la France au Comité international d'experts (ceux-ci avaient été les principaux « tombeurs » des médecines dites parallèles, lors de la Concertation nationale). Nous les retrouvons, en ce 20 février 1986, dans le flamboiement des ors et des tapis rouges, des merveilleuses tapisseries de l'Elysée, où 400 personnes environ (je note une vingtaine de femmes seulement) se pressent en bon ordre sur les chaises dorées, et parmi lesquelles on reconnaît un certain nombre de vedettes (Alain Delon, Enrico Macias, etc.), mais surtout, comme il se doit, le ban et l'arrière-ban de la cancérologie française au premier rang de laquelle le Pr Jean Bernard et le Pr Schwarzenberg.

Entouré à sa droite de M. Jacques Delors, président de la C.E.E., à sa gauche du Pr Tubiana, président de la Délégation française des cancérologues qui représentent notre pays à ce Comité d'experts, et qui a été élu Président international, le Chef de l'Etat prend la parole, indiquant que, chaque année, « plus d'un million d'Européens sont victimes du cancer* » et qu'il avait jugé « qu'il était temps de mettre en commun les connaissances de tous les pays de la Communauté pour lutter contre ce fléau.

Ecoutant, dans le plus grand silence : tous les ambassadeurs des douze pays de la C.E.E. et, autour d'une table en fer à cheval, les cancérologues-experts désignés par ceux-ci, avec les drapeaux nationaux devant leurs représentants. Radio et T.V. face au Président, enregistrent. Le Pr Tubiana prend le relais des discours pour faire part des décisions prises à la suite de la réunion des « cancérologues-experts internationaux » qui s'est donc déroulée à Paris, depuis 48 heures, et selon lesquelles, il faut :

---

* Dans sa publication « Notes et Etudes documentaires (numéro spécial « La population mondiale »), la Documentation Française n° 4806 - 1986, indique que 1 444 000 décès par cancer ont été enregistrés, en 1980, dans la région européenne contrôlée par l'O.M.S.

Document 65

— Recherche :

• *prendre en considération quelques mesures peu coûteuses qui pourraient être mises en œuvre rapidement pour faire avancer les choses;*

• *développer les recherches épidémiologiques (relations entre le cancer, le mode de vie et les habitudes alimentaires);*

• *instituer en Europe une harmonisation de la Recherche et de la collecte des renseignements.*

— Information :

• *considérer que l'information des médecins généralistes revêt une importance capitale;*

• *informer au maximum le public, car ainsi il consulte plus tôt;*

• *informer les jeunes de 8 à 12 ans des dangers du tabagisme (c'est-à-dire à l'âge où, voulant imiter les adultes, ils commencent à fumer).*

— Prévention :

• *souligner l'importance des diagnostics précoces au moyen des tests déjà existants;*

• *augmenter la pratique des frottis vaginaux;*

• *perfectionner l'évaluation des résultats d'examens;*

• *donner la priorité aux cancers professionnels (très importants en Europe).*

— Recherche :

• *tout médicament dont on a pu constater des effets favorables, même sur un seul cas, doit être étudié;*

• *il faut harmoniser les règles concernant les autorisations de mise sur le marché des médicaments, en simplifier la délivrance, car, actuellement, il s'écoule un temps trop long (parfois 10 ans) entre la découverte et la mise à disposition. Il faut être conscient de ce que représente ce grand marché, et de la nécessité de la protection du consommateur;*

• *il est envisagé la création de bourses et d'échange de boursiers qui seront envoyés dans les différents pays de la C.E.E. pour créer un climat de confiance entre ceux-ci;*

• *les essais thérapeutiques reviennent cher, mais sont inévitables : il est souhaité que soit réalisée la coordination d'un grand nombre d'essais;*

• *le Comité d'experts rappelle qu'un effort financier important est nécessaire, car trouver et mettre au point de nouveaux produits anti-cancer demande une action déterminée et concertée. Etc...*

A la première lecture, et bien qu'une fois de plus elles soient mises devant le fait accompli de décisions prises totalement en dehors des malades, les associations jugent celles-ci positives. Le projet, pour la Recherche, de « prendre en considération quelques mesures peu coûteuses qui pourraient être mises en œuvre rapidement pour faire avancer les choses »; celui, pour la prévention, « d'augmenter l'évaluation des résultats d'examens »; le souhait que « tout médicament dont on a pu constater des effets favorables, même sur un seul cas, soit étudié »; celui de « mettre au point de nouveaux produits anti-cancers », redonne de l'espoir aux malades.

Mais les associations ont trop souvent été échaudées pour prendre tout ceci pour argent comptant. Et, par la suite, lorsqu'elle apprendra que le rapporteur de l'action « L'Europe contre le Cancer » est un Français, maire de Douai, et qu'une adhérente, qui y réside, proposera à la F.A.P.E.S. de rencontrer celui-ci, et fera le nécessaire, l'association saisira cette opportunité et M. Vernier accordera facilement l'entretien aux deux représentants que la Fédération lui délègue*.

Il va les écouter avec attention, notamment Jean-Paul Dommangeau qui fait état des résultats positifs obtenus, sur un membre de sa famille, pour un cancer du sein, par les thérapeutiques « parallèles ». Et sans doute défendra-t-il celles-ci auprès des membres de la Commission, mais, hélas, sans succès, puisque, dans le rapport final qu'il fait des décisions qui ont été prises, une seule phrase mentionne son essai de prise en considération en ces termes (P. 16, point 20) : « — le rapporteur regrette l'absence de programmes de recherche sur les thérapeutiques dites " alternatives "** ».

La boucle, à nouveau, est bouclée. Et tant pis une fois de plus pour les malades.

Reste, alors, l'O.M.S. Mais lorsque je rencontrerai à Bellerive, en Suisse, le Président, M. Mahler, en privé***, pour l'entretenir longuement de ces problèmes, et lui demander si son organisme peut quelque chose à ce sujet, il me répondra qu'il n'a pas l'intention de demander à ce que son mandat soit renouvelé, parce qu'il se rend compte qu'il n'est pas assez libre de ce qu'il souhaiterait faire.

Demain, la liberté?

Pourtant, dans l'ombre, les choses, au plan européen, légèrement, peu à peu, bougent. Et c'est par le *Bulletin Officiel des Douanes françaises* qu'une association, alertée par un pharmacien Suisse, apprend la nouvelle : une Directive Administrative, en 1988****, traitant de l'importation des médicaments par les particuliers indique :

* Le 8 octobre 1987.
** Rapport déposé le 15 janvier 1988.
*** Le 1er mars 1988.
**** D.A. nº 5186 du 25 novembre 1988, texte nº 88-238. *Bulletin officiel des Douanes,* Quotidien officiel de l'Administration des Douanes et Droits indirects, p. 33.

Document 66

Santé Publique

L'attention du service et des usagers est appelée sur l'importation par des particuliers des médicaments non classés comme stupéfiants et des autres produits médicinaux.

Il a été décidé d'alléger la procédure applicable en faveur des particuliers en provenance des pays de la C.E.E.

Ces importations peuvent désormais s'effectuer librement en faveur des particuliers en provenance des pays membres de la C.E.E., selon les modalités suivantes :

— les importations doivent porter sur des médicaments non classés comme stupéfiants et sur des produits médicinaux visés par l'arrêté du 22 septembre 1965, quelle que soit l'origine de ces produits;

— les importations doivent être effectuées pour l'usage personnel du voyageur ou d'un proche;

— les quantités de produits importés devront correspondre approximativement à un mois de traitement.

En cas de doute, le service pourra vérifier que la quantité importée ne dépasse pas le seuil fixé, au moyen, éventuellement, d'une ordonnance (bien que la présentation de celle-ci ne soit pas, dans ce cas, obligatoire) ou bien en vérifiant directement la posologie des produits importés.

Dans tous les autres cas, la réglementation actuelle continue à s'appliquer :

1. Si la quantité de marchandises présentée au dédouanement dépasse manifestement l'équivalent d'un mois de traitement, la procédure actuelle est maintenue : une autorisation d'importation doit être demandée à la direction de la pharmacie et du médicament du ministère chargé de la Santé et le voyageur doit, en outre, produire une attestation du médecin traitant.

2. Si le voyageur est en provenance d'un pays tiers ou bien si les marchandises sont importées par la voie postale, les contrôles s'effectuent dans les mêmes conditions qu'actuellement, quelles que soient la quantité et l'origine des médicaments et produits médicinaux importés et la qualité de l'importateur.*

Les difficultés d'application seront signalées au bureau D/3.

Des difficultés, effectivement ont dû être signalées — il ne devait pas être très évident d'interdire à un voyageur qui venait de Suisse (pays qui ne fait pas partie de la C.E.E.) d'introduire ses produits en France, alors que, s'il venait de Belgique, il pouvait les passer sans problème. C'est pourquoi, sans doute, la D.A. du 31 mai 1989**, qui maintient toutes les modalités d'importation précédentes, stipule que : « l'allègement de la procédure s'étend désormais à tous les particuliers, quels que soient leur pays de provenance et leur lieu

* Non membre de la C.E.E.

** D.A. nº 5265 du 31 mai 1989, texte nº 89-72, *Bulletin Officiel des Douanes*, p. 33.

d'arrivée en France ». Mais est maintenue la restriction par voie postale. Ce qui complique énormément les choses pour un grand malade qui n'a pas toujours un proche pour aller chercher à l'étranger le produit qui lui est indispensable pour se soigner. Les associations de malades en savent quelque chose, puisque ce sont souvent les plus solitaires dans leur lutte pour le retour à la santé qui s'adressent à elles.

C'est ainsi qu'en 1990, l'une d'elles, qui a été contactée par une cancéreuse qui ne peut se déplacer, est appelée à s'adresser à M. Pierre Bérégovoy, Ministre de l'Economie, des Finances et du Budget, dont dépend le Service des Douanes.

Après avoir cité la D.A. du 31 mai 1989, le cas est ainsi présenté, sur papier à en-tête de l'association :

« ... Il arrive que nous ayons des malades gravement atteints auxquels sont ordonnés des remèdes de remplacement ou des produits médicinaux en provenance de l'étranger en complément de thérapeutiques disponibles en France. Ils sont donc directement concernés par la D.A. citée en référence.

Ces remèdes, dont les résultats positifs sont objectivés par des examens de laboratoire, sont nécessaires à leur retour à la santé. N'étant pas remboursés par la Sécurité sociale, ils ne coûtent rien à notre économie, mais représentent pour le malade — qui n'est pas remboursé bien qu'ayant versé tout au long de sa vie de travailleurs les cotisations de Sécurité sociale en vue d'être pris en charge lorsqu'il serait malade... —, des frais qui dépassent parfois son budget.

C'est ainsi que, pour ne prendre qu'un exemple précis, notre association a, actuellement, été amenée à faire face au traitement d'une malade qui, atteinte en 1988 d'un cancer du sein, lequel fut traité par des rayons qui l'ont brûlée et dont elle ressentait encore la brûlure deux ans après, s'est adressée à nous pour que lui soit indiqué un médecin capable de prescrire un traitement adéquat pour que cette sensation dévorante — aucune thérapeutique « classique » ne lui ayant réussi —, finisse par disparaître.

Le médecin auquel nous l'avons adressée a prescrit, entre autres, une préparation magistrale homéopathique et un remède de remplacement en provenance de l'étranger — donc ni l'un ni l'autre remboursés par la Sécurité sociale.

La malade en question, âgée de 49 ans, et qui habite la « France profonde », n'a actuellement, pour vivre, qu'une allocation d'handicapée adulte, soit, déduction faite de la prestation logement, 2 832,50 F (document joint), par mois.

La D.A. citée en référence l'oblige, pour se procurer les produits prescrits, à aller à l'étranger, chaque mois, les chercher, ce qu'elle ne peut faire ni au point de vue pécuniaire ni au point de vue fatigue. Et, vivant seule, aucun de ses proches, si elle en a, ne peut se déplacer. Nous avons donc pris en charge les frais des remèdes et les voyages, qui sont effectués par une tierce personne, laquelle doit les lui expédier, de France, par la poste, ensuite.

Le traitement est prévu pour six mois et continuera probablement davantage, toujours à nos frais...

Dans le cas ci-dessus indiqué, nous avons la preuve objective que les deux produits cités ont eu une incidence bénéfique indiscutable, objectivée par les examens de laboratoire. Quant à la sensation de brûlure, elle a disparu...

C'est parce que ce cas nous paraît exemplaire que nous attirons, Monsieur le Ministre, votre attention sur ce problème, vous demandant de bien vouloir envisager de faciliter rapidement la possibilité d'obtenir, pour les particuliers, par voie postale, les remèdes en provenance de l'étranger. Car la réglementation actuelle n'est favorable qu'aux malades suffisamment riches pour y faire face et voue les pauvres gravement atteints quasiment à la mort, ce qui est contraire, comme vous le savez, aux stricts Droits de l'Homme et étonne vraiment, est-il besoin de le dire, de la part d'un gouvernement socialiste*...

Espérant une réponse favorable..., etc. »

La réponse ne viendra jamais, et, seul, l'accusé de réception de l'envoi en recommandé avec A.R. de la missive prouvera que celle-ci est bien arrivée à son destinataire.

Mais, en octobre 1991, une autre association, membre de la F.A.P.E.S. est informée de l'existence d'une nouvelle D.A.** relative à ce problème. Encore un (tout petit) pas en avant est fait par l'introduction de... la télécopie dans la correspondance Service des Douanes — Ministère de la Santé; on n'arrête pas le progrès!

Si les restrictions par voie postale sont maintenues, une page entière leur est consacrée, précisant que, dans le cas où l'autorisation d'importation n'a pas été demandée, préalablement à la commande, celle-ci peut l'être au moment du dédouanement de la marchandise, le Service des Douanes interrogeant alors le ministère de la Santé*** par ce nouveau mode de correspondance.

---

* M. Pierre Mauroy, à France-Inter, le 13 décembre 1991, répondant à Annette Ardisson, à 8 h 20 : « Nous n'acceptons pas les inégalités. Nous n'acceptons pas les injustices... »

** D.A. n° 9588 du 4 octobre 1991, texte n° 91-124, bureau D/3.

*** Direction de la Pharmacie et du Médicament, numéro de télécopie : 40.56.53.55.

Ayant fait l'effort d'introduire la rapidité du télécopieur dans l'histoire, l'administration ne baisse pas pour autant la garde. Les informations qui doivent être transmises sont : nom du produit, composition, quantité, notice explicative, éventuellement ordonnance. Le ministère de la Santé a 48 heures pour se prononcer, toujours par télécopie, dans les cas suivants : refus d'approbation d'importation ou demande de renseignements complémentaires « s'il s'agit d'un cas difficile » (tiens... c'est le Ministère qui, du haut de sa Tour d'Ivoire, va décider de ce qui est nécessaire ou non au malade)...

Document 67

Dans cette dernière hypothèse, le Service fait parvenir au destinataire un avis de renseignement, et l'ordonnance, ou tout autre moyen de preuve équivalent à l'ordonnance tel qu'un reçu délivré par une officine, peut alors être exigé.

La réponse du ministère de la Santé au Service est obtenue au bout d'un délai supplémentaire de quelques jours et elle donne lieu obligatoirement à une télécopie, que cette réponse soit positive ou négative.

Si le ministère chargé de la Santé ne s'est pas prononcé dans un délai de 48 heures, ce silence équivaut à un accord tacite pour la demande d'autorisation d'importation concernée. Il est à souligner que ceci ne préjuge pas des décisions ultérieures qui pourraient être signifiées pour une autre importation d'un même produit.

Il ressort de cet imbroglio de complications qu'un malade en traitement de longue durée peut voir, du jour au lendemain, celui-ci arrêté par décision d'un fonctionnaire du Ministère, de façon arbitraire : n'est-ce pas là un cas flagrant d'exercice illégal de la médecine? Et cela ne constitue-t-il pas une raison supplémentaire de s'inquiéter pour les malades qui ont besoin d'un médicament venant de l'étranger pour vivre?

Ces réticences de l'administration française, pourtant obligée d'être attentive, avec plus ou moins de retard, aux orientations européennes, montrent la gêne de notre pays devant... quoi exactement?

Lorsque Mme Georgina Dufoix a quitté le ministère des Affaires sociales, elle a jugé bon de dire qu'un Ministre de la Santé était sans pouvoir. Lorsqu'on s'adresse à l'un des hauts responsables du service du Médicament, au Ministère, il dit qu'il n'a pas le droit de s'intéresser aux examens de laboratoire qui démontrent l'efficacité des produits, et il tolère que l'on continue à interdire les médicaments et à traiter de charlatans les médecins qui les prescrivent, tandis que l'Ordre des Médecins les suspend, voire les fait aller en prison.

Et pendant cela, les appareils permettant de mesurer scientifiquement les résultats obtenus, sont, comme pour les examens photométriques de Vernes-Augusti-Mistiaen, comme pour ceux, bioélectronimétriques, de Louis-Claude Vincent, fabriqués en Allemagne; d'autres, venus d'ailleurs, qui sont capables d'aider grandement la recherche et d'arriver à une médecine de précision qui montre, entre autres choses, la nécessité, dans les maladies graves et les traitements de longue durée, de prescriptions courtes et adaptées à chaque cas, sont refusés; les remèdes dont les formules sont nées en France, ont dû s'expatrier; et c'est à l'étranger que s'ouvrent les cliniques qui les utilisent. Alors 1993 va-t-elle être l'année charnière de la libération des contraintes?

Pas sûr, lorsque l'on entend M. René Teulade, Président de la Mutualité Française, dire sur France-Inter, en janvier 1992, lors d'une émission sur « L'Europe Sociale »* que si tout est fait, dans la mise en place du programme social européen, pour protéger le « producteur », c'est-à-dire, précise-t-il, le « travailleur qui produit », à ne pas confondre avec le « patron » — rien ne l'est pour le citoyen qui ne produit pas : étudiant, retraité, etc,

D'où le désarroi des malades, car leur espoir en l'avenir vacille. Après les déceptions françaises, doit-on s'attendre aux déconvenues européennes?

C'est pourquoi il leur paraît important :

— de « délocaliser » les responsabilités en ce qui concerne toute technique permettant de déceler précocement l'orientation du « terrain » vers le cancer** et toute thérapeutique de rééquilibration de celui-ci assez tôt pour éviter le pire — telles celles dont il a été question dans ces pages —, ce qui va tout à fait dans le sens de la politique de prévention prônée par la C.E.E.***;

— de créer un organisme mondial chargé de l'étude des médicaments, produits et techniques de diagnostic précoce qui ont fait leurs preuves dans les cancers et autres maladies graves, entre les mains de médecins d'expérience, en vue d'obtenir leur A.M.M., et cela à titre peu onéreux, voire gratuit, ce qui pourrait aboutir ensuite à les orienter vers la diffusion par de grands laboratoires;

— d'assurer la libre circulation par voie postale de tous les produits nécessaires aux malades;

---

* Emission « Le Téléphone sonne » du 20 janvier 1992.

** Par exemple par un simple check-up annuel, qui pourrait être pris en charge, voire organisé par les assurances privées, donc ne coûtant rien à la Sécurité sociale.

*** Lire à ce sujet *Politique préventive du Cancer* du Pr Delbet, éditions La Vie Claire.

— d'évaluer l'intérêt des traitements séquentiels courts nés des constats chiffrés que permettent les tests photométriques et organométriques et la nouvelle biophysique.

Car il ressort de tout ce dont certains malades des associations ont pu avoir connaissance, que la prise en considération du strict point de vue d'un seul pays, voire d'une communauté — que soient mis en avant les aspects économiques professionnels ou autres —, peut bloquer des découvertes dont le bien-fondé est d'importance internationale, sous l'angle de la vie humaine. Et c'est pourquoi ils revendiquent leur droit d'ingérence dans la mise au point des mesures les concernant, et l'intervention d'autorités morales dans les décisions à prendre*.

« Peut-être », disent-ils, « existe-t-il actuellement, de par le monde, une découverte majeure qui permettrait, bien étudiée et au besoin perfectionnée, de juguler certaines maladies graves, comme le Sida ou la maladie d'Altzeimer, pour lesquelles aucun produit définitivement salvateur n'a été découvert aujourd'hui. Et nous savons, en voyant ce qui a lieu pour le cancer, que si un remède ou une technique dérangent, ils seront renvoyés aux oubliettes. C'est pourquoi il faut que, dans le monde entier, toutes les médecines, officielles ou officieuses, se parlent, convergent, s'admettent et se complètent, car, ne l'oublions pas, l'Esprit souffle où il veut. »

---

* Au Québec, il existe un « Office des professions du Québec » gouvernemental, créé en 1973 par le Code des professions. Sa raison d'être est de veiller à ce que chaque corporation professionnelle assure la protection du public. Pour ce faire, l'Office des professions du Québec, entre autres prérogatives, nomme comme administrateurs ou administratrices au bureau de chaque corporation des personnes qui n'appartiennent pas à la corporation professionnelle. Ces personnes siègent à titre de citoyens ou citoyennes qui utilisent des services professionnels. On dénombre environ 130 administratrices ou administrateurs nommés. L'Office encourage la concertation entre les corporations professionnelles en vue d'un développement harmonieux des professions. « Cette façon de procéder permet d'adapter les services professionnels aux conditions économiques, sociales et scientifiques en constante évolution, tout ceci dans le but de protection des citoyens, et nous pouvons même intervenir contre l'Ordre des Médecins », dit M. Thomas Mulcair, président de l'Office des professions du Québec, qui est un dynamique et jeune avocat.

EN MANIÈRE DE CONCLUSION

« *Il n'y a pas de médecin sans la passion de soigner et de guérir.* »

Georges Duhamel

« *M. Mitterrand réaffirme sa volonté personnelle de faire progresser l'Etat de droit en France et de renforcer la protection des individus contre les pouvoirs.* »

Célébration du bicentenaire de la Révolution française.
Le droit du citoyen devant la loi (*Le Monde,* 16/17 juillet 1989)

« *Le droit à la vie est inhérent à la personne humaine. Ce droit doit être protégé par la loi. Nul ne peut être arbitrairement privé de la vie.* »

Pacte International relatif aux droits civils et politiques
(New York, décembre 1966, Art. 6-1.)

POURQUOI CE LIVRE?

Au termes de cette enquête, et pour qu'il n'y ait nulle équivoque, je tiens à préciser que mon but n'a été ni d'attaquer les thérapeutiques officielles, ni de critiquer ceux qui s'en servent (je n'ai aucun titre à le faire), mais de défendre les malades qui, n'ayant pas eu la chance que les traitements classiques leur réussissent, ont obtenu des résultats positifs prouvés avec d'autres techniques et produits mis sur la touche à l'heure actuelle, et qui risquent de disparaître.

En fait, la médecine devrait être une et indivisible, et chacun devrait pouvoir utiliser la totalité de la gamme des possibilités de guérir.

Pour ma part, je suis journaliste : j'informe. « Je ne propose pas, je n'impose pas : j'expose (Désiré Nisard)*. Mais...

Une quinzaine de personnes de mon entourage immédiat sont décédées du cancer — toutes avant l'âge de la retraite, toutes exclusivement traitées par la cancérologie conventionnelle**.

Je les aimais...

Puis, dans les associations, j'en ai rencontré qui, atteintes du même mal***, comme elles n'avaient pas eu la chance que ces thérapeutiques officielles leur soient favorables, mais ont eu l'initiative de chercher autre chose avec la volonté de s'en sortir, en dépit de ceux qui les disaient perdues. Et je n'accepte pas, en mon âme et conscience, les obstacles opposés à leurs efforts pour vivre.

Pour leur droit de guérir, ces malades se battent.

Je suis à leurs côtés.

---

* Journaliste au *Journal des Débats* (1828), romancier, membre de l'Académie Française (1850).

** 2 leucémies (22 et 48 ans); 1 cancer du cerveau (62 ans); 1 cancer de l'œsophage (50 ans); 2 cancers de la prostate (60 et 58 ans); 1 cancer du foie (60 ans); 2 cancers du poumon (35 et 55 ans); 1 cancer généralisé (48 ans); 7 cancers du sein (de 50 à 61 ans).

*** Leucémies, cancers du cerveau, du chiasma optique, des intestins, du col de l'utérus, du sein, de la colonne vertébrale, mélanomes récidivants, ostéosarcome, cancers du poumon, du pancréas, etc., avec des reculs, dans certains cas, allant jusqu'à 32 ans.

ANNEXES

ASSOCIATIONS

Fédération des associations
pour une écologie de la santé (F.A.P.E.S.)
siège social : 2, rue Chabanais, 75002 Paris.

A.D.U.M.N.	(Association de Défense des Usagers de la Médecine Naturelle) c/o Mme Paula MATTIONI : La Villié - 88100 - ST DIE-DES-VOSGES
A.F.E.A.V.	(Association Francophone d'Electro-Acupuncture Völl) 23, bd Victor Hugo, 13100 AIX-EN-PROVENCE Fax : 42 26 99 03
A.M.A.	(Les Amis de la Médecine Affective) 5, rue du Travail, 07400 LE TEIL
A.R.S. 53	(Association Réseau Santé 53) Informations sur tous les moyens disponibles concernant les maladies graves. B.P. 84, 53021 LAVAL CEDEX
C.D.I.C.	(Comité de Défense et d'Information sur le Cancer) Malades soignés par les médecines alternatives. Publie un bulletin d'information. 2, rue Ledru Rollin, 21000 DIJON Tél. : 80 74 41 56 - Fax : 80 78 01 30
C.H.M.N.	(Collège d'Hygiène et de Médecine Naturelle) Organise des séminaires de naturopathie. 713, chemin de Donicarde 83507 LA SEYNE-SUR-MER CEDEX Tél. : 94 94 70 01
C.R.I.C. (Lyon)	(Collectif Régional d'Informations sur le Cancer) 8, rue Louis Paulhan, 69800 ST-PRIEST
C.R.I.C. (St-Etienne)	(Collectif Régional d'Informations sur le Cancer) Malades soignés par les médecines alternatives. Publie un bulletin d'information. 8, rue Thiolière-Matra, 42000 ST-ETIENNE

F.I.P.I.A.D.	(Association Internationale pour la Prévention, l'Information sur les Alternatives disponibles, et l'avancement des connaissances en matière de santé). Informations sur la prévention et le traitement des maladies graves et les thérapeutiques alternatives et complémentaires. Publie un bulletin trimestriel. 3, rue des Capucins, 92190 MEUDON
Fondation pour la vie	(Comité de Défense des Usagers de la Médecine et du Droit à la Vie). Association de grands malades soignés par les Médecines alternatives. B.P. 54, 95152 TAVERNY CEDEX
Groupe Santé Annecy	3, quai des Clarisses, Manufacture, 74000 ANNECY
Nature et Progrès	Promotion d'une alimentation saine par l'agriculture biologique sans engrais chimiques ni pesticides de synthèse. Publie une revue trimestrielle. 3, place Pasteur, 84000 AVIGNON
O.M.N.E.S.	(Organisation de la Médecine Naturelle et de l'Education Sanitaire). Publie un bulletin d'information. B.P. 59, 95600 EAUBONNE
Santé-Liberté-Entraide	Association organisant des conférences et rencontres de malades pour information. Orfausse, Verrie, 49400 SAUMUR.
S.O.S.-Environnement	Promotion de la gestion écologique dans l'environnement et la défense de la qualité de la vie. 15, rue de l'Echiquier, 75010 PARIS.
Vie et Action - CEREDOR	Enseignement de la santé physique et mentale par les méthodes naturelles. Publie une revue trimestrielle, édite des libres de santé, organise des séminaires. 388, bd Joseph Ricord, 06140 VENCE Tél. : 93 58 23 06

VIE NATURELLE	Promotion d'une vie saine et naturelle par les méthodes douces de la naturopathie. Publie une revue mensuelle. 713, chemin de Donicarde 83507 LA SEYNE-SUR-MER CEDEX Tél. : 94 94 35 33
VIVRE SA SANTE	Association de défense des consommateurs de produits homéopathiques 69, rue Beaubourg, 75003 PARIS

AUTRES ASSOCIATIONS

A.C.C.C. (Au Coeur de la Communication)
35, rue Jouffroy d'Abbas, 75017 PARIS. Tél. : (1) 43 80 59 76

Association C. Laversin
c/o J. Tournel, 199, rue Emile Zola, 62800 LIEVIN.

Association Santé-Liberté Loire-Atlantique
28, rue Georges Laffont 44300 NANTES.

Association Solidarité
B.P. 5802, 31505 TOULOUSE CEDEX.

C.E.R.E.S.-International (Centre d'Etude, de Recherche et d'Expérimentation Scientifique)
B.P. 28, 95800 ENGHIEN-LES-BAINS.

Choisir la Vie
c/o J. Lacaze, 197 bis, rue Emile Zola, 62800 LIEVIN.

CODEMA
18, rue de la Prévôté, 79300 BEAULIEU-SOUS-BRESSUIRE.

Comité de soutien aux Drs Lagarde et Roquette
Villa Acapulco, La Pausa, 06500 GORBIO.

Le Navire Argo
B.P. 574-08, 75367 PARIS CEDEX 08.

Mouvement International pour le Libre Choix Thérapeutique
81, rue Réaumur, 75002 PARIS

Etc.

QUELQUES ADRESSES POUR INFORMATIONS COMPLEMENTAIRES

Tests photométriques Vernes-Augusti
Centre d'Etudes Biologiques, 2 ter avenue de Ségur, 75007 PARIS

Tests Bioélectronimétriques de Louis-Claude Vincent
S.T.E.C., 10, rue Marcel Pagnol, Mozac, 63200 RIOM

Tests de compatibilité malade/médicament
Organomètre du Dr Voll : Transworldia-Diffusion S.A. 42 chemin des Ormeaux, CH 1066 EPALINGES (Suisse). Fax : 021-652 93 39.

Organomètre Naccachian : S.B.J.-International, 11 rue Lafayette, 75009 PARIS. Fax : (1) 48 74 14 37.

Profil protéique
Laboratoire Burckel, 27 rue Taine, 75012 PARIS. Fax : (1) 43 40 26 72.

Cristallisations sensibles
A.D.E.N.O.M.A.B. (Association pour le Développement de Nouvelles Méthodes d'Analyse en Biologie)
6, rue Blatin, 63000 CLERMONT-FERRAND.

Tests d'Heitan
Livres du Dr Lagarde (voir pages suivantes).

Test, thérapeutique et Somatoscope Naessens
Centre expérimental de recherches biologiques de l'Estrie Inc.
5260, Fontaine, ROCK FOREST P.Q. JIN 1A1 (Canada).
Fax : 819 564 21 95.

Viscumthérapie (Iscador)
Lukas Klinik, 4144 ARLESHEIM (Suisse). Tél. : 61 701 33 33.

Thérapeutique Tubéry
G.R.E.T.A.C. (Groupe de Recherche et d'Etudes Thérapeutiques Alternatives et Complémentaires)
2, rue des Genêts, 31500 TOULOUSE.

Vaccin de Maruyama
Research Institute of vaccine therapy for tumors and infections deseases, Nippon Medical School
1/1 Sendagi, Bunkyo-ku, TOKYO (Japon).

Ondes électromagnétiques pulsées de Priore
Comité National de Soutien pour la Découverte d'Antoine Priore,
Siège social : Mairie, 33470, GUJAN-MESTRAS (à l'attention de M. Hubert Gossot).

Les 3 Acides du Dr Le Foll
Association "Santé-Solidarité Loire-Atlantique"
28, rue Georges Laffont, 44300 NANTES.

Ionocinèse
BIONAT, 133, rue Georges Bonnac, 33000 BORDEAUX.

Méthode Kousmine
Association Médicale Kousmine, 4 rue du Morvan, 21000 DIJON.

Cures de Jeûne médicalement surveillées

France :
Foyer de l'Espérance, Sioniac Barennac, 19120 BEAULIEU-SUR-DORDOGNE.
La Chabrerie, 24460 CHATEAU-LEVEQUE.

Grande-Bretagne
Shalimar, Dr Sidhwa, First Avenue, Frinton-on-Sea, ESSEX CO 139 E 7.

Allemagne
Fasten Klinik Buchinger, D 7770 UBERLINGEN.

Bol d'Air Jacquier
Tonyx Production, 79370 MOUGON.

POUR EN SAVOIR PLUS...

Dr Philippe Lagarde
— *Ce qu'on vous cache sur le cancer,* Editions Favre (Lausanne)
— *Tout ce qu'il faut savoir* (dictionnaire pratique de A à Z pour comprendre le langage du cancérologue à l'usage des familles et des malades), Editions Favre (Lausanne)
— *Lumières nouvelles sur la prévention,* c/o Comité de Soutien aux Drs Lagarde et Roquette
— *L'Affaire Lagarde — Le Complot*
— *L'Affaire Lagarde — La révolte des malades*

Dr Janet
— *Traitement des cancers par la méthode Vernes,* Editions Bionat (133, rue Georges Bonnac - 33000 Bordeaux)
— *Préservez-vous du cancer,* Editions Bionat
— *Objectif cancer,* Editions Bionat

Dr C. Kousmine
— *Soyez bien dans votre assiette jusqu'à 80 ans et plus,* Editions Sand

Association Médicale Kousmine
— *La Méthode Kousmine,* Editions Jouvence

Dr Alain Bondil
— *Votre alimentation selon l'enseignement du Dr Kousmine,* Editions Robert Laffont

Pr Henri Joyeux
— *Changer l'alimentation (Prévention des Cancers - Choisissez de Vivre),* Editions Œil

Anne Ancelin Schutzenberger
— *Vouloir Guérir,* Editions La Méridienne

Dr Carl Simonton, Stéphanie Simonton et James Greighton
— *Guérir envers et contre tout,* Editions EPI

Stéphanie Mattews Simonton
— *La famille, son malade et le cancer,* Editions EPI

André Conord
— *L'affaire Solomidès,* Editions Pauvert

Christopher Bird
— *Gaston Naessens, le Galilée du Microscope,* Editions Les Presses de l'Université de la Personne (Québec)

Monique Couderc
— *J'ai vaincu mon cancer : histoire d'une guérison par la médecine naturelle,* Editions Belfond

Simonne Brousse
— *On peut vaincre le cancer,* Editions Le Rocher

Commission Européenne des Droits de l'Homme

Page ci-contre : Décision de la Commission Européenne des Droits de l'Homme, déclarant irrecevable la requête présentée en ce qui concerne le cas de Mme V. évoqué page 231.

Ci-dessous, commentaire de Me Frémaux qui l'a présentée.

« La Convention Européenne des Droits de l'Homme, en son article 2, stipule : "Le droit de toute personne à la vie est protégé par la loi. La mort ne peut être infligée à quiconque intentionnellement, sauf en exécution d'une sentence capitale prononcée par un tribunal au cas où le délit est puni de cette peine par la loi."

Mais aucune référence n'est faite au droit à la santé. Encore moins au droit à la santé dans les conditions les plus appropriées au cas du malade.

Ce qui est intéressant dans la réponse faite à notre requête, c'est que nous avons franchi l'obstacle de la recevabilité de la prise en considération d'une telle démarche par la Commission, laquelle estime qu'elle est compétente pour examiner les conséquences d'un problème de droit à la santé.

En fait, la Commission déclare notre requête irrecevable uniquement parce qu'elle juge qu' «apparemment» (elle ne relève "aucune apparence", dit-elle) il n'y avait violation d'aucun des droits et libertés garantis par la Convention ou ses Protocoles, dans le dossier qui lui a été soumis. Il s'agit pour elle d'un cas d'espèce, en l'occurrence jugé irrecevable.

On peut donc en déduire que, désormais, le droit à la santé est contenu dans l'article 2, et que si un patient dépose un dossier plus indiscutablement convaincant, la Commission jugera et déclarera éventuellement la requête recevable.

Ce qui est une avancée dans la jurisprudence et dans la notion de droit à la santé (et non, seulement, à la vie). »

COUNCIL OF EUROPE — CONSEIL DE L'EUROPE

COMMISSION EUROPÉENNE DES DROITS DE l'HOMME

L'IDENTITÉ DU REQUÉRANT N'EST PAS PUBLIQUE.

DÉCISION DE LA COMMISSION

SUR LA RECEVABILITÉ

de la requête No 23268/94
présentée par H. V.
contre la France

La Commission européenne des Droits de l'Homme, constituée en Comité de trois membres conformément à l'article 20 par. 3 de la Convention de sauvegarde des Droits de l'Homme et des Libertés fondamentales et siégeant en chambre du conseil le **7 avril 1994** en présence de

MM. L. LOUCAIDES, Président du Comité

J.-C. SOYER

J.-C. GEUS

Mme M.F. BUQUICCHIO, Secrétaire du Comité

Rend à l'unanimité la décision suivante :

La Commission a examiné les griefs de la requérante, tels qu'ils ont été présentés dans sa requête introduite le 13 décembre 1993 et enregistrée le 17 janvier 1994 sous le N° de dossier 23268/94 et les autres documents produits dont il ressort que la requérante se plaint, au regard de l'article 2 de la Convention, du refus des autorités françaises de prendre en charge les frais d'un traitement qu'elle a suivi en Suisse, alors pourtant que ce traitement était le mieux adapté à son état de santé et qu'il ne pouvait pas lui être dispensé en France. Toutefois, dans la mesure où les allégations ont été étayées et où elle est compétente pour en connaître, la Commission n'a relevé aucune apparence de violation des droits et libertés garantis par la Convention ou ses Protocoles.

Il s'ensuit que la requête doit être rejetée conformément à l'article 27 de la Convention.

En conséquence, la Commission

DECLARE LA REQUETE IRRECEVABLE.

Le Secrétaire du Comité

(M.F. BUQUICCHIO)

Le Président du Comité

(L. LOUCAIDES)

Parlement Européen

Page ci-contre et suivantes : projet de rapport de la Commission de l'Environnement, de la Santé et de la Protection des Consommateurs, sur le statut des médecines complémentaires.

Le 28 avril 1994, ayant appris que ce projet avait été accepté par les membres de la Commission de Bruxelles et allait être soumis au vote de l'Assemblée plénière de la Cour Européenne de Strasbourg, les associations françaises composant la "Coordination Nationale pour la Démocratie et la Liberté Thérapeutique", adressèrent un courrier personnel à tous les membres de l'Assemblée, se terminant ainsi :

« Je vous prie donc, Madame, Monsieur le Député, au nom de milliers de personnes (praticiens, patients...) qui attendent votre vote, de bien vouloir apporter tout votre soutien au projet de Monsieur le Député Paul Lannoye, visant à mettre en place un statut pour les professionnels de ces médecines (médecins et non-médecins) et à inclure la notion de véritable prévention dans notre système de santé. »

L'afflux de ces milliers de lettres impressionna leurs destinataires et éveilla immédiatement la riposte des opposants. A telle enseigne que, dès l'ouverture de la session plénière, le 2 mai, un groupe de députés demanda son renvoi en Commission. Une majorité s'étant élevée contre cette manoeuvre, le rapport resta inscrit pour la séance du vendredi 6 mai. Mais, à la dernière minute, des parlementaires européens représentant la France réussirent à réunir les 52 signatures nécessaires, selon le règlement intérieur du Parlement Européen, pour bloquer le projet.

Sur ce total, 24 étaient françaises...

C'est ainsi qu'on été empêchés l'examen et le vote du rapport Lannoye, qui ont dû, du fait de l'élection du nouveau Parlement, le 12 juin suivant, être reportés à la prochaine législature.

En juin 1995, les associations françaises ont été informées que ce projet était, à nouveau, mis à l'étude.

P R O J E T   D E   R A P P O R T

de la commission de l'environnement, de la santé et de la protection des consommateurs

sur le statut des médecines complémentaires

Rapporteur : M. Paul LANNOYE

25 février 1994.

A.

PROPOSITION DE RESOLUTION

sur le statut des médecines complémentaires.

Le Parlement européen,

- vu la proposition de résolution de M. Pimenta et Mme Diez De Rivera Icaza sur les médecines alternatives (B3-0344/93) ;

- vu la proposition de résolution de M. Amendola sur la chiropraxie (B3-1391/93) ;

A Considérant la conception, aujourd'hui de plus en plus acceptée, selon laquelle la médecine est une mais composée de plusieurs disciplines ; que le recours à différentes méthodes thérapeutiques n'est pas exclusif et, au contraire, qu'elles peuvent souvent être utilisées de manière complémentaire ; parmi ces disciplines, citons l'acupuncture, la chiropraxie, l'homéopathie, la médecine anthroposophique, la médecine chinoise, la naturopathie, l'ostéopathie, la phytothérapie et la sinobiologie ;

B Considérant qu'une part de plus en plus importante de la population, comme l'attestent de nombreuses études, a recours à ces médecines dites "alternatives", appelées aussi médecines complémentaires ; que, dès lors, il serait peu réaliste et dangereux de les ignorer ou de les traiter comme des pratiques marginales ;

C Considérant qu'il convient de garantir la liberté d'accès des patients à la thérapeutique de leur choix, moyennant toute garantie utile à leur protection ;

D Considérant que la tendance actuelle va vers une reconnaissance des médecines complémentaires qui se traduit tantôt par une relaxation des praticiens de santé poursuivis pour exercice illégal de la médecine (cas de l'Espagne et de la France), tantôt par l'élaboration et/ou l'adoption d'une réglementation (cas de l'ostéopathie, de la chiropraxie et de la médecine chinoise en Grande-Bretagne) ;

E Considérant le Traité de Rome instaurant l'Union européenne et en particulier le Titre III, articles 52 à 66, concernant la libre circulation des personnes et la liberté d'établissement ; que l'hétérogénéité en matière de statut et de reconnaissance de chacune des médecines complémentaires au sein de l'Union européenne constitue une entrave à ces libertés ; que les obligations qui découlent du Traité pour les Etats membres et, plus précisément, celles prévues à l'article 57, paragraphe 3, incitent les Etats membres à coordonner les conditions d'exercice des professions médicales et paramédicales ;

F Considérant l'initiative prise sur le plan juridique par le Parlement, le 22 janvier 1983, à l'encontre du Conseil pour non adoption de mesures permettant d'assurer la libre prestation de services en matière de politique des transports (affaire 13/83, CJCE 1985) ;

G Considérant qu'une législation en matière de statut et d'exercice constitue une garantie pour les patients ; que cette législation doit viser l'harmonisation des médecines complémentaires tant au sein de chaque discipline qu'entre elles ; que chaque label de médecine complémentaire doit être juridiquement protégé, chaque médecine complémentaire devant être à même d'organiser la profession (code de déontologie et registre de la profession) ;

H Considérant qu'il est préalablement nécessaire de définir chacune des médecines complémentaires ; qu'à cette fin, il convient de mener les études scientifiques permettant aux médecines complémentaires d'apporter la preuve de leur efficacité ;

I Considérant qu'une deuxième garantie peut être apportée en légiférant et en harmonisant en matière d'enseignement des médecines complémentaires ; que cette harmonisation doit obligatoirement, tant dans l'intérêt des patients que dans celui des praticiens de santé, se réaliser à un haut niveau de qualification (type universitaire) permettant l'obtention d'un diplôme d'Etat ;

J Considérant que le libre choix thérapeutique peut, entre autres, passer par la prise en charge par les régimes de Sécurité sociale, sans discrimination, du remboursement des prestations et des médicaments liés à l'exercice des médecines complémentaires ; qu'il est cependant nécessaire, à la lumière des difficultés financières que connaissent certains régimes de Sécurité sociale, de réformer les systèmes de protection sociale ; que, dans cette réforme, les effets préventifs de certaines médecines complémentaires devront être pris en compte ;

K Considérant que la Pharmacopée européenne doit pouvoir inclure toute la gamme des produits pharmaceutiques des médecines complémentaires afin de donner aux thérapeutes les moyens d'exercer correctement leur profession ; que, pour les mêmes raisons, il est nécessaire de revoir les directives 65/65/CEE, 75/319/CEE et 92/73/CEE, troisième garantie apportée aux patients quant à la qualité et à l'innocuité des médecines complémentaires ;

L Considérant qu'une législation en matière de compléments alimentaires s'avère, en raison du vide juridique actuel, utile en vue de la protection du consommateur ;

M Considérant qu'il faudra également envisager une phase transitoire permettant à chaque praticien aujourd'hui en activité de se conformer à la nouvelle législation ; qu'il sera utile de mettre en place une commission d'équivalence qui sera chargée d'examiner, cas par cas, la situation des personnes concernées ;

N Considérant que, dans un souci d'apaisement, un moratoire doit être mis en place permettant la suspension des poursuites judiciaires à l'égard des praticiens des disciplines sus-mentionnées pour exercice illégal de la médecine ;

1 Engage le Conseil à prendre dans les plus brefs délais les mesures préconisées à l'article 57, paragraphe 3, en matière de statut et d'exercice légal des médecines complémentaires, de reconnaissance et d'harmonisation de l'enseignement de façon à favoriser la liberté d'établissement et la liberté de prestation de services des praticiens des médecines complémentaires ;

2 Demande à la Commission de présenter dans un délai raisonnable les projets de directives nécessaires pour garantir la liberté d'établissement et la liberté de prestation de services des praticiens des médecines complémentaires ;

3 Invite son Président à introduire, au nom du Parlement, un recours en carence devant la Cour de justice dans le cas où le Conseil n'aurait pas rempli ses obligations tels qu'énoncés à l'article 57, paragraphe 3, du Traité dans un délai de 18 mois à dater de l'adoption de la présente résolution ;

4 Invite le Conseil et la Commission à favoriser le développement de programmes de recherche en médecine complémentaire en octroyant, dès le budget 1995, une enveloppe de 10.000.000 écus par an pendant 5 ans ;

5 Demande au Conseil de l'Europe qu'il révise la Pharmacopée européenne établie par ses soins en élargissant le champ d'application aux médecines complémentaires et en y introduisant toute la gamme des produits pharmaceutiques nécessaires à la pratique des méthodes thérapeutiques complémentaires ;

6 Demande à la Commission qu'elle présente un projet de révision des directives 65/65/CEE, 75/319/CEE et 92/73/CEE afin d'y inclure toute la gamme des produits pharmaceutiques nécessaires à la pratique des méthodes thérapeutiques complémentaires. Cette révision porterait sur l'application du principe de libre circulation de tous les médicaments, quelle que soit leur nature, pour autant qu'ils aient été agréés par une des médecines complémentaires, selon ses propres critères. Cette révision devra également porter sur le contenu des protocoles d'identification des matières premières entrant dans la fabrication des médicaments. Outre les tests biologiques, il sera nécessaire de réaliser des analyses macroscopiques et chromatographiques. D'autre part, la composition des comités d'experts tant européens que nationaux devra être revue afin d'inclure des experts des médecines complémentaires ;

7 Invite la Commission à présenter un projet de directive en ce qui concerne les compléments alimentaires qui se situent à la frontière qui sépare les aliments diététiques des médicaments. Cette législation devrait permettre de garantir une meilleure qualité en vue de la protection du consommateur ;

8 Demande à la Commission de prendre les mesures nécessaires pour favoriser la mise en place, au niveau européen,

d'une commission d'experts, où sont représentés à la fois les praticiens de la médecine conventionnelle et des médecines complémentaires, sur une base paritaire, qui soit à même de se prononcer sur l'efficacité clinique des méthodes thérapeutiques et chargée de la reconnaissance des différentes médecines complémentaires ;

d'une commission d'équivalence qui sera chargée d'examiner, cas par cas, la situation des personnes aujourd'hui en activité et leurs diplômes, ainsi que les mises à niveau éventuelles pour qu'elles puissent accéder au même statut ;

9 Demande au Conseil qu'il prenne les mesures permettant la mise en oeuvre d'un moratoire visant à suspendre les poursuites judiciaires exercées, dans certains pays, à l'encontre des praticiens de santé pour exercice illégal de la médecine ;

10 Invite la Commission à présenter un Livre vert sur une réforme des régimes de Sécurité sociale qui partirait du postulat qu'il n'existe qu'une médecine composée de plusieurs disciplines et qui inclurait le concept de prévention qu'apportent certaines médecines complémentaires. Elle pourrait aussi, entre autres, envisager des systèmes de remboursement basés sur la prise en charge d'une maladie et non plus des traitements ;

11 Charge son Président de transmettre la présente résolution au Conseil, aux Etats membres, à la Commission et au Conseil de l'Europe.

FRANÇOIS MITTERRAND

Paris, le 22 AVR. 1981

Monsieur Serge [redacted]

[redacted]

75010 PARIS

Monsieur,

Je vous remercie de votre lettre et de l'intérêt qu'elle manifeste à l'égard de mes propositions concernant la politique de santé qui sera mise en oeuvre si je suis élu Président de la République.

Je vous confirme d'une part que l'Ordre des Médecins sera supprimé dès que le Parlement, saisi très tôt par le Gouvernement, aura adopté le projet de loi en ce sens, d'autre part que je n'exclus pas la recréation de la profession d'herboriste pour laquelle mes amis socialistes ont entrepris les études nécessaires préalablement au dépôt d'une proposition de loi, qu'enfin les phvsiatrons synthétiques du Docteur Solomidès seront expérimentées dans les conditions du droit commun.

Mais, je considère aussi que seule la formation acquise au cours des études médicales permet actuellement de dresser sérieusement un diagnostic, tout en reconnaissant que les études médicales ne préparent, pour l'essentiel, qu'aux soins allopathiques alors que d'autres thérapeutiques sont enseignées ailleurs, couramment pratiquées et que leur intérêt est reconnu. Il y a donc lieu de rouvrir le débat sur l'opportunité d'élargir la formation aux soins à d'autres techniques dans lesquelles les médecines naturelles peuvent prendre place.

Veuillez agréer, Monsieur, l'expression de mes sentiments distingués.

F. Mitterrand

François MITTTERRAND

Réponse du candidat François Mitterrand à l'un des responsables d'une association défendant les produits Solomidès, avant l'élection présidentielle de 1981.

SOLUTES INJECTABLES VERNES

PRODUITS	FORMULES		VOIES
ACETATE DE PLOMB	Acétate de plomb : Saccharose :... Eau pour P.I. q.s.p. :	0,108 mg 0,27 g 3 ml	SC–IM
ACIDE CHLORHYDRIQUE (Ir)	Ac. chlorhydrique : ... Ac. chl.sq pour pH 4,5 Sérum physiologique qsp	0,128 mg 3 ml	SC–IM–IV
ACIDE OSMIQUE(os)	Acide osmique : ... Sérum physiologique qsp	0,078 mg 3 ml	SC–IM–IV
BORATE de SODIUM (Bo)	Borate de sodium : ... Sérum physiologique qsp	0,525 mg 3 ml	SC–IM–IV
CARBONE COLLOIDAL (304)	Carbone colloïdal Lactose : ... Eau pour P.I., qsp :	0,1 mg 0,90 g 10 ml	IM–IV
CHLORURE DE MAGNESIUM (Cl_2Mg)	Chlorure de magnésium Eau pour P.I., qsp :	0,26 g 10 ml	IM–IV
CHLORURE D'OR (Au)	Chlorure d'or : ... Sérum physiologique qsp	0,20 mg 3 ml	SC–IM
CHLORURE DE PALLADIUM (Pd)	Chl. de palladium : ... Ac. chl. qs. pour pH 4,5 : Sérum physiologique qsp :	0,10 mg 3 ml	SC–IM–IV
CHLORURE DE PRASEODYME (Pr)	Chl. praséodyme : ... Sérum physiologique qsp :	0,150 mg 3 ml	SC–IM–IV
CHLORURE DE RHODIUM (Rh)	Chlorure de rhodium : ... Ac. chl. qs. pour pH 4,5 Sérum physiologique qsp :	0,120 mg 3 ml	SC–IM–IV
NITRATE D'URANYLE (Ur)	Nitrate d'uranyle : ... Sérum physiologique qsp :	0,129 mg 3 ml	SC–IM–IV
SESQUICHLORURE DE CHROME (Cr)	Sesquichlorure. chrome : Ac. chl. qs. pour pH 4,5 Sérum physiologique qsp :	0,365 mg 3 ml	SC–IM–IV
TETRACHLORURE DE PLATINE (Pt)	Tétrachl. platine : Sérum physiologique qsp :	0,105 mg 3 ml	SC–IM–IV
TRICHLORURE de VANADIUM (Va)	Trich. vanadium : ... Sérum physiologique qsp :	0,186 mg 3 ml	SC–IM–IV
EXTRAIT MUSCULAIRE (Péré)	Extrait musculaire : ... Glucose : ... Eau pour P.I. qsp	37 mg 0,20 g 5 ml	IM
RESORCINE (Réso-2)	Résorcine : ... Eau pour P.I. qsp : ...	0,6 mg 3 ml	SC–IM

Le tableau ci-dessus est extrait de la thèse de doctorat en médecine (diplôme d'Etat) de Christian Huber : «Contribution à la surveillance et au traitement palliatif des cancers» (Paris, 1973, Président de thèse : Monsieur le Professeur Payet).

LA FICHE RETICULO-ENDOTHELIALE DIFFERENTIELLE

Les euglobulines du sérum sanguin précipitent lorsqu'on abaisse la force ionique de celui-ci par addition d'eau distillée ou par dialyse et la quantité du précipité obtenu dépend de l'acidité du milieu dans lequel a lieu cette réaction.

Dans dix tubes contenant chacun 4 ml de tampon dilué et couvrant la gamme de pH de 7,5 à 4,5, on ajoute 0,1 ml de sérum à examiner. Au bout d'une demi-heure, le trouble obtenu dans chaque tube est mesuré au photomètre de VERNES, en lumière rouge et la valeur lue en degrés Vernes est reportée sur un graphique. On obtient ainsi une courbe en forme de cloche présentant un maximum pour un pH voisin de 6,0. C'est la fiche réticulo-endothéliale de SANDOR et VARGUES.

La zone alcaline correspond aux gamma euglobulines et l'augmentation de celles-ci traduirait un hyperfonctionnement du système réticulo-endothélial tandis que la partie acide du graphique, riche en alpha euglobulines est en rapport avec l'état inflammatoire ou infectieux de l'organisme.

Au cours des différentes maladies, les anomalies dans le tracé de cette courbe peuvent être peu apparentes. Aussi, sous le nom de **Fiche réticulo-endothéliale différentielle (F.R.E.D.)** nous avons désigné la courbe obtenue en portant en ordonnée non pas la valeur des troubles mesurés au photomètre, mais la différence entre le sérum examiné et un pool de sérum de sujets présumés normaux. Ainsi, pour un sujet ne présentant aucune anomalie pathologique, la courbe se réduira à une droite horizontale passant par le zéro. Si, par contre, il existe un état pathologique, la courbe obtenue serpentera soit au-dessus, soit au-dessous de cette ligne.

– LES ZONES PATHOLOGIQUES

Notre expérience, portant sur plus de 20 000 examens nous a permis d'isoler des «zones bien déterminées» :

- dans les tubes 1 et 2, le trouble obtenu est en rapport avec une euglobuline anormale de type agglutinine froide ou **cryoglobuline** ;
- l'augmentation du trouble des tubes 4 et 5 correspond à une anomalie dans le fonctionnement de la **cellule hépatique.** En particulier cette

Extrait d'un document du Dr Yves Augusti concernant la F.R.E.D. (Fiche Réticulo-Endothéliale Différentielle) qu'il a adjointe aux tests de Vernes et dont les différents graphiques sont donnés pages suivantes.

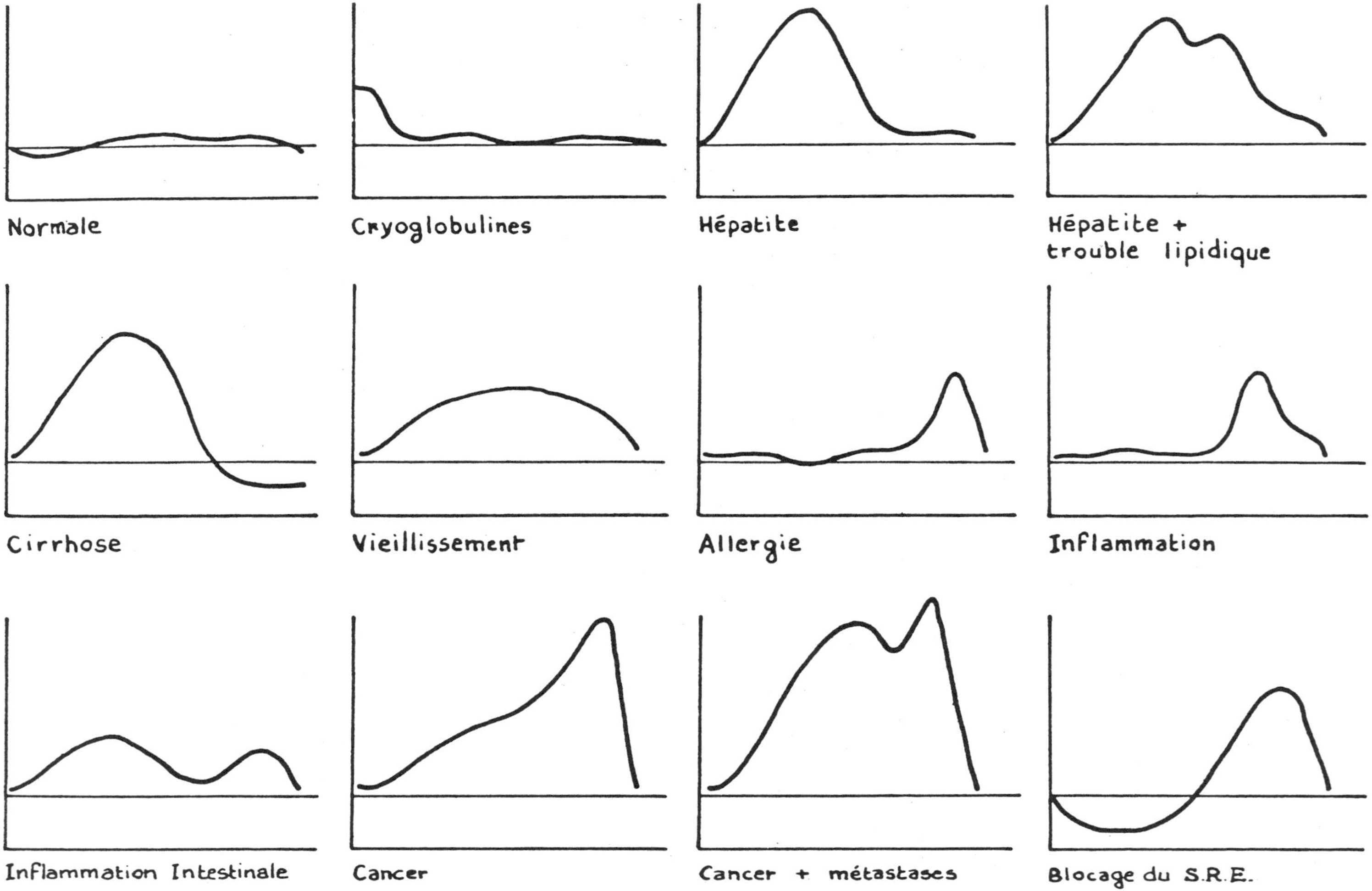
Normale
Cryoglobulines
Hépatite
Hépatite + trouble lipidique
Cirrhose
Vieillissement
Allergie
Inflammation
Inflammation Intestinale
Cancer
Cancer + métastases
Blocage du S.R.E.

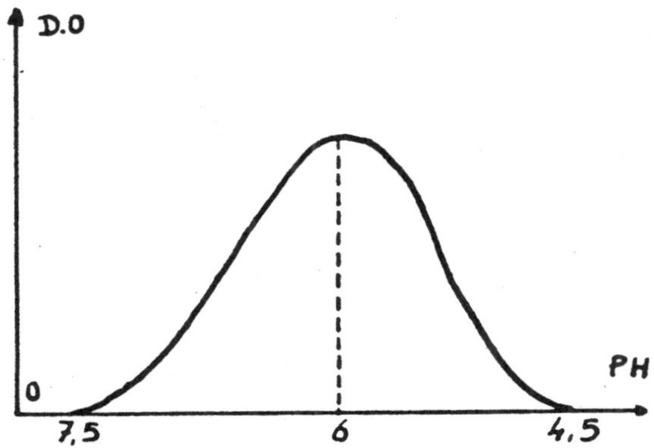

F.R.E. de SANDOR et VARGUES

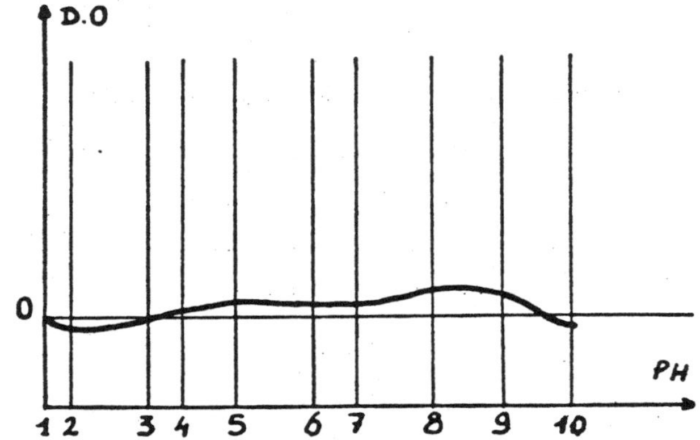

F.R.E. DIFFERENTIELLE

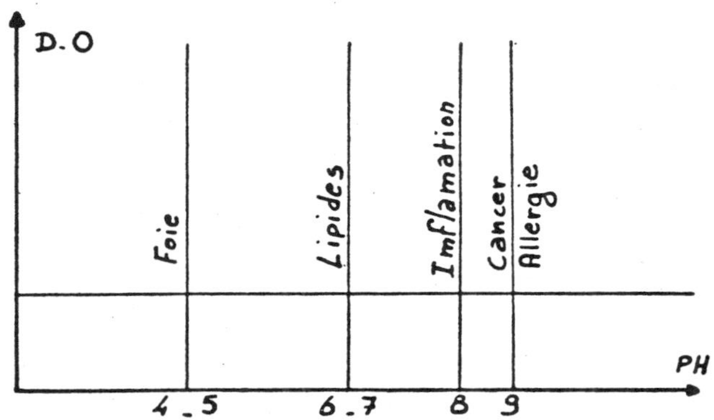

Les zones de La F.R.E.D.

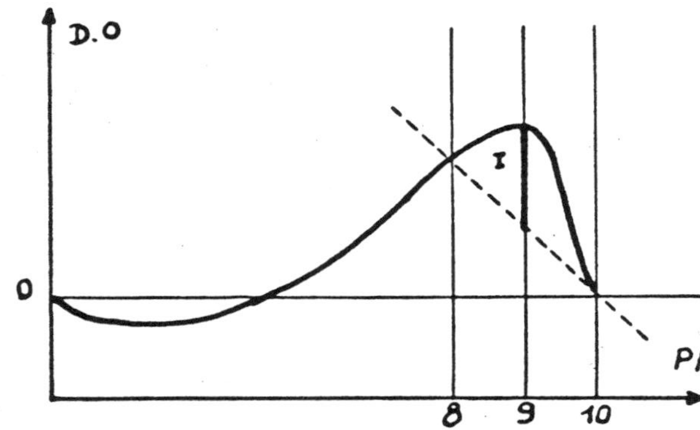

Calcul de l'indice des Eug. 4,77

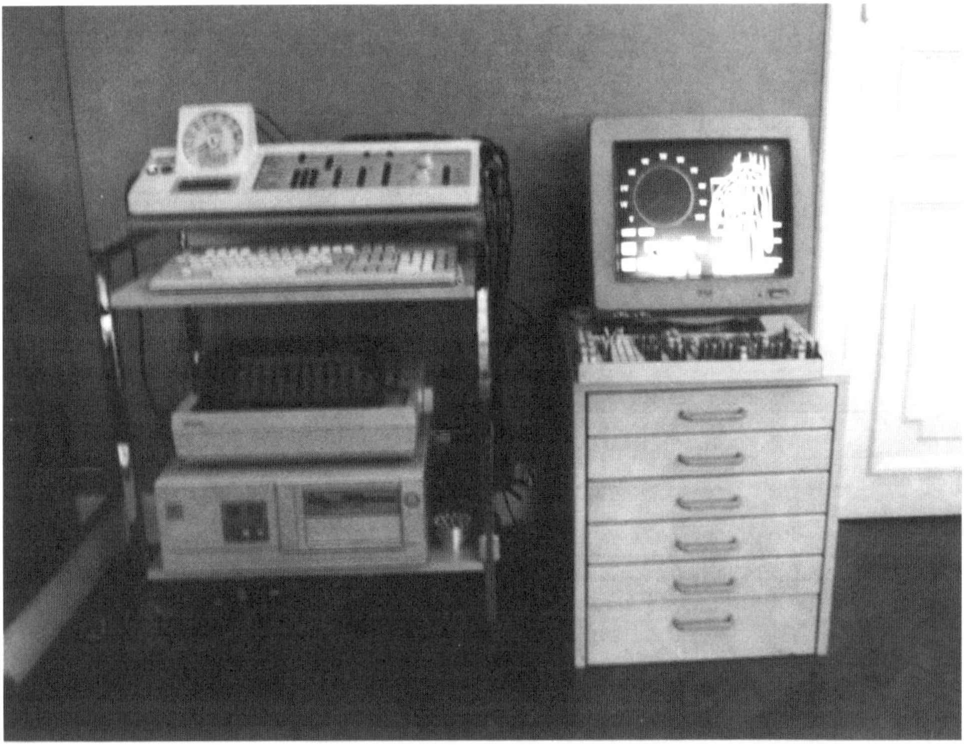

Ci-dessus l'organomètre testeur de comptabilité malade/médicament du Dr Voll, dans sa plus récente composition informatisée. Il comprend : à gauche, de haut en bas : le Dermatron (avec cadran enregistreur) : le clavier de l'ordinateur ; l'imprimante (noire, qui sort, en fin de consultation, tous les résultats chiffrés, imprimés) ; l'ordinateur ; à droite : l'écran cathodique sur le cadran duquel s'inscrivent également les mesures organiques, avec, à côté, l'image de la main gauche (à laquelle succéderont celle de la main droite, puis celles des pieds et de la tête). Sur ces images sont tracés les méridiens d'acupuncture où sont indiqués l'endroit des points d'acupuncture à tester, ainsi que le nom de l'organe auquel ce point correspond. Les tiroirs du meuble contiennent les échantillons d'environ 1000 produits homéopathiques sous ampoule de verre, reliés par cellule photo-électrique à l'ordinateur. L'appareil peut également tester les remèdes allopathiques. Ceci permet des prescriptions personnalisées aussi précises que possible et d'objectiver également la comptabilité des médicaments entre eux.

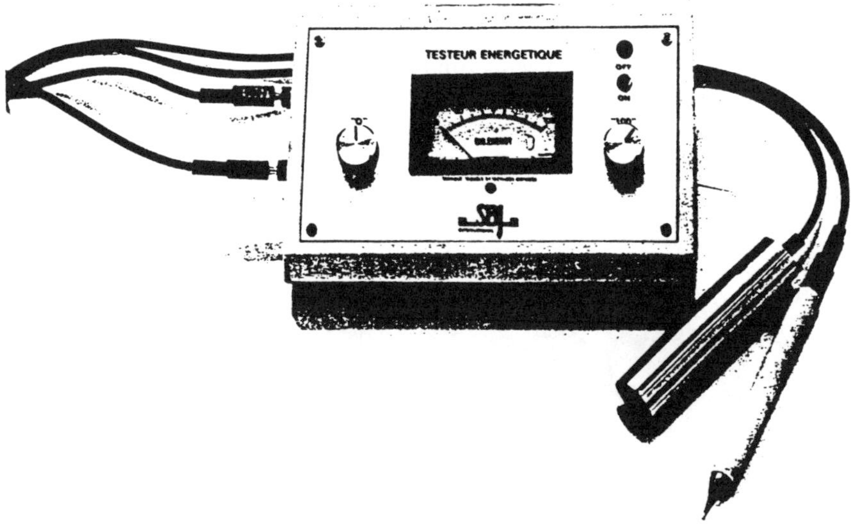

Ci-dessus : l'organomètre testeur de comptabilité malade/médicament de René Naccachian. L'électro-sonde, ici à droite, est celle que tient le médecin, tandis que l'électrode creuse, à gauche, dans laquelle seront introduits les échantillons de remèdes à tester, est tenue, dans sa main libre, par le patient.

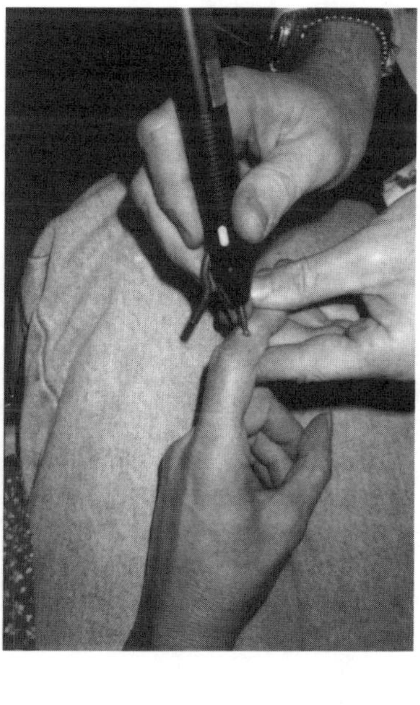

La perméabilité de la peau, sans qu'il y ait piqûre de celle-ci, permet à la sonde, appuyée correctement sur les points d'acupuncture, de rentrer en contact avec les méridiens correspondant aux différents organes, et de mesurer l'état énergétique initial de ceux-ci, puis leur état modifié lors du test de compatibilité malade/ médicament et enfin malade/ médicament + autres médicaments. On constate ainsi parfois que certains remèdes, vis-à-vis de certains malades, interdétruisent leurs pouvoirs thérapeutiques pourtant constatés bénéfiques, lorsqu'ils sont testés séparément. L'organométrie a permis d'objectiver la très effective mais très courte durée d'efficacité de certains remèdes, complémentaires aux thérapeutiques de base, dans des traitements du cancer et du sida entre autres, et donc de les alterner avec d'autres, très rapidement, après mesure de la comptabilité de ces derniers. D'où effets très positifs.

Photographié en 1993, le sein de Mme V. sauvé, grâce au traitement par le gui appliqué à la Lukas Klinik,à Arlesheim (Suisse), sans tumorectomie large, sans rayons ni chimiothérapie, en 1986, comme il est indiqué page 231.

Publiée avec l'aimable autorisation de la malade.

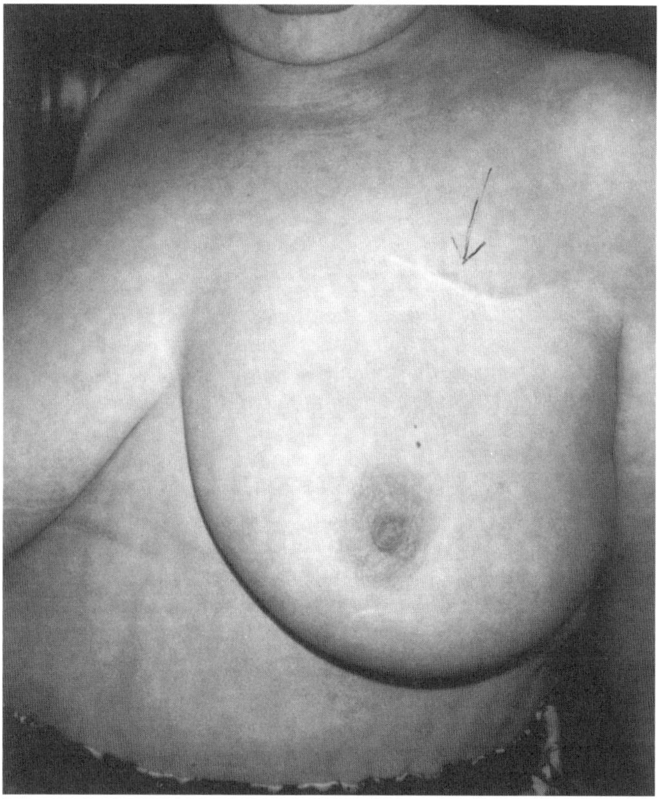

Achevé d'imprimer en septembre 1995
sur les presses de l'Imprimerie Durand - 28600 Luisant
Dépôt légal : septembre 1995 - N° d'impression 8891